슈퍼버그

항생제 개발은 제약사로서는 수지맞는 품목이 아니다. 감염병은 주로 가난한 나라에서 혹은 부자 나라의 가난한 이들에서 생기니 말이다. 큰맘 먹고 새 항생제를 개발해도 까다로운 임상시험을 통과해야 한다. 하지만 가장 무서운 일은 어렵게 만들어진 항생제에 세균이 쉽게 내성을 만든다는 것, 소위 슈퍼버그는 존재하는 모든 항생제에 듣지 않는 세균을 칭한다. 그렇다고 세균에 굴복할 수는 없는 노릇, 이 책은 슈퍼버그를 잡을 목적으로 개발된 달바반신이 임상시험을 통과하기까지의 험난한 과정을 그리고 있다. 의약업계의 노력에 가슴이 뭉클해지는 것과 별개로, 미국 프로야구팀에 지명되고 하버드 의대까지 졸업한 의사가 글까지 잘 쓴다는 사실에 질투가 난다.　　　　　　— 서민 단국대학교 의대 교수

약물 내성 미생물과의 전투, 그 최전선의 현장을 있는 그대로 담아낸 《슈퍼버그》는 개인과 사회에 대한 위협의 증가를 염려하는 모든 사람을 교육하고 고무시킬 것이다. 매카시는 첫 페이지부터 빠른 전개와 생생한 이야기로 독자들을 사로잡는다.
　　　　　　— 의학박사 제롬 그루프먼, 하버드 의과대학 교수

또 다른 SF 슈퍼히어로 영화 이야기처럼 들릴지 모르지만, 의사 매카시는 치명적인 슈퍼버그에 대한 문제를 가볍게 여겨서는 안 된다고 경고한다. 슈퍼버그들이 어떻게 현재의 항생제에 내성을 쌓았는지 읽어 내려가다 보면, 여러분들도 그 의미를 깨닫게 될 것이다.　　　　　　— NPR 〈All Things Considered〉

현대의학에서 가장 절박한 도전 중 하나인 항생제 내성 감염의 치료법을 찾기 위한 경주를 바라보는 한 의사의 매혹적인 시선! 매카시의 스토리텔링은 시급한 현실을 깨우쳐주는 동시에 미래를 낙관하게 하는 데 충분하다. 그의 이야기는 통찰력이 있고 정직하다! 이 책은 항생제 연구의 현주소와 앞으로의 진보에 대한 유용한 정보로 가득하다.

—《커커스》

이 책은 박테리아와 항생제의 세계를 들여다보는 매혹적인 통찰의 결과물이다. 매카시 박사는 특유의 유머와 따뜻함으로 우리 모두에게 전염병에 대한 매혹적이고 아주 흥미로운 투어를 제공하고 있다. 그는 이 책에서 사려 깊고 솔직한 목소리로, 앞으로 인류에게 큰 영향을 미칠 항생제의 현실과 그것을 둘러싼 딜레마를 드러낸다. 이것은 아주 독특하면서도 귀중한 책이다.

— 다니엘라 라마스, 《You Can Stop Humming Now》의 저자

매카시는 항생제의 역사와 치명적인 내성 박테리아와의 긴박한 싸움을 현장에서 고군분투하는 의사의 눈으로 생생하게 보여 준다.

—《피플》

매카시는 한 번의 치료로 미래의 슈퍼버그 감염을 치료하고 예방할 수 있는 새로운 희망의 빛을 우리에게 제공한다.

— 기독교 방송 네트워크 Christian Broadcasting Network

획기적인 임상실험을 통해 생명을 구하는 약물의 역사를 흥미롭게 풀어냈다!

—《보스턴글로브》

보이지 않는 적과의 전쟁

슈퍼버그

맷 매카시 지음 | 김미정 옮김

SUPER BUGS

흐름출판

일러두기

- 이 책은 지난 5년 동안 600개가 넘는 1차 및 2차 자료와 공식 및 비공식 인터뷰를 바탕으로 쓰였다.
- 이 책은 임상시험에 대한 실화이며, 등장하는 환자들은 실제 인물이다. 그러나 건강보험 정보의 이전 및 책임에 관한 법률Health Insurance Portability and Accountability Act(HIPAA)을 준수하기 위해 책의 내용을 신중히 검토했으며, 환자의 프라이버시 및 타인의 기밀 보장을 위해 이름, 날짜 및 개인을 식별할 수 있는 세부 정보를 모두 변경했다.

프롤로그

동이 튼 직후 허리 부근에 진동을 느꼈다. 걸음을 멈춘 뒤 커피 잔을 내려놓고 호출기를 힐끗 보았다. 응급실이었다. 계절에 맞지 않게 따뜻했던 2014년 10월의 어느 날, 그 문자는 내게 불안과 흥분을 불러일으켰다. 11년간의 교육과 훈련 끝에 나는 맨해튼 어퍼 이스트사이드에 있는 뉴욕 프레스비테리안 병원New York-Presbyterian Hospital의 전문의로 근무 중이었다. 문자는 치료가 어려운 감염 증세의 환자가 들어왔다는 걸 내게 알리고 있었다.

잠시 후 나는 의대생들과 레지던트들과 함께 새로 배당된 환자 앞에 서 있었다. 간이침대 위에서 몸부림치며 괴로워하는 청년은 짙은 녹색 눈동자에 목에 작은 몰타 십자가 문신을 새긴 퀸스 출신의 흑인 정비공 잭슨이었다. 그는 왼쪽 다리에 총상을 입었고, 박혀 있는 총알 주위가 감염이 된 것처럼 보였다. 잭슨의 무릎 바로 위로 총알의 궤적을 따라 파열된 상처를 들여다보는 동안 한 학생이 내게 미생물 검사 결과가 인쇄된 종이를 건넸다. 나는 순간 놀라움에 숨을 멈췄다. 잭슨은 콜리스틴(녹농균, 대장균 등의 감염증에 쓰이는 항생제로, 다른 항생제가 효과가 없을 때 쓰이는 최후의 보루로 여겨지나 독성이 강하다. 최근에는 콜리스틴에 내성을 가진 세균이 여러 나라에서 나타나고 있다 – 옮긴이)을 제외한 모든 항생제에 내성이 있는 신종 박테리아에 감염되어 있었다.

콜리스틴은 사용한 적도 몇 번 안 되고 너무 독성이 강한 약이라 예후가 좋았던 적도 없었다. 콜리스틴은 박테리아를 죽일 수는 있지만, 그 과정에서 신장과 다른 내부 장기를 손상시켜서 내 환자 중 여러 명을 투석 아니면 사망, 두 가지 선택지에 직면하게 했다. 불과 얼마 전만 해도 효과가 탁월하다고 입증되었던 항생제는 이제 무용지물로 여겨졌지만, 잭슨의 다리를 구하고 싶다면 그것이 유일한 선택지였다.

"좋지 않군."

나는 고개를 저으며 결과지를 학생에게 돌려주었다.

미국에서는 매년 2만 명 이상이 항생제 내성 감염으로 인해 사망하며 그들을 치료하기 위한 약의 공급로는 거의 말라붙어 있었다. 나는 몸을 구부려 잭슨과 눈을 맞추며 신중하게 단어를 골라 말했다.

"당신은 감염이 됐어요."

잭슨은 내 뒤로 늘어선 의대생과 레지던트들에게 시선을 던졌다.

"얼마나 심각한가요?"

잭슨은 얕은 숨을 들이쉬었다가 내쉬지도 못한 채 내 대답을 기다렸다. 순간 잭슨의 시간이 사라지고 있는 느낌이 들었다. 작은 입원실이 덥게만 느껴져 나는 가운을 벗고 소매를 걷어 올렸다.

"상당히요."

잭슨이 눈살을 찌푸렸고 나는 반사적으로 그의 손을 잡아주려다가 순간 멈칫했다. '보호 장비 없이 이 환자를 만져서는 안 된다!' 나는 몸을 돌려 팀원들에게 말했다.

"다들 당장 밖으로 나가게."

팀원들이 나가고 나는 잭슨을 향해 말했다.

"금방 돌아오겠습니다."

병실 바로 앞에서 일회용 노란색 가운과 자주색 니트릴 장갑을 끼고 나는 혼자 그의 침대 옆으로 돌아왔다.

"어렵기는 하지만 치료가 불가능한 건 아닙니다."

이제 잭슨은 과호흡에 가까울 정도로 빠르게 숨을 쉬고 있었다. 이마에는 땀이 송송 맺혀 있었다. 잭슨은 총알이 들어간 곳에서 몇 센티미터 위의 허벅지를 움켜잡았다. 그의 손끝 아래로 박테리아가 빠르게 증식하며 근육과 뼈를 집어삼키고 있었다.

"잃게 되나요, 제 다리?"

그가 물었다. 사실 나도 확실히 알지 못했다. 오직 콜리스틴만 감염을 중지시킬 가능성이 있었지만, 말 그대로 가능성에 불과했다. 효과를 장담할 수는 없었다. 가장 최근에 콜리스틴을 처방한 환자는 주사를 맞은 지 12시간 후에 사망했다. 그 전의 환자는 주사를 맞는 동안 사망했다.

"그렇지는 않을 겁니다."

나는 최대한 자신감에 찬 목소리로 말했다. 그러면서 나는 땀으로 축축해진 그의 손을 꼭 쥔 채 그의 아내와 아이들에게 이 난처한 상황을 전해주는 모습을 상상했다. 그와 같은 방에 있기 위한 것만으로도 그들은 까다로운 예방 조치를 받아야 할 것이다.

"우리는 이겨낼 겁니다. 그럴 거예요."

나는 눈물이 차오르는 그의 눈을 뒤로하고 병실을 나와 가운과 장갑을 벗었다.

"콜리스틴 투약합시다."

내가 말하자 레지던트가 잰걸음으로 컴퓨터로 가서 처방전을 입력했다. 그러고는 다 같이 손을 박박 씻고 다음 환자를 보러 갔다.

회진을 끝내고 나는 이식-종양학 감염병 프로그램의 책임자인 톰 월시Tom Walsh 박사의 연구실로 건너갔다. 월시는 움푹 들어간 눈과 따뜻한 미소를 가진 감자 칩처럼 창백하고 마른 사람이었다. 하지만 악수할 때면 힘이 있었다. 오목조목한 그의 이목구비는 넓은 이마와 어깨, 얼굴 비율을 무시한 큰 코를 가진 나와는 크게 대조가 됐다.

우리는 어울리지 않는 한 쌍이었다.

월시는 원인이 모호한 감염 분야에서 세계 최고의 권위자 중 한 명이다. 그는 환자를 돌보지 않을 때면 그들을 치료할 새로운 항생제를 만든다. 나는 의대를 졸업하고 몇 년 후에 그를 만났고 그 후로 줄곧 함께 일하고 있다(처음 만났을 때 그가 그려준 우아한 생화학적 구조도를 나는 아직 간직하고 있다).

2009년 그는 생의학 연구와 질병 예방을 담당하는 연방기구인 국립보건원National Institute of Health(NIH)에서 우리 병원으로 옮겨왔다. 그는 항생제 개발을 위한 시험관, 동물, 인간 실험 중인 여러 나라의 의사와 과학자로 구성된 연구 컨소시엄까지 우리 병원으로 가져왔다.

톰 월시는 감염병, 종양학, 소아과, 내과, 병리학, 미생물학, 균류학의 전문가다. 그만큼 폭넓은 지식을 가진 사람은 드물다. 당연한 일이지만 대형 제약회사들은 그와 함께 일하기를 간절히 원한다. 그러나 월시는 자기 연구 계획에 부합할 때만 그들의 제의에 응한다. 나는 그가 낮은 소리로 "저는 하지 않겠습니다"라는 한 문장으로 5,000만 달러(한화 약 600억 원)의 예산이 책정된 신약 개발 제안을 거절하는 모습을 바로 옆에서 지켜봤었다.

잭슨이 실려 왔던 그날 아침, 월시는 대형 제약회사인 엘러간Allergan이 아직 입증되지 않은 약물로 대규모 인체실험을 하려 하는데 그 임상시험을 우리에게 맡겼으면 한다며 흥분해서 내게 전화를 했다.

더블린에 본사를 둔 이 회사는 유망한 신약 물질을 개발하는 중이었고 그것이 통상적으로 '슈퍼버그'라고 불리는 항생제 내성 박테리아에 감염된 환자의 치료에 안전할 뿐 아니라 효과가 있다는 것을 우리가 입증해주기를 원했다. 슈퍼버그는 점점 고질적인 문제가 되고 있었다.

슈퍼버그는 1960년대 이전에는 사실상 존재하지 않았고, 1990년대까지도 산발적으로 나타났다. 그러나 의사들의 잘못된 항생제 처방 관행과 함께 항생제를 무분별하게 사용하는 상업적 농업이 박테리아들에게 우리의 소중한 약품들을 노출시켰고, 그 결과 박테리아들은 그 약효를 무력화시키는 법을 알아냈다. 이제 슈퍼버그는 퀸스 지역의 유탄에도 숨어 있다. 다시 말해, 인간에게 치명적인 감염의 주요인인 슈퍼버그가 어디에나 존재하고 있다는 뜻이다.

"무슨 연구라고요?"

나는 월시의 사무실로 들어서면서 물었다. 그는 지저분한 책상에서 벌떡 일어나 졸업장과 상장 액자들로 뒤덮인 마호가니로 된 책장을 지나쳐 나를 맞이했다.

"어떤 약인데요?"

나는 다시 물었다. 그는 지쳐 보였다. 그는 보통 하루에 세 시간만 잤다. 환자를 치료할 새로운 항생제를 필사적으로 찾아야만 하는 위기에 처해 있었기 때문이다. 불과 몇 년 전만 해도 치료할 수 있었던 감염으로 인해 죽어가는 사람들을 보는 건 이제 흔한 일이었다.

"달바반신Dalbavancin(2014년 FDA로부터 복합성 피부 및 연조직 감염증 치료제로 승인 받은 항생제로, 달반스라는 제품명으로 판매되고 있다. 항생제 내성 박테리아들이 속속 출현하고 있는 가운데 메티실린 내성 황색포도상구균에 효과가 있는 것으로 입증됐다. 기존 메티실린 내성 황색포도상구균 치료제인 반코마이신에 내성을 보이는 환자에게 투여할 수 있고 7~10일간 하루 2회 투여해야 하는 반코마이신과 달리 8일 간격으로 30분씩 총 2회 투여로 치료가 가능하다는 이점이 있다. 그러나 간질 환 환자의 경우 간독성 우려가 있어서 시판 후에도 안정성 연구가 필요하다는 권고가 있었다 – 옮긴이)."

그가 내 손을 잡으며 조용히 말했다. 그의 눈빛에 조금 생기가 돌았다. 응급실에서의 긴장된 진료로 내 손가락과 손목은 여전히 축축했다. 나는 손바닥을 바지에 문지르며 의자에 앉았다.

"농담하지 마시고요."

그는 두꺼운 서류철을 내게 건네며 대답했다.

"농담 아니야."

14년 전 학부생 시절에 훗날 노벨상 수상자가 된 톰 스타이츠 Tom Steitz의 실험실에서 일했던 기억이 떠올랐다. 그는 생명체의 원자 구조를 탐구하는 "결정학crystallography계의 마이클 조던"으로 당시에도 이미 널리 알려져 있던 생물물리학자였다.

스타이츠는 거의 모든 생명체의 필수 기능인 단백질 합성을 연구했고, 그의 연구 결과들은 '달바dalba'라는 약칭으로 불리는 달바반신 관련 항생제 몇 종을 포함한 각종 신약 개발로 이어졌다. 톰 월시처럼 스타이츠 역시 신약 개발의 미래를 내다보는 선견지명을 갖고 있었다.

내가 스타이츠 박사와 관계를 맺게 된 것은 예일대학교 야구부 동료였던 그의 아들 존을 통해서였다. 존과 나는 둘 다 포지션이 투수였고, 생화학 전공 학생이었으며, 대학 졸업 후 프로야구팀에 스카우트됐다. 존은 2001년 메이저리그 드래프트 3라운드에서 밀워키 브루어스Milwaukee Brewers에 선발되었고 나는 다음 해 21라운드에서 애너하임 에인절스Anaheim Angels에 선발되었다. 우리는 빅리그로 진출할 운명이라는 생각에 잠시 빠져 있었다.

그러나 1년 후 유타주 프로보 지역에서 마이너리그 생활을 하다 에인절스팀에서 방출된 나는 야구글러브 대신 청진기를 선택했다. 2003년 가을 나는 하버드 의과대학에 입학하면서 보스턴으로 이사했고, 그 무렵 존도 야구를 포기하고 예일 로스쿨에 입학했다. 의과대학 수업이 시작된 지 몇 주 후 나는 국제 비영리단체인 파트너스 인 헬스Partners in Health의 공동 설립자인 젊고 카리스마 넘치는 감염병 전문의 폴 파머Paul Farmer의 강연에 참석했고, 그 자리에서 남은 생애 동안 내가 할 일을 깨달았다. 나는 감염병을 연구하고 그것을 물리칠 방법을 알아내기로 했다.

"그럼, 시작해볼까?"

월시의 말에 나는 몽상에서 빠져나왔다. 그때가 바로 내가 약물 내성을 지켜보기만 하던 수동적 관찰자에서 증가하는 슈퍼버그의 위협을 저지하기 위한 경주에 뛰어든 능동적인 참여자로 바뀐 순간이었다. 그러나 임상시험의 멀고도 험한 여정을 시작하기 전에 나는 톰 스타이츠, 톰 월시와 다른 연구자들의 연구 이면에 숨겨진 놀라운 과학 발전뿐만 아니라 이전 세대들의 실패한 연구들과 끔찍한 윤리적 과실로부터 얻은 고통스러운 교훈에도 익숙해져야 했다.

나를 퀸스에서 온 겁에 질린 정비공의 병실로 이끈 그 특별한 이야기는 약 100여 년 전인 1914년 10월, 한 군의관이 병사의 총상에서 뭔가 심상치 않은 점을 직감했던 데에서부터 시작된다. 그의 모험담에는 잭슨의 감염에 대한 수수께끼를 푸는 데 도움이 될 단서들이 산재해 있다.

차례 —————————————

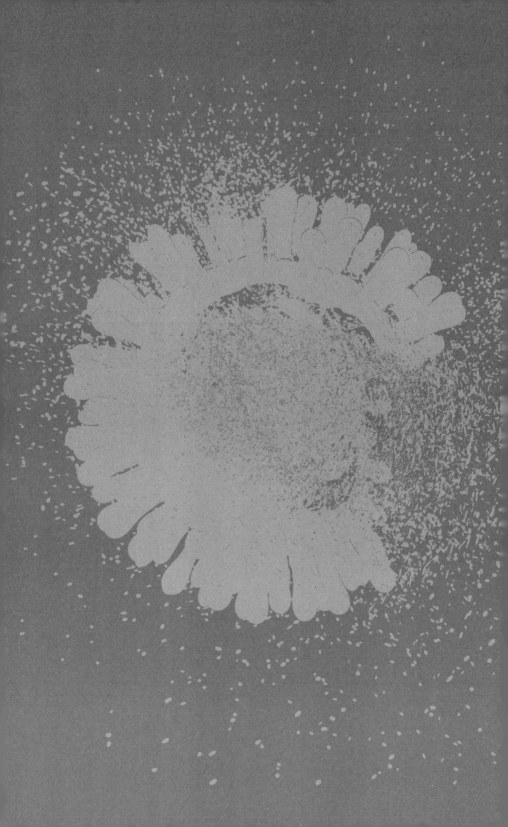

제1부

우연한 관찰

전쟁의 혼란 속에서

의사가 막 이송되어 온 부상병의 상처를 들여다보며 고개를 저었다. 허벅지를 관통한 총알에 넙다리뼈가 부서진 병사의 다리는 피투성이였다. 상처는 곧 감염될 것이다. 영국 육군 의무부대 대위인 의사는 파란 눈을 감고 앞으로 벌어질 일을 상상했다. 이런 종류의 부상을 입은 병사들에게 닥칠 끔찍한 운명은 괴저부터 절단, 심지어 장기 부전에 이르기까지 여러 가지였다. 그러나 그가 가장 걱정하는 건 마비와 질식사를 초래하는 치명적인 질병, 파상풍이었다. 서부 전선의 이 야전 병원에 누워 있는 많은 영국 군인이 파상풍의 공포에 떨었다.

1914년 10월 24일, 34세의 스코틀랜드 출신 의사인 알렉산더 플레밍Alexander Fleming은 프랑스 불로뉴에 설치된 임시 기지 겸 외상 연구실에서 밀려드는 부상병들을 돌보고 있었다. 1차 세계대전이 발발한 지 겨우 11주가 지났을 뿐인데 병력 손실이 이미 엄청났다.

영국군은 8월 7일 프랑스에 도착했고, 그로부터 2주 후 프랑스와 영국 보병은 아르덴 삼림지대에서 벌어진 전투에서 독일 제국군에게 무참히 패배했다. 예상치 못한 어이없는 패배를 당한 프랑스와 영국군은 독일군이 프랑스 수도로 진격하는 동안 굴욕적인 퇴각을 해야 했다.

그런데 9월 6일 놀라운 일이 벌어졌다. 파리에서 북동쪽 48km 지점에서 프랑스 야전군 6개 부대와 영국 파병군이 갑자기 퇴각을 멈추고 반격을 시작한 것이었다. 160km에 걸친 전선에서 사흘 동안 서로 밀고 밀리는 치열한 전투가 이어졌다. 화력 좋은 새로운 기관총과 곡사포, 박격포 등, 포의 발전으로 인해 전쟁 역사상 가장 피비린내 나는 교전 중 하나가 벌어진 것이다.

연합군의 작전은 주효했다. 독일군은 큰 타격을 입고 파리를 침공할 계획을 포기할 수밖에 없었다. 하지만 승리의 대가도 엄청났다. 1차 마른 전투Battle of the Marne로 알려지게 되는 이 전투에서 20만 명 이상의 프랑스군과 영국군이 부상을 당했다. 그 여파로 피투성이가 된 부상병들이 플레밍의 병원으로 물밀듯이 밀려들었다.

젊은 의사 플레밍은 수술실 양동이에서 젖은 천을 집어 들고 총알이 뚫고 나가며 생긴 상처에서 진흙과 응혈, 군복 조각을 살살 닦아냈다. 그리고 메스로 조심스럽게 병사의 진흙투성이 군복의 바짓가랑이를 조금 잘라냈다. 플레밍은 이 천조각이 '왜 그렇게 많은 군인이 파상풍으로 죽어가고 있는가?'라는 1차 세계대전 기간의 가장 곤혹스러운 의문 중 하나를 해소해주기를 바랐다.

파상풍은 통상 10만 명당 1명꼴로 발생하는 흔치 않은 질병이지만 불로뉴에서는 환자가 속출했다. 플레밍은 파상풍 원인균의 출처로 영국군의 군복을 의심했다. 군복에 묻어 있던 파상풍균이 병사들이 총에 맞을 때 혈류로 유입되어 신체의 방어 체계를 무너뜨린다는 게 그의 추론이었다. 플레밍은 조심스럽게 더러운 천조각을 들고 실험실로 달려갔다. 그는 프랑스의 마른과 벨기에의 몽스와 이프르 전투에서 다친 병사들이 누워 있는 야전 침대 행렬을 지나갔다. 며칠이나 전투지에 쓰러져 있다 이송된 병사들도 많았다.

임시 실험실은 한때는 우아했던 천장이 높고 화려한 객실과 오래된 카지노가 있는 건물의 퀴퀴한 지하실에 자리하고 있었다. 실험실 안은 파라핀 버너로 데워주는 배양기, 술을 연료로 쓰는 분젠 버너, 풀무가 달린 유리 세공용 버너, 휘발유 캔과 펌프를 이어 만든 물 공급 장치 등, 플레밍의 독창성을 보여주는 물건들로 가득했다. 플레밍은 실험실 벤치에 앉아 가져온 천조각을 빈 시험관에 집어넣은 뒤 이미 부상병들의 군복 조각을 배양 중인 시험관들 옆에 세웠다. 플레밍은 시험관에 특별한 배양액을 첨가하고 나서 환자 곁으로 돌아와 그의 허벅지에 소독액을 부어주는 처치를 계속했다.

상처를 자세히 들여다본 플레밍은 예후가 어떨지 상상할 수 있었다. 앞으로 며칠 동안 응고된 피와 세균이 뒤섞인 적갈색의 악취 나는 진물이 나올 것이다. 일주일이 지나면 진물의 색깔과 냄새가 옅어지면서 걸쭉한 고름으로 차차 변할 것이다. 운이 없다면 이 병사도 프랑스에 파병 온 많은 영국 군인처럼 발열, 불안, 과민반응,

심장 두근거림에 이어 마지막에는 입이 벌어지지 않는 파상풍의 대표 증상을 보일 것이다. 파상풍은 안면 경련으로 인해 마치 계속 쓴웃음을 짓는 듯이 보이는 경련미소risus sardonicus를 유발하고 결국에는 전신이 마비되며 고통스럽고 느린 죽음에 이르게 했다.

파상풍 원인균은 흔히 말의 창자에 서식하며, 생식세포인 포자는 분변이 섞인 토양에 몇 년 동안 잠복해 있을 수 있다. 파상풍균은 혐기성 균으로 산소가 있는 곳에서는 자라지 못한다. 잠시만 산소에 노출되어도 죽는다. 그렇다면 왜 일정하게 산소에 노출되는 벨기에 플랑드르 지역의 잘 경작된 밭에서 파상풍균이 왕성히 증식하는가? 더 중요하게는 어째서 공기에 노출된 상처 안에서 증식하는가? 플레밍은 상처 틈새에 박힌 파편 아래에 파상풍균이 숨어 있을 것으로 생각했다. 거기라면 산소도 부족하고 고름이 흐르면서 소독제도 씻겨나갈 것이기 때문이었다. 그래서 시험관 안에서는 파상풍균을 쉽게 죽이는 강력한 화학물질이 사람의 살 속에서는 작용하지 못하는 듯했다.

플레밍은 그의 스승이자 최초로 장티푸스 예방 백신을 대량 생산한 논란 속 인물, 앰로스 라이트Almroth Wright의 요청으로 프랑스에 왔다. 작은 키 때문에 연극부에서 여성 역을 맡아달라는 요청을 종종 받았고 실제로 아서 피네로Arthur W. Pinero의 연극 〈로켓〉에서 활기찬 프랑스 미망인 역을 맡기도 했던 플레밍과는 대조적으로 라이트는 덥수룩한 갈색 콧수염과 작은 안경, 오른쪽으로 힘껏 빗어 넘긴 풍성한 곱슬머리가 곰을 연상시키는 남자였다. 어떤 사람들은 그가 호르몬 장애를 앓고 있다고 의심할 정도였다. 그들도 특이한 한 쌍이었다.

라이트는 전쟁 중에 영국군에게 자신이 개발한 장티푸스 백신을 접종시키기 위해 열심히 로비했다. 하지만 정기적인 예방접종이 유행하지 않던 때라 유보적 반응에 부딪히자 '군대의 장티푸스와 패혈증 예방접종'이라는 제목의 격한 탄원서를 《타임스The Times》에 발표했다. 그 글이 게재됐던 1914년 9월 28일은 영국이 프랑스를 침공한 독일과의 전쟁을 선포한 지 불과 7주밖에 지나지 않았을 때였다. 그의 공개 청원은 많은 의사에게 좋은 평을 받지 못했고 일부는 그를 '올모스트 라이트Almost Wright(거의 정상, 즉 살짝 정신이 나갔다고 조롱한 것이다-옮긴이)'라고 빈정댔지만, 이는 영국군에서 곧바로 장티푸스 백신 접종을 의무화하게 하는 성과를 낳았다.

라이트는 패혈증 백신 접종도 권했지만, 영국 육군 의무국장인 알프레드 케오Alfred Keogh 경을 설득하지는 못했다. 케오 경은 두 번째 예방접종을 의무화하기 전에 더 많은 연구가 필요하다는 뜻을 밝혔다. 이에 라이트는 창상創傷 감염 세균학의 연구를 위한 전시 연구팀을 만들었고, 플레밍도 그중 한 사람으로 이곳으로 오게 됐다.

플레밍은 감염으로 고통 받고 죽어가는 수천 명의 부상병에 둘러싸여 있으면서도 도울 길이 없자 그들을 구할 방법을 찾고 싶은 욕구에 사로잡히게 됐다. 하지만 당장 그가 가진 것은 소독액, 붕대, 말의 피로 만든 검증되지 않은 항독소와 메스뿐이었고, 그중 어느 것도 박테리아로부터 병사들을 보호해주지 못했다. 박테리아를 죽이기가 대단히 힘들다는 사실만 드러나고 있었다. 부상병의 일부는 감염으로 인해 절단까지 해야 했다.

부상병들과 카지노의 실험실 사이를 오가며 고군분투했던 알렉산더 플레밍이 속한 의료계는 감염된 상처의 치료법에 대해 두 가지 입장으로 나뉘어 있었다. 생리학파에서는 감염에 대항하는 선천적인 인체의 방어력을 높이는 데 노력을 집중했다. 반면에 살균학파에서는 화학물질로 상처의 미생물을 죽이는 것을 목표로 삼았다. 플레밍은 이론상으로 소독제가 효과가 있음을 알고 있었지만, 붕산boric acid, 플라빈flavine, 석탄산carbolic acid 같은 활성 성분이 사실상 환자에게 해를 끼칠 수도 있다고 걱정했다. 부상병들은 소독제를 써도 전혀 나아지지 않았다. 플레밍은 소독제가 사실상 파상풍균을 증식시키는 듯한 느낌을 받았다.

상처를 씻어내는 화학물질이 패어 있는 상처 중앙부에는 효과가 있을 수 있지만, 가장자리 조직까지 침투해 소독해주지 못한다게 그의 가설이었다. 상처 주변부에는 균이 번성하게 하는 무언가가 있었다. 당시 유럽의 어떤 병원에서라도 비웃음을 샀을 급진적인 생각이었지만 소독제가 부상병들을 죽이고 있다고 점점 확신하게 됐던 플레밍은 그 생각을 증명하기 위한 우아한 실험을 계획했다. 의학에 종사하기 전의 경험을 활용한 실험이었다.

특이하게도 알렉산더 플레밍은 1903년 런던 중부 세인트 메리병원 의과대학St. Mary's Hospital Medical School에 입학하기 전에 유리공예를 배웠다. 전에는 주로 고양이나 달아나는 생쥐 같은 작은 유리 조각상을 만들어 가족과 친구들에게 선물했지만, 물자가 귀해지자 시험관을 포함한 연구 장비를 직접 만들었다. 불로뉴에서 플레밍은 총상의 들쭉날쭉한 모양과 질감이 흡사한 형태의 시험관을 고안할 방법을 꿈꾸기 시작했다. 아직 초기 단계였지만 실험이 성공한다면 전투 부상의 치료법을 완전히 뒤집어놓을 것이다. 소독제는 1차 세계대전 당시 총상 치료의 핵심이었다. 영국군도 소독제의 사용을 의무화하는 정책을 썼다. 하지만 플레밍은 소독제가 전혀 쓸모없을 뿐만 아니라 위험하다고 확신했다.

그런데 문제는 플레밍이 논쟁이나 싸움, 심지어 대화에도 관심이 없었다는 것이다(한 동료는 플레밍과의 대화는 서브를 받으면 공을 주머니에 넣어버리는 사람과 테니스를 치는 것과 같다고 주장할 정도였다). 플레밍에게는 할 이야기가 있었지만, 그것을 글로 써야만 했다.

1차 세계대전의 전사자는 1,700만 명이 넘으며 그중 다수는 파상풍으로 사망했다. 전쟁이 끝난 후 플레밍은 런던으로 돌아와 세인트 메리 병원 예방접종과 실험실로 복귀했다. 휴전 협정이 체결된 1918년 11월 11일까지 플레밍은 불로뉴에서의 연구를 바탕으로 여러 편의 논문을 발표했고, 독특한 시험관을 사용한 실험으로 학계에서 유명해졌다. 그러나 그의 주장은 소수 의견으로 묻혔고, 여전히 현장에서는 대부분 소독제를 사용하고 있었다.

서부 전선에서 목격한 참상이 머리에서 떠나지 않았던 이 젊은 의사는 이후 10년 동안 프래드 가*의 패딩턴 역 근처의 실험실에서 유해 박테리아를 파괴할 방법과 감염 치료법을 개선할 방안을 고안하기 위해 애썼다. 매일같이 실험실의 희미한 불빛 아래에서 페트리 접시에 담긴 수천 개의 박테리아 집락을 들여다보는 지루한 작업이었지만 그는 그 일에 만족감을 느꼈다. 그는 박테리아가 어떻게 증식하는지, 더 중요하게는 어떻게 박테리아를 죽일 수 있는지 이해하고자 하는 욕망에 사로잡혀 있었다.

1928년 9월의 우연한 관찰은 잠시나마 축하할 일을 만들어주었다. 어느 날 오후 플레밍은 전장에서 그렇게 널리 퍼졌던 성가신 균 중 하나였던 포도상구균Staphylococcus이 페니실륨 루브룸*Penicillium rubrum*이라는 곰팡이가 있으면 죽는다는 것을 알아챘다. 폐기한 페트리 접시에서 이 곰팡이를 우연히 발견하고서 그는 처음에 완효성 소독제slow-acting antiseptic라고 불렀다가 나중에 페니실린penicillin이라는 이름을 붙였다.

1929년 5월 10일 플레밍은 실험 결과를 《영국실험병리학회지 British Journal of Experimental Pathology》에 보냈다. 플레밍은 논문에 이렇게 썼다.

"페니실린은 잘 알려진 소독제에 비해 몇 가지 장점이 있는 듯하다. (…) 따라서 드레싱에 발라주면 800배로 희석한 페니실린이라 해도 효과가 있으며, 이는 현재 사용 중인 화학적 소독제를 능가한다고 할 수 있다."

그러나 이런 발견의 유용성에 대해 확신하지는 못했다. 페니실린이 페트리 접시와 시험관에서는 박테리아를 죽일 수 있었지만, 혈액 내에서는 그렇지 못했기 때문이다. 플레밍은 페니실린 곰팡이가 효과를 발휘하기까지 몇 시간이 걸리므로 피부 표면에서는 효과가 있을지 몰라도 몸에 들어가면 곪은 상처 속의 박테리아를 죽이기도 전에 파괴될 것이라는 사실을 받아들였다. 페니실린이 부상병이나 다른 누구를 구할 수는 없겠지만 그 대신 실험실에서 포도상구균에 의한 실험의 오염을 막아줄 귀중한 도구 역할을 해줄 거라고 그는 생각했다.

플레밍은 미생물이 박테리아를 죽일 수 있다는 사실을 최초로 알아챈 과학자는 아니었다. 그러나 플레밍과 마찬가지로 곰팡이 추출물들이 인체의 박테리아 감염을 치료하기에는 너무 약하거나 너무 독성이 강하다고 생각한 다른 과학자들은 그것들을 폐기하여 역사의 뒤안길로 보냈다. 그들은 인류 건강의 항로를 영원히 바꿔놓을 발견에 이르기 직전이었음을 알아차리지 못했다.

유감스럽게도 플레밍의 페니실린 연구 논문은 그의 연구 결과를 이해하기 쉽게 또는 재현할 수 있게 쓰이지 않았다. 그것은 생각을 미처 다 정리하지 못하고 휘갈겨 쓴 원고 같았다. 그는 곰팡이에서 분자를 어떻게 정제했는지 또는 그의 실험을 되풀이해보기 위한 시약을 어떻게 구할 수 있는지 설명하지 않았다. 그는 청중 앞에서 말하는 데도 서툴러서 강연을 통해 동료들에게 영감을 주지도 못했다. 설상가상으로 플레밍의 공동 연구자들은 곰팡이도 잘못 식별했다. 그것은 페니실륨 루브룸이 아니라 페니실륨 노타툼*Penicillium notatum*이었다. 그러므로 플레밍의 실험을 재현해보려고 해도 할 수가 없었다.

그러나 옥스퍼드 의과대학과 셰필드 의과대학의 연구원들은 페니실린이 실험실 오염을 없앨 수 있으므로 몇몇 사람들이 1918년

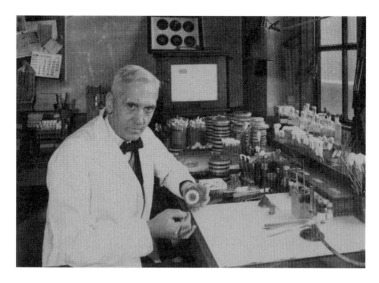

| 1943년 10월 2일 런던 패딩턴, 세인트 메리 병원의 실험실에 있는 알렉산더 플레밍

유행성 인플루엔자의 원인균으로 추측했던 바실루스 인플루엔자 *Bacillus influenzae*(현재는 헤모필루스 인플루엔자*Haemophilus influenzae*로 불림)를 분리하고 연구하는 데 유용할 수 있다는 플레밍의 평가에 동의했다. 1차 세계대전이 끝나가던 5월 스페인에서 발생하기 시작한 인플루엔자는 플레밍의 파견이 끝나갈 무렵에는 급속도로 번져서 그가 소속된 프랑스 야전 병원에도 인플루엔자 환자의 수가 부상병의 수를 훨씬 능가했다. 1919년까지 2,000만 명이 인플루엔자 감염으로 사망하면서 감염에 대한 이해가 시급해지자 플레밍은 곰팡이 연구를 지속했다. 그렇지만 그들은 페니실린이 인플루엔자의 연구를 위해서만 중요하다고 믿었다. 아무도, 심지어 플레밍 자신조차 인체 감염을 치료할 수 있는 페니실린을 생성할

수 있는 희귀한 곰팡이를 우연히 발견했다는 것을 깨닫지 못했다. 페니실린을 발견한 지 겨우 1년 만인 1929년 여름 그는 페니실린 분자에 관한 연구를 포기했다. 플레밍과 옥스퍼드대학의 동료들이 다시 연구에 착수하고 급성장 중이던 제약회사들과 협력해 세계 최초로 항생제를 대량 생산하여 시판하게 된 건 그로부터 10년 이상의 세월이 흐르고 또 한 번의 세계대전을 겪은 후였다.

항생제 개발의 황금기

널리 이용 가능한 항생제를 처음으로 만든 사람이 플레밍과 공동 연구자들이라고 알려졌지만, 그건 정확한 사실이 아니다. 그들의 연구 계획이 1945년의 페니실린 생산과 유통으로 이어진 것은 맞지만, 인류는 알면서든 모르면서든 수천 년간 항생제를 써온 것으로 밝혀졌다.

350년에서 550년경의 것으로 추정되는, 수단에서 출토된 미라의 골격 잔해에서는 현재에도 여전히 쓰이고 있는 광범위항생제, 테트라사이클린^{tetracycline}이 상당량 발견된 바 있다(당시 주조된 맥주가 그 원인으로 보인다). 그리고 로마 말기의 것으로 추정되는 이집트의 다클라^{Dakhla} 오아시스에서 출토된 유골의 넓적다리뼈에서 채취한 샘플에서도 테트라사이클린이 미량 검출됐다(술이 원인인지 불분명하다). 예상대로 이들 인구 집단의 전염병 발병률은 대단히 낮았다. 우리 선조들은 항생제의 구조까지는 아니라도 그 효과는 이해하고 있었다.

선사시대의 항생제 사용이 아프리카에 국한되지는 않는다. 중국 한의사들이 수천 년 동안 다양한 질병을 치료하는 데 사용해온 개똥쑥에서 추출한 말라리아 치료제, 아르테미시닌artemisinin을 비롯해 중국 전통 약재는 다수의 항생제를 우리에게 제공했다. 항생제는 우리 주변 곳곳에 있다. 요르단의 붉은 토양에 존재하는 박테리아는 오늘날에도 여전히 감염 치료에 사용된다. 문제는 박테리아를 찾아내는 것만이 아니라 그것들이 인체에 사용해도 안전하고 효과적임을 명백히 증명하는 것이다. 상황이 복잡해지는 것이 그 부분이다.

항생제는 어디에나 존재하므로 무엇을 항생제로 볼지 규정하기가 어려울 수 있다. 모든 항생제는 특징적인 형태를 지니고 있는가? 또는 특정한 크기인가? 암이나 통풍 같은 다른 질병을 치료하는 데 쓰이는 약이 항생제 역할도 할 수 있는가? 모든 생물체를 죽이는 산酸과 표백제처럼 박테리아를 죽이는 화학물질은 많지만, 그것들 모두를 항생제로 간주하지는 않는다. 우리를 죽이지 않고도 감염을 치료해주는 물질이어야 한다.

좀 더 자세히 말하면 전문가 대부분은 미생물 혹은 실험실에서 일하는 사람들에 의해 생성된 분자로서 박테리아 감염의 예방과 치료에 사용할 수 있는 것들에 항생제라는 용어를 사용한다. 항생제로 인정받으려면 최소 한 종류 이상의 박테리아를 죽이거나 생장을 저지해야 한다. 박테리아를 죽이는 것을 살균, 박테리아의 성장을 억제하는 것을 정균이라고 부르는데, 살균제가 효과가 더 큰 경향이 있으므로 그 구분을 두고 옥신각신할 때가 많다. 일부 항생제는 기생충과 진균도 죽일 수 있지만, 바이러스에는 거의 효과가 없다. 그래서 의사들은 감기 환자에게 항생제를 잘 처방하지 않는다. 감기 증상은 대체로 바이러스에 의해 유발되기 때문이다(과학자들은 박테리아와 바이러스가 다르다는 것을 1930년대까지 인식하지 못했다. 바이러스는 식물, 동물, 인간, 박테리아 등 다른 유기체 내부에서 복제되며 대체로 항생제가 듣지 않는다).

페니실린 발견의 개가로 콜리스틴, 테트라사이클린, 아미노글리코사이드aminoglycoside, 세팔로스포린cephalosporin 등 새로운 수십 종의 항생제 생산에 능률이 붙었고, 제약회사들은 사람들의 생명을 구해줄 다음 신약을 내놓기 위해 경쟁했다. 1950년대는 분자생물학의 발전으로 각종 신약이 나오면서 기대 수명이 현저하게 늘어나 항생제 개발의 황금기로 알려지게 된다. 사실 오늘날 사용되는 약의 절반이 1950년대에 발견된 것들이다.

1950년 찰스 화이자Charles Pfizer제약의 영업 인력은 총 8명에 불과했다. 1년 후 그 인력은 100명으로 늘었다. 1952년 미국인은 연간 1억 달러 이상을 각종 항생제에 지출했다. 의료 경제가 진화하면서 선도적 의학 학술지들은 브랜드 광고에 반대해온 오랜 정책을 포기하기에 이르렀다. 1955년 《미국의사협회지Journal of American Medical Association》는 《라이프》보다 많은 광고를 실었으며, 전국의 의사들은 제약회사의 연구개발부에 근무하면 환자를 진료할 때보다 더 많은 돈을 벌 수 있다는 사실을 알게 되었다. 1953년, 빈의 미생물학자 어니스트 자웨츠Ernest Jawetz는 이런 변화를 고찰하며 다음과 같이 지적했다.

"대부분의 박테리아 감염은 간단하고 효과적이며 저렴한 비용으로 치료할 수 있다. 세균성 질환의 사망률과 이환율은 매우 낮아서 더 이상 의료계가 풀지 못한 가장 중요한 숙제가 아니게 되었다."

1960년에 접어들면서 감염은 부차적인 문제가 되었다. 이제 암이나 심장병과 같은 더 시급한 문제로 넘어갈 때였다.

이러한 의학계의 변화에 그리 낙관적이지 않은 이들도 있었다. 1953년 당시 최고의 의사에 속했던 맥스웰 핀란드Maxwell Finland와 루이스 웨인스타인Louis Weinstein은 모든 멋진 신약의 몇 가지 문제점을 지적했다. 항생제는 분명히 생명을 구할 수 있지만, 인체의 거의 모든 장기의 손상을 가져올 수 있고 그런 손상이 언제 일어날지 예측하기도 어렵다는 것이었다. 항생제가 맞지 않는 사람에게는 치명적일 수도 있었다. 두 사람은《뉴잉글랜드 의학 저널 New England Journal of Medicine》에 기고한 글을 통해 의사들의 주의를 촉구한다.

"단순하거나 가벼운 질병이 심각하고 치명적일 수 있는 질병으로 전환하지 않도록 항생제를 쓸 필요성이 전혀 없거나 낮은 경우에는 그 사용을 주저해야 한다."

가장 주목할 만한 사례는 이가 옮기는 치명적인 전염병, 티푸스의 퇴치에 사용되어 온 항생제, 클로람페니콜chloramphenicol이 재생 불량 빈혈aplastic anemia 또는 신생아 회백증후군grey baby syndrome과 연관이 있음이 밝혀진 일이었다. 1950년대 말 무렵에는 항생제의 독성 부작용이 확실히 입증됐으며, 과학자들은 항생제 내성 감염이 급격히 증가했다고 보고했다. 박테리아는 경이로운 항생제에 발각되지 않도록 모양을 미묘하게 바꾸었고, 위협이 될 만한 항생제 성분을 부술 효소를 만들어냈다. 1950년대는 의료산업 복합체만 진화한 것이 아니라 박테리아 역시 진화한 이례적인 시기였다.

1960년대로 오면서 항생제 연구·개발은 다소 둔화세를 보였다. 이는 영리해진 박테리아와 마찬가지로 제약산업계 전체가 수익성이 높은 질병으로 관심을 돌렸기 때문이다. 그런 전략적 결정과 함께 더 엄격해진 약물 승인 절차가 항생제 발견의 꾸준한 감소를 가져왔다.

항생제 개발 침체기였던 이 시기에 한 저명인사의 발언은 사람들을 안심시켜주었다. 1962년 오스트레일리아 면역학자이며 노벨상 수상자인 프랭크 맥팔레인 버넷Sir Frank MacFarlane Burnet은 이런 글을 썼다.

"역사상 가장 중요한 사회혁명은 20세기 중반에 끝났다고 생각할 수 있다. 사회생활의 중요 요소였던 전염병이 사실상 척결됐으니 말이다."

하지만 이는 역사적 오판이었다. 1970년대와 1980년대는 유전자 절개gene splicing에서부터 빅뱅에 이르기까지 과학 지식 전반의 비약적 발전이 있었던 시대였지만, 제약 산업은 심각한 정체기를 맞이했다. 20여 년간 새로운 계열의 항생제가 하나도 나오지 않았다.

돌파구가 마련된 건 바로 1995년 여름이었다. 40명의 과학자로 구성된 연구진이 폐 감염의 원인균, 헤모필루스 인플루엔자*Haemo-philus influenzae*의 전장유전체genomic sequence를 분석하고 이를《네이처Nature》에 발표했다. 이는 플레밍이 연구한 것과 똑같은 박테리아에 대한 모든 유전 정보를 제공하는 획기적인 연구였다. 헤모필루스 인플루엔자에 관한 논문의 책임 저자는 과학자이자 사업가이며 전문 선동가인 크레이그 벤터Craig Venter였고, 그의 연구진이 내놓은 정보는 곧 신약 개발의 재정립을 가져왔다. 수십 년 동안 답보 상태였던 신약 개발 분야에 마침내 유전자 치료제의 시대가 도래했다. 과학자들은 벤터의 정보를 템플릿 삼아 과거에는 상상할 수 없었던 각종 신약을 개발할 수 있게 되었다.

벤터의 연구팀이 밝혀낸 수백 개의 유전자는 새로운 항생제의 표적으로 탐색할 대상이었다. 이에 대형 제약회사들은 폭발적 관심을 보였다. 런던에 본사를 둔 글락소스미스클라인GlaxoSmith-Kline(GSK)은 그간 항생제 개발에서 한 발짝 물러나 있었지만, 유전자 치료제 시류에 편승해 그 후 7년간 거의 1억 달러를 쏟아 부으며 로봇, 자동 판독기, 컴퓨터 소프트웨어에 의지하는 유전자 검색을 통한 신약 연구에 몰두했다. 1995년부터 2001년 사이에 GSK 과학자들은 거의 50만 개의 화합물을 가려냈다. 하지만 신약 개발의 단서가 됐던 것은 겨우 5개뿐이었고, 그중에서도 사람에게 유용한 것은 하나도 없었다.

결론부터 말하자면, 프로그램은 대실패로 판명되었다. 벤터의 유전자 정보를 이용한 항생제 검색이 엄청난 시간 낭비로 끝나면서 기업 전략도 급격히 변했다. GSK는 유전체 표적을 사냥하는 화학자보다는 약에 근접한 화합물을 합성하는 화학자들을 선별해 투자하기 시작했다. 어마어마한 개발 비용 투입에 대한 타당성이 높은 소수의 약제만 탐색하기 시작한 것이다.

글락소스미스클라인만이 아니었다. 유전자 접근법은 GSK처럼 유전자 사냥에 수백만 달러를 쏟아 붓고 신약 개발에 실패한 여러 회사에 자금만 허비하는 결과를 가져왔다. 헤모필루스 인플루엔자 유전체 염기서열 분석이 가져온 흥분과 투자는 지금 와서 보면 오도된 것이었다. 최초의 박테리아 유전체의 염기서열이 밝혀진 지 10년이 지나도록 유전자 접근법으로 개발된 신약은 단 하나도 없었으니 말이다. 이런 대실패는 신약 개발을 최소 한 세대 후퇴시켰다. 그 여파로 대형 제약회사들은 더욱 신중해졌다. 많은 회사가 항생제 개발을 전면 포기했고, 그로 인해 우리는 골치 아픈 상황에 부닥치게 됐다. 인간에게 치명적인 감염을 초래하는 박테리아는 감염 치료제로 사용되어 온 약들을 불활성화하는 데 능해졌고, 조만간 우리가 쓸 수 있는 항생제가 없어질지도 모른다.

현재 미국 식품의약국Food and Drug Administration(FDA)은 해마다 신규 조성물new molecular entity(NME), 즉 신약을 수십 종 승인해주지만 그중 항생제는 거의 없다. 새로운 항균제의 특허 출원 건수는 2007년에서 2012년 사이에 3분의 1(34.8%)로 감소했다. 2017년 조사에서는 임상시험 단계인 종양 치료제(항암제)는 500개가 넘는데 항생제는 겨우 40개로 집계됐다.

미국 국립보건원 산하 알레르기 및 감염병 연구소National Institute of Allergy and Infectious Diseases의 소장으로서, 항생제 내성 연구에 대한 연방정부 자금 지원의 우선순위를 정하는 책임을 맡은 앤서니 포시Anthony Fauci 박사는 사실 신약 개발이 그의 최우선순위 중 하나라고 말했다. 하지만 상황이 복잡하다고 했다.

"연방정부가 제약회사로 나서는 것을 원하진 않을 겁니다. 그러면 제약 산업 전체를 구축해야만 할 텐데 그런 경우 정부가 잘하는 일, 즉 과학적 발견과 개념 검증에서 멀어지게 될 것이기 때문입니다. 우리는 파트너를 필요로 합니다."

그리고 그 파트너는 좋든 나쁘든 대형 제약회사다. 앤서니 포시는 또 이렇게 말했다.

"연방정부가 머크Merck 사 같은 회사를 만들려 한다면 수십억 달러가 들 것입니다. 사람들은 생산, 충진재, 포장, 로트(1회에 생산되는 특정 수의 제품 단위 - 옮긴이) 간 일관성에 관한 전문 지식을 당연시하지만, 그것들은 정부가 아니라 이들 제약회사가 완성해 온 기술입니다."

궁극적인 문제는 많은 항생제의 수익성이 낮다는 것이다. 아이디어 수준에서 신약의 생산과 시판 단계까지는 여러 절차를 거쳐야 하며 거기에는 10억 달러 이상이 소요된다. 비아그라 같은 약을 만들어낸다면 수십억 달러를 벌어들일 것이므로 그 비용이 정당화된다. 그러나 항생제의 경우 몇 가지 특성 때문에 이윤이 적다. 항생제는 대체로 환자가 아플 때만 단기로 처방되며, 훌륭한 새로운 항생제라도 머잖아 그에 대한 내성이 발생하게 된다. 항생제 내성은 시기의 문제일 뿐 반드시 생긴다.

"항생제 개발에 막대한 투자를 유도할 인센티브가 제약 업계를 매료할 만한 것이 아니라면 어떻게 해결해야 할까요?"

앤서니 포시는 반문했다.

여러 선택지가 검토되고 있으며 그중에는 타당성이 좀 더 높은 것들도 있다. 대부분이 금전적 위험을 제한하는 동시에 금융 혜택을 제공하는 푸시 앤드 풀 인센티브push and pull incentive(연구개발 지원에서 푸시 정책은 연구 착수에 대해서 인센티브를, 풀 정책은 연구 산출물에 대해 인센티브를 주는 것을 말한다. 성공률이 높지 않아 위험 부담이 높은 연구의 경우 푸시 인센티브가 좀 더 효과적일 수 있다-옮긴이)를 포함하고 있다.

"제약회사에 '항생제를 만들 수 있다면 세금을 감면해주겠다'라고 하거나 50억 달러를 벌어들이는 블록버스터급 약에 대한 특허를 연장해주겠다고 할 수 있습니다. 그 이윤의 일부를 새로운 항생제 개발에 투자한다면 특허를 2년간 연장해주는 거죠"라고 앤서니 포시는 설명했다.

하지만 그것만으로는 충분하지 않다. 제약회사는 신약 개발을 추진하는 데 따르는 전반적인 위험/이득 및 수익성을 평가할 때 순현재가치net present value(NPV)라는 지표를 사용한다. 이는 연구 · 개발에 들어가는 투자 비용 총액과 향후 예상되는 수익의 합을 말한다. 항균제의 경우 NPV는 대략 4,200만 달러지만, 근육 및 신경계 약물을 비롯한 대부분 약품의 NPV는 10억 달러에 가깝다. 상대적으로 적은 이윤을 위해 그런 위험을 감수하려는 제약회사는 지난 몇 십 년간 점점 감소해왔다.

의약 연구개발은 다른 어떤 업계의 신제품 개발보다 실패율이 높아서 다음과 같은 중요한 의문이 제기된다. 신약 생산을 장려하기 위해 얼마나 인센티브를 제공해야 하는가? 제약회사들이 항생제 개발에 나서도록 장려하기 위해 세법 또는 특허법을 개정해야 하는가? 생명을 위협하는 감염을 치료해줄 항생제에 대해서는 좀 더 작은 규모의 임상시험을 허용하는 승인 절차를 만들어야 하는가? 나는 이런 골치 아픈 질문들을 숙고하는 한편으로 윌시 박사와 함께 슈퍼버그의 확산을 막아주기를 희망하는 신약의 임상시험에 착수하게 되었다.

엘러간은 여전히 항생제 개발에 나서고 있는 몇 안 되는 제약회사 중 하나였다. 화이자, 머크, 노바티스, 존슨 앤드 존슨 등의 경쟁사 대부분은 항생제 연구개발비를 점차 줄이거나 개발을 전면 중단했다. 앤서니 포시가 지적했듯이 신약 개발은 위험한 과정이며, 이 제약회사들은 환자가 아니라 주주들에게 책임을 져야 하기 때문이다. 그런 면에서 엘러간은 정말 이례적이다. 이 회사는 항생제를 개발하고 있는 나 같은 학자들에게 연구비를 전폭 지원할 뿐 아니라 투자를 늘리고, 다른 회사가 사용하지 않고 보유하고 있는 신규 조성물, 즉 폐기 의약품을 적극적으로 찾아냈다. 엘러간의 그런 방침 덕분에 달바 임상시험이 우리에게 맡겨졌다.

우연한 발견이 신약으로 이어졌던 알렉산더 플레밍의 접근 방식과는 대조적으로 달바 개발을 담당했던 과학자들은 약을 찾아낸 것이 아니라 합성해냈다. 달바는 분자 모델링과 시뮬레이션을 통한 기존 신규 조성물의 개선을 목표로 하는 훌륭한 프로그램의 산물이었다. 간단히 말해 화학자들이 기존의 화학물질이 위험한 병원균이나 병원체와 어떻게 상호작용하는지 컴퓨터 시뮬레이션으로 모형화하는 합리적 약물 설계rational drug design로 나온 것이다. 여기에 탄소 원자를 더해보고 저기에서 질소 원자를 제거하고 어떻게 되는지 살펴보는 식이다. 유기합성화학synthetic organic chemistry이라고 불리는 이 분야는 흔히 가장 혁신적인 프로그래머와 과학자들로 채워지며 연구비도 많이 든다.

수년간 쓰여 온 항생제도 성분을 재배열하여 효능을 더 강화할 수 있다. 이를 위해 약의 분자들을 나누고 쪼갠 다음 발효, 이온화, 재조립, 정제한다. 마치 미슐랭 별 하나를 더 노리는 요리사처럼 화학자들은 완벽한 레시피를 찾을 때까지 미세한 성분들을 이리저리 조정한다. 그래서 나는 시험관을 아주 작은 프라이팬이라고 생각하고는 한다.

달바는 1980년대의 항생제 사냥 중 인도의 흙에서 발견한 박테리아에서 추출한 큰 분자 A40926으로 만든 약이다. 화학자들은 A40926에서 설탕, 아미노산, 탄소 원자를 포함한 뭉툭한 돌기 부분을 조심스럽게 제거했다. 하지만 분자 내의 결합 부위로 알려진 작은 틈새에 손상이 가지 않도록 주의했다. 그 결합 부위가 그들의 날렵한 신약이 인체 세포는 다치게 하지 않으면서 박테리아의 세포벽을 찾아 파괴하도록 해줄 것이기 때문이었다. 이런 속성이 A40926을 달바라는 강력한 항생제로 바꾸어주었다. 엘러간은 톰 월시와 나에게 이 레시피를 시험해달라고 요청했다.

나는 왜 엘러간이 끈질기게 항생제를 개발하는지 종종 궁금했지만, 순진하게 이타적인 투자를 한다고 생각하지는 않았다. 이 회사는 세프타롤린ceftaroline이라는 강력한 항생제를 포함하여 여러 약품을 성공적으로 출시했다. 하지만 세프타롤린은 너무 비싸서 널리 쓰이지 않았다. 더 값싼 대체 약품들이 효과가 있었기 때문이다. 사실 내가 근무하는 병원도 비싼 가격 때문에 이 회사의 약품 일부를 취급하지 않는다. 그렇지만 엘러간은 다른 대체 약품이 없는 보톡스로 높은 이윤을 내고 있다. 2018년에만 보톡스로 30억 달러의 매출을 올렸을 정도다.

슈퍼버그의 증가는 그 계산에 돌이킬 수 없는 변화를 가져오고 있다. 환자와 의사들은 당연히 겁을 먹고 있으므로 만약 치명적일 수도 있는 감염으로부터 사람들을 구할 수 있는 강력한 새로운 치료제를 개발할 수 있다면 우리가 그것을 사용할 수밖에 없다는 것을 엘러간은 알고 있다. 우리 사회는 어떤 가격이라도 치를 것이다.

나는 톰 윌시가 건네준 서류철을 열었다. 처음 몇 쪽은 엘러간의 표준 문안으로 작성된 내부 문서였다. 그중 한 페이지가 내 눈길을 끌었다. 달바의 역사를 약술한 부분이었다. 2001년 12월 리먼 브라더스Lehman Brothers는 2005년 달바가 출시되어 770만 달러의 매출을 올릴 것으로 예측했다. 그리고 입소문이 나면서 2006년에는 6,580만 달러, 2008년에는 2억 2,500만 달러를 벌어들일 것으로 예상했다. 그러나 투자은행에서 내놓는 많은 예측처럼 그것은 매우 부정확한 예측이었다. 화이자는 달바가 안전한 슈퍼버그 치료제임을 입증하기 위해 수년간 노력했지만 2007년 FDA는 안전성을 확신하지 못한다는 성명을 발표했다. 이 항생제가 승인을 받으려면 더 많은 데이터가 필요했다. 2008년 화이자는 한때 촉망받던

이 약의 마케팅 노력을 전면 철회하며 백기를 들었다. 1년 뒤 듀라타 테라퓨틱스Durata Therapeutic가 달바의 판권을 인수했지만, 시카고에 본사를 둔 이 회사가 엘러간에 인수되면서 달바에 대한 독점 판매권도 함께 넘어갔다. FDA는 광범위한 추적 조사를 거쳐 2014년 5월에 마침내 피부 감염 치료제로 달바를 최종 승인해주었지만, 의사들은 달바를 사용하는 걸 꺼려했다.

2011년에는 생명을 구해줬던 항생제가 불과 몇 년 후에는 효과가 없을 수도 있으므로 임상의들은 생명이 위태로운 상황에서 모험하기를 원하지 않는다. 슈퍼버그는 우리가 전혀 예상하지 못한 방식으로 진화하며 항생제를 분해하고 파괴할 수천 가지 효소를 만들어내고 있다. 또한 항생제를 세포 밖으로 내보내는 유출 펌프efflux pump 기제를 발달시켜 항생제를 무용지물로 만든다. 박테리아는 단 한 번의 돌연변이로 화학자의 레시피를 망가뜨리고 정교하게 고안된 항생제를 파괴할 수 있다. 결국 죽어가는 환자는 전혀 효과가 없는 항생제를 투여 받는 셈이다. 10억 달러에 이르는 투자금 역시 증발하고 말이다.

이런 유전적 돌연변이는 감지하기 어렵다. 일반적으로 의사와 환자는 감염이 심해지거나 퍼질 때까지 알지 못한다. 때로는 부검이 끝날 때까지 발견하지 못한다. 나는 항생제 개발에 관한 강연과 워크숍에 수십 차례 참석했지만, 박테리아의 변이가 너무 빨라서 아무리 놀라운 항생제 신약도 따라갈 수 없다고 언급한 사람은 아무도 없었다. 그것은 의학계의 일급비밀이었다.

우리가 어떻게 이런 갈림길에 서게 되었는지 인식하려면 그리고 왜 퀸스에 사는 정비사 잭슨이 감염으로 죽을 수도 있는지 이해하려면 항생제가 처음에 어떻게 사용되었으며, 더 중요하게는 어떻게 오용되었는지 알아야 한다. 인체실험의 역사는 불안하기도 하고 불유쾌하기도 하지만, 오늘날 임상 연구가 어떻게 이루어지는지 알려주는 동시에 내 달바 임상시험이 왜 그렇게 어려운지 설명해줄 것이다.

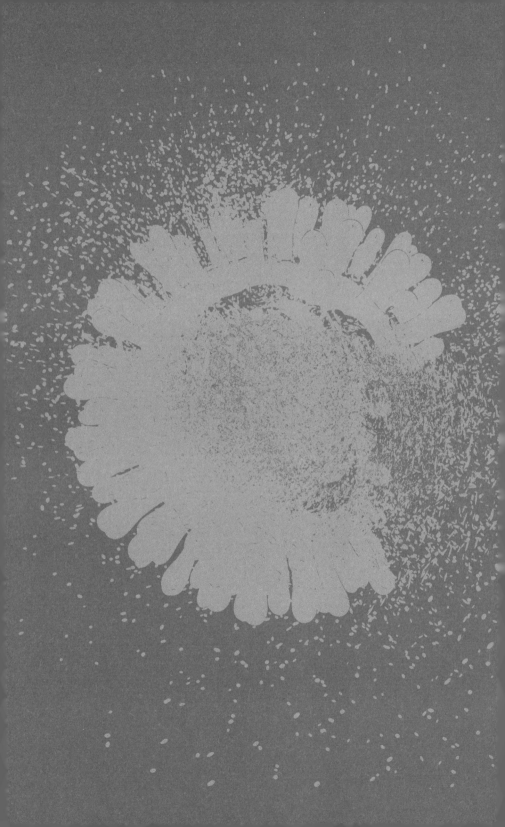

제2부

제
1
원
칙

행운의 척탄병

알렉산더 플레밍이 불로뉴에서 부상병의 피투성이 다리에 소독액을 부어주고 있었던 1914년 10월 24일, 적군인 독일군의 한 병사는 편지를 쓰기에 바빴다. 벨기에의 해안 마을에서 게르하르트 도마크Gerhard Domagk는 이런 편지를 썼다.

"부모님께. 저는 방금 여러 소대의 지원병들과 함께 오스텐데(벨기에 북서부에 있는 항만 도시-옮긴이)에 도착했습니다. 브뤼헤에서 출발하자마자 우리 해군 포대의 포성이 천둥 치듯 요란했습니다. 소리를 듣자 하니 전투지가 12킬로미터쯤 밖인 듯합니다."

넓은 이마, 밝은 눈동자, 예리한 눈매에 키가 크고 마른 청년 도마크는 그가 깨달은 것보다 훨씬 위험한 상황에 처해 있었다. 불과 몇 개월 전 독일과 러시아가 서로 선전 포고를 하면서 민족주의가 들끓었고, 도마크도 많은 의대 동급생들처럼 그 물결에 휩쓸려 학업을 중단하고 입대했다. 19세의 청년 도마크는 오데르강 연안 프랑크푸르트의 수류탄 공격 전문 부대인 근위 척탄병 연대에 배치되어 10주간의 짧은 훈련을 받고 전장으로 왔다. 이제 플레밍의 임시 야전 병원에서 100km 떨어진 곳에 배치된 그는 위태로울 정도로 서부 전선 가까이에 있었다.

10월의 쌀쌀한 날씨 속에서 편지를 쓰고 있는 그에게 의과대학의 기억은 아득하기만 했다. 흰 가운과 무기를 맞바꾼 도마크는 지금 수많은 장병이 파상풍에 걸리고 있는 바로 그 진흙탕 전투지에서 야영하고 있었다. 며칠 후 그의 연대는 단순하지만 무서운 작전에 참여하라는 명령을 받게 된다. 수류탄을 던지며 돌진해 불과 몇 킬로미터 거리에서 대치 중인 연합군을 참호에서 몰아내라는 명령이었다.

그건 자살 특공 임무였다. 도마크의 부대원 대부분은 기습 공격을 감행하고 겨우 몇 분도 지나지 않아 빗발치는 총탄 속에서 수류탄을 던지다 전사했다. 독일군은 그 전장에서 13만 5,000명 이상의 병사를 잃었고, 그중 다수는 학생이었다. 역사학자들은 이 전투를 1차 이프르 전투First Battle of Ypres라고 부르지만, 독일인들은 양민 학살Kindermord로 기억한다.

게르하르트 도마크는 살아남았다. 그는 부대원들과 함께 황급히 동부전선으로 퇴각했고, 참호 안에 은신하며 새로운 진격 명령을 기다렸다. 몇 주 후, 1914년 크리스마스 직전에 적의 총격에 군모가 날아가면서 그는 의식을 잃었다. 그러나 이번에도 그는 살아남았다. 독일군 사상자가 속출하는 상황에서 도마크는 짧게나마 의대 교육을 받은 경력이 고려되어 의무대로 재배치되었다. 우크라이나의 숲속 한가운데 있는 농장이 야전 병원이었고, 텐트가 병동 역할을 했으며, 헛간이 수술실로 개조되었고, 농장 수레는 구급차 구실을 했다. 도마크는 이곳에서 2년을 복무하게 된다.

척탄병에서 위생병이 된 도마크는 이송된 부상병을 분류하고, 콜레라 환자를 격리하고, 헛간에서의 수술이 도움이 될 수 있는 덜 심각한 부상자를 확인했다. 그리고 전사자와 죽어가는 병사를 공동묘지로 옮기는 일도 했다. 울창한 그 숲속에서 도마크는 불로뉴의 플레밍과 마찬가지로 유산탄 상처가 곪아가는 것을 목격했고, 그 경험은 그에게도 깊은 인상을 남겼다.

전쟁이 끝난 후 게르하르트 도마크는 독일 북부에 있는 키엘대학교Kiel University 의과대학에 복학했다. 도마크는 플레밍과 마찬가지로 공연예술에 대한 열정을 가진(도마크는 음악을 사랑했고 플레밍은 연극 활동을 열심히 했다) 재능 있는 의대생이었다. 그러나 전쟁이라는 무대는 천성이 평화주의자였던 두 사람을 죽음과 파괴의 환영에 시달리게 하는 동시에 위대한 인물이 되도록 이끌었다.

의대를 졸업한 지 2년이 지난 1923년 도마크는 그의 인생을 바꿔놓을 회의에 참석하게 된다. 바로 미래의 멘토인 월터 그로스Walter Gross를 만난 독일병리학회German Society of Pathology 모임이었다. 플레밍이 앰로스를 만나면서 그랬듯이 도마크는 그로스를 만나면서 자신이 환자 진료보다 현미경과 미생물을 더 편안하게 여기고 있다는 사실을 깨닫게 되었다. 도마크는 원칙주의자였으며, 옳고 그름, 선과 악에 대한 확고한 신념을 가진 고결한 사상가였고, 인생의 근간을 이해하고자 했다.

도마크는 전쟁의 트라우마에서 벗어나기 위한 노력의 하나로 "생명의 보존에 이바지하는 것은 모두 선이며 생명을 파괴하는 것은 모두 악이다"라는 기본 원칙을 세웠다. 그는 그로스의 연구진에 합류하라는 제안을 받아들여 혈액세포와 간세포가 인체가 감염과 싸우는 데 어떤 도움을 주는지 연구하기 시작했다.

그는 병사로서는 운이 좋았지만 실험실에서는 운이 없었다. 들판에서 네 잎 클로버를 찾아낼 수 있는 예리한 눈을 가졌다고 알려진 도마크였지만 명성과 그보다 중요한 영구적인 연구 기금을 확보할 중요한 연구 결과를 내지는 못했다. 그는 가족을 부양하기도 힘겨운 그저 그런 학자였다(당시 그의 가족의 좌우명은 "연구는 배고픈 일이다"였다). 그는 결국 세계 최대 화학회사인 이게 파르벤IG Farben에 취직한다.

당시 독일 학계는 신생 제약 산업과 밀접한 관계를 맺었으며, 다른 산업 국가들과는 대조적으로 독일 대학은 민간 부문의 요구에 부응하는 경우가 많았다. 교육과정도 인력 수요에 맞춰 구성됐다. 다른 업종과 달리 제약회사는 장비와 실험실 공간을 거의 필요로 하지 않았으므로 간접비가 아주 적게 요구되었다. 정말로 중요한 것은 인적 자본, 즉 신약을 발견하고 개발할 수 있는 전문 지식을 가진 과학자들이었다.

라인강 동쪽 강둑에 널찍이 자리한 이게 파르벤은 수백 동의 건물에 거의 2,000명의 직원을 고용하고 있었다. 회사 안에 은행과 도서관, 인쇄소, 소방서도 있었다. 흡사 하나의 도시 같은 이 회사의 건물들은 매우 현대적이었다. 깔끔한 콘크리트 외관의 건물이 강가에 솟아 있는 작은 언덕의 평온한 공원 지대와 적절히 균형을 이루며 배치되어 있었다.

1927년 32세의 게르하르트 도마크는 2년 계약에 연장이 가능한 조건으로 이게 파르벤과 신약 개발 계약을 체결했다. 그가 어떤 약품을 찾는가는 그다지 중요하지 않았다. 괴저나 설사, 폐렴, 어떤 치료제를 찾아도 좋았다. 최종 결과가 이익을 내주기만 하면 됐다. 신약 물질 사냥은 수천 가지 유사한 분자들을 쥐, 토끼, 때로는 카나리아를 포함한 다양한 동물의 박테리아에 시험해보는 화합물 스크리닝을 통해 이루어졌다. 만약 신약이 동물에게는 해가 없고 박테리아만 죽인다면 성공으로 간주되고, 더 많은 질문과 추가 실험이 이어졌다. 그 약을 사람에게도 쓸 수 있는가? 복용량은 얼마로 해야 하는가? 어떤 부작용이 있는가? 지루한 작업이었지만 이게 파르벤의 막대한 자원이 뒷받침됐으므로 성공 가능성은 대단히 컸다.

도마크는 주로 폐렴, 수막염, 심장내막염 그리고 전장 부상의 괴저를 일으킬 수 있는 박테리아인 연쇄상구균*Streptococcus* 예방접종을 쥐에게 하면서 시간을 보냈다. 그런 다음 쥐에게 경구제나 정맥 주사제 또는 주사제로 새로운 화학 약품들을 투여했다. 도마크의 손에서 수천 마리의 쥐가 죽었고, 그는 죽은 쥐를 부검하여 연쇄상구균 감염이 다소라도 저지된 흔적이 있는지 확인했다. 그러나 소득은 없었다.

5년 동안 도마크는 수천 가지의 화학물질을 실험했다. 그러던 중 그의 실험실에 속한 누군가가 아이디어를 냈다. 이게 파르벤의 화학자들은 양모 염료의 퇴색을 방지하기 위해 유황 원자를 첨가했는데, 만약 유황을 함유한 분자가 양모에 더 단단히 달라붙는다면 박테리아에도 더 단단히 달라붙지 않을까 하는 아이디어였다. 이상한 제안이었지만 회사에서 장려했던 고정관념을 깨는 사고의 산물이었고, 작은 경쟁사는 할 수 없는 시도였다. 프로젝트는 회사의 승인을 받았다.

1932년 도마크의 연구진 한 명이 기존 염료에 유황 함유 분자인 설파닐아마이드sulfanilamide를 첨가해 KI-695라는 화합물을 만들었다. 설파닐아마이드는 값싸고 실용적인 염료로 수년간 쓰였지만, 항균성이 있는지 시험해본 적은 한 번도 없었다.

1932년 가을 도마크의 연구팀은 KI-695를 동물에게 투여하기 시작했다. 결과는 놀라웠다. 이 화학 약품은 연쇄상구균으로부터 쥐를 지켜주었고 어떤 부작용도 일으키지 않았다. 추가 실험은 더 흥미로운 결과를 낳았다. 어떤 염료든 설파닐아마이드를 부착하면 연쇄상구균 항균제로 변했다. 이게 파르벤의 화학자들은 KI-695에 원자들을 더하고 빼서 분자 활동에 변화를 주어 변종들을 계속 만들어보았다. 그중 하나인 KI-730은 이전의 어떤 변종보다 강력했다. 투여량이 얼마가 됐건 그 약을 투여 받은 쥐들은 연쇄상구균에 감염되지 않았다. 도마크는 연구 결과를 마케팅팀과 특허 변호사 앞에서 발표해달라는 요청을 받았고, KI-730은 스트렙토존Streptozon으로 이름이 바뀌었다. 몇 년 동안 삼진만 당했던 도마크가 마침내 안타를 쳤다.

그러나 문제가 한 가지 있었다. 설파닐아마이드는 특허가 만료된 물질이었다. 도마크의 실험이 공개되는 순간 화학 지식을 가진 사람이라면 누구나 이 놀라운 신약을 만들 수 있다는 뜻이었다. 그는 자신의 연구 결과를 발표한다면 뛰어난 과학자로서의 명성을 공고히 하는 동시에 감염 치료 방법으로 소독제를 주창하는 학파를 한 방에 무너뜨릴 수 있다는 걸 알았지만, 동시에 이게 파르벤이 KI-695의 어떤 변종도 특허를 내지 못할 것도 알았다. 도마크와 그의 연구팀은 최대한 많은 변종을 급히 시험한 후에 아돌프 히틀러가 독일의 수상이 되기 36일 전인 1932년 12월 25일, 가장 강력한 변종인 KI-730에 대한 특허를 신청했다.

나치 독일이 인접한 폴란드를 침략하여 2차 세계대전을 촉발한 지 한 달 후인 1939년 10월, 히틀러는 안락사 명령Gnadentod •을 내렸고, 그로부터 몇 주 후 폴란드 포즈난에서 처음으로 무고한 사람들을 죽이는 데 가스가 사용됐다. 히틀러는 게르하르트 도마크를 포함한 의사들에게 어린이, 노인, 장애인, 불치병 환자 등, 이른바 "밥만 축내는 이들"을 제거할 필요가 있다는 뜻을 밝혔고, 대다수 의사는 이에 순응하며 나치 독일의 충성스러운 종복이 되었다. 사실 나치 당원 중 가장 높은 비율을 차지한 전문가 집단은 의사였다. 2차 세계대전이 끝난 후에야 대중은 그것이 어떤 의미였는지 그리고 의사들이 히틀러가 부여한 임무를 용이하게 수행하

• 아돌프 히틀러는 국가장관 보울러와 의사 브란트에게 치료에 가망이 없을 만큼 병세가 무겁다고 판단되는 경우, 그 환자에게 병세에 관한 엄격한 감정을 실시한 뒤에 특별히 지명한 의사에게 은총의 죽음(Gnadentod)의 처치를 허가할 권한을 부여했다.

기 위해 도마크의 화학 약품으로 어떤 실험까지 했는지 정확하게 알게 되었다.

폭로는 1945년 11월부터 1949년 4월까지 이어진 뉘른베르크 전범 재판 중에 시작됐다. 뉘른베르크는 패전국 독일에 특별한 의미가 있는 곳이었다. 그곳은 나치당의 집회 장소였으며 유대인들의 시민권을 박탈하는 법안이 통과된 곳이었다. 그러므로 뉘른베르크를 나치 당원들의 재판 장소로 정한 건 상징적인 가치가 있었다.

국제군사재판소International Military Tribunal는 4대 승전국인 미국, 프랑스, 영국, 소련의 판사들로 구성됐다. 군사 재판관들과 미국 민간 판사들의 주재로 12차례의 재판이 열렸다. 재판 도중에 유대인 말살의 "최종 해결책"에서 항생제 실험이 어떤 기괴한 역할을 했는지 세계에 알려졌다. 첫 재판에 회부된 피고 23명 중 8명이 독일 공군 의무대원, 7명은 나치 친위대 의무대원, 8명은 나치당 내의 유명한 의사였다.

피고 대다수는 휘장을 뗀 독일군 제복을 입고 법정에 섰다. 검사들은 모두진술을 통해 도덕적 해이가 어떻게 저명한 의사와 과학자들이었던 그들을 암살범으로 변화시켰는지 설명했다. 피고인들은 의학 연구를 가장하며 연구를 수행했지만, 그들의 실험이 과학적이지 않다는 것을 알았으며 인간 연구의 정해진 절차를 따르지 않았다는 사실이 내부 문서로 드러났다.

이 재판에서 원고 측 수석 검사인 미국의 텔포트 테일러Telford Taylor 준장은 다음과 같은 피고들의 혐의를 담은 기소장을 큰 소리

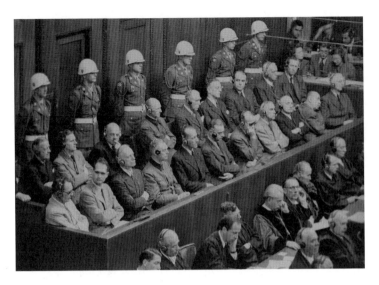

| 뉘른베르크 재판 중 피고석에 앉아 있는 나치 전범들

로 낭독했다. 그들은 강제 수용소에서 인체 냉동, 화형, 익사, 독살과 관련된 실험을 했다. 피험자들에게 살균과 이식 실험도 했다. 불운한 피험자들의 피부를 절개하고 상처를 내고 유리 가루나 오물의 박테리아에 감염시킨 후 게르하르트 도마크가 발견한 소중한 분자, 설파닐아마이드를 양을 달리해 투여하기도 했다.

2차 세계대전이 발발할 무렵 도마크의 연구팀은 설파닐아마이드와 다른 분자들을 결합한 감염 치료제를 다양한 이름으로 판매하고 있었다(프론토실prontosil이 가장 인기가 있었다). 그러나 그 약들에 위험이 따르지 않았던 건 아니었다. 환자들은 설파닐아마이드 계열의 약품들을 복용하는 동안 메스꺼움, 구토, 발진, 신장 기능 부전을 일으키고는 했다. 심지어 죽은 사람도 몇 명 있었다.

나치는 부상병을 치료할 약이 필요했다. 1941년 겨울 전선에서는 박테리아 감염으로 인한 사상자가 속출했고, 그중에서도 연쇄상구균 감염자가 많았다. 나치는 연합군이 설파닐아마이드라는 기적의 약으로 괴저와 패혈증으로부터 병사들을 보호하고 있다는 소식을 들었다. 게다가 그건 독일인이 발견한 약이라고 했다! 그래서 자국 의료진도 그렇게 하라고 압박했다. 하지만 나치 의사들은 설파닐아마이드가 정말로 안전한지 또는 효과적인지 확신하지 못했다.

나치당과 이게 파르벤의 초기 관계는 냉랭했다. 나치는 이 회사의 약품 개발 전략에 필수적인 동물 실험을 도살 의례ritual slaughter와 유사하다면서 "유대 과학"의 일종이라며 비난했고, 설파닐아마이드 연구자 일부는 히틀러 치하의 제3제국을 지지하지 않았다. 게르하르트 도마크는 나치가 아니었다. 그는 나치식 경례에 답하는 것도 거부했다. 이에 히틀러는 1939년 도마크의 연구팀이 노벨 의학상 수상자로 선정됐을 때 수상을 거부하라는 명령을 내렸다. 노벨상 발표 후 게슈타포는 도마크를 체포하여 일주일 동안 구금했다. 하지만 그의 가치관은 전혀 흔들리지 않았다. 이 과학자는 자기 삶의 원칙을 고수했다. 그러나 1941년까지 그의 회사의 고위 간부 다수는 나치의 실험을 기꺼이 도왔다.

국제군사재판소 재판관들은 설파닐아마이드 실험이 1942년 7월 20일 독일 북부 라벤스브뤼크 여성 강제 수용소에서 시작되었음을 법정에서 알게 됐다. 그곳에서는 12명씩 5개 집단의 여성 60명과 남성 15명을 대상으로 괴저 같은 전장에서의 감염이 어떻게 일어나며, 설파닐아마이드가 이를 예방하거나 치료할 수 있는지 판단하기 위한 실험이 자행됐다. 나치는 이 수용자들의 다리 근육을 10cm가량 절개했다. 그리고 설탕과 박테리아를 섞은 대팻밥을 절개한 상처에 밀어 넣었다. 그런 다음 상처를 봉합하고 석고 붕대를 했다. 두 번째 집단에도 같은 절차를 반복하되 대팻밥 대신 유리 조각을 집어넣었다. 세 번째 집단에는 대팻밥과 유리 조각을 둘 다 집어넣었다. 그런 다음 수용자들에게 다양한 양의 설파닐아마이드를 투약했다.

피험자가 하나도 죽지 않자 나치 의사들은 상처 주변의 순환계를 차단해 면역계가 박테리아와 싸우지 못하게 함으로써 감염을 악화시켰다. 이번에는 많은 사망자가 나왔다. 몇 안 되는 생존 여성들이 수용소 안을 한 발로 뛰어다니거나 절뚝거리며 다니자 나치는 그들을 카닌첸kaninchen, 토끼라고 불렀다. 뉘른베르크 법정에서 폴란드인 생존자 4명은 살을 가르는 실험을 견디기보다 죽기를 바랐다고 증언했다. 보스턴의 의사인 레오 알렉산더Leo Alexander는 설파닐아마이드 실험은 실제로 전장에서 감염된 병사들에게 쉽게 할 수 있었을 거라고 증언했다. 나치 의사들은 할 수 있다는 이유만으로 야만적인 실험을 한 것이다. 23명의 피고는 모두 무죄를 주장했다. 그러나 16명이 유죄 판결을 받았고 그중 7명은 교수형에 처해졌다.

재판이 끝나갈 무렵 앤드류 아이비Andrew Ivy라는 의대 교수가 소환되어 증언대에 섰다. 유명한 생리학자이자 윤리학자인 아이비 박사는 미국의학협회American Medical Association(AMA)가 미국 전쟁부 장관에게 추천해서 전문가 증인으로 나섰다. 그는 해군 의학 연구소Naval Medical Research Institute의 설립자로 고산병을 연구하고 바닷물을 마실 수 있게 만들려고 노력하고 있었다. 아이비의 증언은 확고했다. 반대 심문에서 그는 "이 세상 어떤 정치인도 내가 도덕적으로 정당하지 않다고 생각하는 의학 실험을 강요할 수 없었을 것이다"라고 했다. 그의 증언은 향후 인간에 대한 실험을 수행하는 데 있어서 틀이 될 10개 조항의 뉘른베르크 강령Nuremberg Code의 토대가 되었다.

아이비 교수는 증인석에서 AMA가 임상시험을 위해 정한 원칙과 규칙들을 낭독했다. 여기에는 (1) 실험 대상자의 자발적인 동의가 있어야 한다, (2) 실험의 위험성은 먼저 동물 실험을 통해 조사되어야 한다, (3) 실험은 적절한 감독을 받아야 한다는 항목이 포함되어 있었다.

검사는 "교수님이 아는 한 방금 제시한 이러한 요구 조건을 충족하지 못한 실험이 미국에서 이루어진 적이 있습니까?"라고 질문했다. 이에 아이비 교수는 "제가 아는 한 없습니다"라고 대답했다.

하지만 그는 완전히 잘못 알고 있었다.

터스키기 생체 실험

　게르하르트 도마크가 유망해 보이는 설파닐아마이드를 발견하기 몇 주 전, 미국 정부는 본더레흐R. A. Vonderlehr라는 미국인 의사에게 특별한 임무를 부여했다. 1932년 가을, 35세의 본더레흐는 한 실험의 성인 피험자를 모집하러 앨라배마주 터스키기로 갈 마음이 있는지 의사를 타진 받았다. 본더레흐에게 주어진 과업은 매독에 걸리고도 치료를 받지 않고 있는 25세에서 60세 사이의 흑인 남성을 모집하는 것이었다. 코르크 나사 모양의 균에 의해 생기는 매독 감염은 통증 없는 발진에서부터 생명을 위협하는 수막염meningitis에 이르기까지 각종 증상이 나타날 수 있다. 이들 앨라배마의 소작농은 혈액 검사, X선 검사, 마지막으로 매독균이 뇌에 도달했는지 판단하기 위한 요추 천자 검사를 받으며 인간 기니피그 역할을 하게 되어 있었다. 6개월 예정이었던 본더레흐 박사의 실험은 감염자들에게는 알리지 않았지만 애초에 치료를 제공할 의

도가 없었으므로 저렴하고 간단한 프로젝트였다.

그에게 연구 과제가 맡겨진 당시 매독 치료제로는 비소와 수은의 혼합제가 쓰였다. 그래서 한때 매독의 원인과 치료법은 "비너스와의 하룻밤과 수은과 함께하는 일생"으로 묘사되었다. 그 치료법이 조금이나마 효과가 있으려면 일 년에 수십 차례 혼합 비율을 바꿔 치료제를 준비해야 했고 재발도 흔했다. 이 지역에서 진행 중이던 연구의 연장인 본더레흐의 프로젝트는 치료를 받지 않은 매독 환자들이 어떻게 되는지 알아내기 위해 시작되었다. 그는 이 임상 연구가 감염병 연구와 정부 지원 인체실험에 큰 진전을 가져오리라고 믿었다.

피부과와 매독학 전문가인 본더레흐는 미국 공중보건군단US Public Health Service Commissioned Corps에서 가장 재능 있는 장교 중 한 명이었으며, 치료를 받지 않은 매독 감염자에게 나타날 수 있는 치명적인 합병증인 심혈관 매독 분야의 교육을 받은 몇 안 되는 의사 중 한 명이었다. 따라서 그는 터스키기 연구의 현장 책임자 후보로 적격이었다.

그가 남부로 향했을 때 터스키기가 속한 앨라배마주 메이컨 카운티의 주민은 약 3만 명이었으며, 그중 82%가 흑인이었다. 비옥한 검은 토양 때문에 블랙 벨트로 알려진 이 지역의 주택은 대부분 적절한 바닥재나 실내 배관이 없었다. 흑인 주민의 22%는 글을 읽지도 쓰지도 못했다(이에 반해서 백인의 문맹률은 2%에 불과했다). 결핵, 영양실조, 비타민 결핍이 흔했고, 성인 남성 3명 중 1명 이상이 매독을 앓았다. 블랙 벨트 지역 주민 중 정기적으로 진료를 받는 사람은 거의 없었다. 매독 같은 만성 감염 질환을 치료받지 않는 경우가 많다는 의미였다.

1932년 가을 도마크와 그의 연구팀이 설파닐아마이드가 연쇄상 구균으로부터 쥐를 지켜준다는 사실을 발견했을 무렵 본더레흐는 앨라배마에 도착했다. 그의 첫 번째 목표는 피험자 모집이었다. 매독 환자를 유치하기 위해 그는 흑인 학교와 교회를 찾아가 정부 의사들이 무료 혈액 검사를 해주러 나왔다고 발표했다. 진료에 굶주 렸던 메이컨 카운티의 가난한 주민들은 앨라배마 보건부와 메이컨 카운티 보건국의 현지 공무원들, 흑인들의 하버드대학으로 알려졌던 터스키기 기술학교Tuskegee Institute(지금의 터스키기대학)와 함께 진행한 본더레흐의 연구에 참여하기 위해 몰려왔다.

주 및 연방 기금 협정 조항에 따라 현지 흑인 의사 한 명과 흑인 간호사 한 명이 환자 모집과 초기 평가를 도왔다. 현지인을 포함시킨 새로운 형태의 협업이었다. 이는 피험자가 인간인 향후 연구의 로드맵 역할을 해줄 것으로 생각됐다. 이런 협력 관계는 정부 관계자들이 임상시험의 필수 요소인 신뢰를 얻는 데 도움이 됐다.

임상시험 조건에 부합하는 피험자들이 본더레흐 박사를 찾아가면 그는 신체검사를 하고 혈액을 채취해 몽고메리에 있는 앨라배마 보건 연구소로 보냈다. 첫 주가 끝날 무렵에는 300개의 혈액 샘플이 수집됐다. 매독균 양성 반응을 보인 남성들은 우편으로 검사 결과와 함께 추가 검사를 받으러 다시 오라는 통보를 받았다. 그러나 환자들은 그것이 매독 검사였다는 정보를 받지는 못했다. 그냥 "나쁜 피"를 갖고 있다고만 들었다. 이는 현지인들이 두

통에서부터 소화불량에 이르기까지 다양한 질병을 묘사할 때 쓰는 표현이었다.

연구자들이 "나쁜 피"가 실제로는 거의 항상 성접촉으로 감염되고 선천적 장애를 일으킬 수 있으며 치명적일 수도 있는 전염성 질병을 지칭한다는 사실을 소작인들에게 설명하지 않았던 까닭에 그들은 연구에 참여하면서 수치심을 느끼지 않았다(여성들은 성생활 이력을 솔직히 밝히지 않으리라고 추정되었으므로 실험에서 제외되었다). 기만은 혼란을 초래했다. 아파 보이는 남자들은 나쁜 피가 없다는 이야기를 들었던 반면에 건강해 보이는 남자들은 나쁜 피를 갖고 있다는 이야기를 듣는 일이 흔했다. 요추 천자lumbar puncture를 할 때가 됐을 때 본더레흐는 환자들이 어떤 검사인지 알면 연구에서 빠지지 않을까 우려가 되었다. 그래서 상당한 위험이 따르는 검사라는 소문이 퍼지기 전에 한 번에 여러 명씩 불러들여 신속히 그 검사를 받게 했다. 그는 "환자들에게 요추 천자의 세부사항은 가능한 한 알리지 말아야 한다"라고 동료 의료진에게 말했다.

요추 천자 후에 통증과 쇠약 증상이 나타난다는 소문이 퍼지자 본더레흐는 그 검사가 치료를 위해서라고 환자들을 꾀었다. 그는 환자들에게 이런 내용의 공식 서한을 보냈다.

"이것은 매우 특별한 검사이며 검사 후에 치료를 견딜 수 있는 몸 상태라면 특별 치료를 받게 될 것입니다."

한 동료는 본더레흐에게 "니그로를 옭아 넣는 편지를 쓴 그의 재간"을 칭찬했다.

계략이 효과를 발휘한 덕에 곧 그는 하루 최대 20건의 요추 천자를 하게 됐다. 고단한 6개월간의 연구가 끝나갈 무렵 본더레흐는 수많은 데이터에 매료되어 연구 기간의 연장을 요청했다. 그는 5년에서 10년만 더 관찰해보면 치료되지 않은 매독의 자연적 경과에 대한 귀중한 통찰을 얻게 될 거라고 말했다. 하지만 그의 상사들은 그의 주장에 설득당하지 않았고, 계획대로 1933년 5월에 연구를 종료할 것을 권고했다.

그때 운명이 끼어들었다. 예정됐던 연구 종료일로부터 한 달 후에 본더레흐의 상사가 퇴직하면서 그가 성병 부서의 책임자로 승진하게 된 것이다. 본더레흐가 지휘봉을 잡으면 연구는 계속될 것이다. 더 중요하게는 연구 종료 날짜도 못박아두지 않았다. 마지막 등록 환자가 죽을 때까지 수십 년의 시간이 있음을 본더레흐는 알고 있었다. 그 결정으로 터스키기 소작농들은 환자에서 실험 대상자로 바뀌었고, 곧 일어날 놀라운 의학 발전에서 격리된 채 과거에 멈춰 있게 되었다.

본더레흐의 연구는 대공황을 지나 1930년대까지 계속되었지만 2차 세계대전으로 문제가 생겼다. 많은 터스키기 남성이 입대 절차를 밟는 동안 매독 검사에서 양성 반응이 나왔고 참전하기 전에 치료를 받도록 명령받았기 때문이다. 본더레흐 박사는 지역 징병위원회 의장에게 연락해 자신의 피험자는 그런 치료 조처에서 제외해달라고 했다. 그 결과 그의 피험자들은 치료를 받지 않은 채 전투에 투입되었다.

세계대전이 한창일 때 의사들이 플레밍의 기적의 약, 페니실린으로 매독을 치료하기 시작하면서 매독 치료에 큰 발전이 있었다. 정부 관리들은 매독 치료법의 발전으로 인해 치료를 받지 않고 있는 흑인 남성 매독 환자들에 관한 터스키기 연구의 중요성이 더욱 커졌다고 주장했다. 다시는 이런 연구를 할 수 없게 되었다는 이유에서였다. 앤드류 아이비와 다른 영향력 있는 의사 겸 윤리학자들은 인체실험에 관한 보다 공식적인 지침의 수립을 추진했다. 그들은 연구 대상자의 단순한 동의가 아니라 충분한 정보에 근거한 동의를 받아야 한다고 주장했다. 이제 매독을 효과적으로 치료할 수 있게 되었으므로 소작인들에게도 그 사실을 알려야 마땅했다. 하지만 그렇게 되면 연구는 손상될 것이다. 페니실린으로 치료가 되면 임상시험은 원래 계획에서 벗어날 것이기 때문이었다.

감독 소홀을 주 방패막이 삼아 터스키기 연구를 계속 진행한다는 결정은 쉽게 내려졌다. 치료를 받지 못한 터스키기 남성들은 죽을 때까지 추적 관찰 당하게 되었다. 자신들에 관한 결정을 알지 못한 채 소작인들은 충직한 임상시험 참여자가 되어주었다. 연구를 시작한 뒤로 20년 동안 터스키기의 145가구 중 144가구가 부검에 동의해주었다. 그리고 이런 일은 실험 기간 내내 이어졌다.

터스키기의 남자들은 치료를 거부당했던 게 아니었다. 그들은 치료법이 있다는 이야기조차 듣지 못했다. 매독을 치료하지 않으면 기대 수명의 20%가 감소한다는 사실에도 불구하고 1969년 CDC(당시에는 질병통제예방센터Centers for Disease Control and Prevention가 아닌 전염병관리센터Communicable Disease Center였다)의 위원회에서는 이 실험을 계속해야 한다고 결론지었다. 대략 100명의 남성이 매독을 치료하지 않아 생긴 합병증이 직접적 원인이 되어 사망했지만, 참여자들은 이 연구의 목적에 대해 전혀 듣지 못했다.

본더레흐가 임무를 부여받은 지 40년이 지난 후 터스키기 실험은 마침내 중단됐다. 1972년 7월 전직 공중위생국Public Health Service의 직원 한 명이 이 연구의 세부사항을 AP통신에 유출하면서 기사화 되자마자 사람들은 격분했다. 매독 치료를 받지 못한 소작인들은 조기 사망했을 뿐 아니라 아내와 자식들에게 매독을 옮겼다. 정부 연구자들은 위험성을 충분히 알고 있으면서도 연구 참여자들로부터 충분한 정보에 근거한 동의를 얻으려고 애쓴 적이 없었다. 터스키기 피험자들을 대변한 변호사는 이 실험을 "통제된 집단 학살 프로그램"이라고 불렀다.

처음에는 터스키기 실험이 비밀리에 이루어졌던 양 보도됐다. 하지만 이는 사실이 아니었다. 터스키기 실험 진행 상황은 의학 콘퍼런스에서 공공연히 논의되었고 의사들은 수십 년 동안 그에 관한 논문을 써왔다. 매독을 치료하지 않으면 심장 질환이 발생할 위험성이 크게 증가한다는 것을 밝혀냈던 첫 번째 논문은 1936년 미국 의학협회 연례회의에서 발표되기까지 했다. 1955년 의사들은 터스키기 소작인의 약 3분의 1이 심장 또는 뇌의 매독성 병변이 직접적 원인이 되어 사망했다고 보고했지만, 그런 연구 결과는 터스키기 연구의 향방에 아무런 영향을 주지 못했다. 장례 보험과 검사 당일의 따뜻한 식사에 대한 대가로 가난하고 문맹인 남성 수백 명이 자신과 가족에게 돌이킬 수 없는 피해를 준 정부 지원 연구에 참여하는 데 동의했으며, 세계는 의사들이 항상 환자의 이익을 위해 행동하는 것은 아니라는 불편한 현실에 다시 한번 직면하게 되었다.

스캔들이 터지자 매사추세츠주 상원의원 에드워드 케네디는 의회 청문회를 소집했다. 터스키기 실험을 검토하기 위한 임시 자문위원회가 구성되었고, 앨라배마주 보건부, 메이컨 카운티 보건부, 터스키기 의학 협회는 물론이고 공중보건국을 포함한 여러 기관에 비난이 쏟아졌다. 왜 연구를 중단하거나 페니실린을 복용시키도록 수정하지 않았는가? 왜 소작인들에게 무슨 일이 일어나고 있는지 말해주지 않았는가?

미국인들은 처음으로 임상 연구의 음영과 인체실험을 둘러싼 안전장치에 관심을 가지고 해답을 요구하고 나섰다. 이는 단순히 불량한 한 연구원의 소행이 아니라 국가가 후원한 학대였다. 대중의 분노가 커지자 정부 관계자들은 이 끔찍한 실험이 어떻게 구성되고 계속 허용되었는지 설명하기 위해 공식적인 연구 규정을 만들지 않을 수 없었다. 그러나 여기에서 또 다른 놀라운 사실은 그때까지 그런 연구 규정이 전혀 없었다는 것이다.

임상시험의 안전장치

"중요한 건 연구계획서야."

월시 박사가 내게 말했다. 우리는 그의 연구실에서 달바 임상시험에 대해 논의하려던 참이었다. 우리가 받을 철저한 심사가 신경 쓰일 수밖에 없었다. 치명적인 감염을 치료할 약을 병원에 도입하는 것은 사소한 일이 아니었으므로 실험의 모든 측면을 명확히 밝혀야만 심사 대상으로 고려될 수 있었다. 그러고도 임상시험이 승인되리라는 보장은 없었다. 이것은 월시가 즐기는 일이었다. 도전에 이끌리는 그는 치료가 까다로운 환자의 사례와 복잡한 임상시험에 달려들었다. 그는 빈 메모지를 가리키며 끄적이기 시작했다.

"이번에는 자네가 주도해줬으면 좋겠어. 자네가 연구계획서를 써줘."

그가 나를 올려다보며 말했다.

달바는 경구제로 복용하거나 정맥 주사로 몇 시간씩 맞지 않아도 된다는 점에서 특이한 약이다. 30분 동안 단 1회만 주입해주면 되며 반감기가 매우 길게 설계되어서 몇 주 동안 체내에 남는다. 그래서 간에서 대사 작용이 일어나지도 않고 신장에서 바로 배출되지도 않는 화학적 특성을 지닌다. 그것이 우리가 달바의 효능을 장담했던 이유 중 하나다. 그러나 만약 우리가 틀렸다면?

월시의 메모지를 응시하는 동안 여러 가지 불편한 생각들이 머릿속을 맴돌았다. 만약 슈퍼버그들이 달바를 견뎌내도록 이미 변이가 일어났다면? 만약 처음에 승인을 거부했던 FDA가 옳았다면? 우리는 효과가 없는 약을 환자에게 투여하는 건지도 몰랐다. 더 고약하게는 환자에게 해를 끼칠지도 몰랐다. 그래서 엄격한 안전장치가 마련되어 있지만, 그런 장치도 실패할 수 있다.

"전 준비됐습니다."

나는 두 손으로 머리를 쓸어 넘기며 말했다.

의사들은 동료 평가peer review(연구 계획 승인이나 논문 심사 등-옮긴이)를 통해 스스로 통제해온 역사를 갖고 있지만, 의사들이 선천적 장애와 죽음을 초래하는 실험을 계속 승인해줬던 터스키기 실험의 참상은 이 절차의 한계를 들춰냈다. 1970년 질병통제예방센터의 성병예방국 부국장인 제임스 루커스James B. Lucas 박사는 터스키기 연구가 "단 한 건의 매독 감염을 예방, 발견, 치료하거나 미국 내의 성병을 통제한다는 우리의 기본 임무에 더 다가가게 해주지 않을 것"이라고 평가하면서도 그 임상시험을 지속해야 한다고 결론지었다.

선의의 의사라도 미처 보지 못하는 부분이 있으며 그런 빈틈은 환자들을 심각한 위험에 빠뜨릴 수 있다. 우리의 달바 임상시험 계획서를 제대로 작성하려면 단어들도 신중히 선택해야 할 것이며, 얼마나 쉽게 실험이 잘못 흘러갈 수 있는지 이해하기 위해 이전 세대의 임상 연구자들에게서 교훈을 끌어낼 필요가 있었다. 하지만 그런 실수가 있었던 경우가 너무 많아서 어디에서부터 시작해야 할지 알 수 없었다. 몇 시간 동안 궁리하고 수십 가지 아이디어를 윌시에게 타진해본 후 나는 병원의 도서관에 가는 것으로 내 임무를 시작했다. 거기에서 연구계획서를 쓰기로 했다.

마침내 나는 어디에서부터 시작해야 할지 알아냈다. 그건 바로 반세기 전에 출판된 짧은 논문이었다. 터스키기 기사가 터지기 6년 전인 1966년, 하버드대학 마취과 의사인 헨리 비처Henry Beecher는 환자들이 충분한 정보에 근거한 동의 없이 피험자 역할을 했던 미국 내의 연구 22건을 개괄한 논문을 《뉴잉글랜드 의학 저널》에 게재했다. 그것은 관심이 뜨거운 주제였다. 1961년 예일대학에서 사회심리학자 스탠리 밀그램Stanley Milgram이 연구 참여자들에게 단지 실험자가 그렇게 하라고 지시했기 때문에 낯선 사람들에게 전기 충격을 가했다고 믿도록 속였던 유명한 '권위에 대한 복종'(이 실험의 참가자들이 기억과 학습에 관한 실험인 줄 알고 실험실을 방문하면 학습자가 틀릴 때마다 전기충격기의 스위치를 누르면 된다고 실험자가 지시한다. 물론 실제로 전기충격이 가해지지는 않고 학습자는 사전 시나리오에 따라 연기를 할 뿐이다. 학습자가 틀릴 때마다 전압을 높이라는 실험자의 지시에 65%나 되는 참가자가 학습자가 괴로워하는 모습에도 불구하고 순응한다. 이 실험은 비윤리적이라는 비난이 쏟아졌만 인간이 권위나 권력에 얼마나 쉽게 복종하는지 보여주는 실험으로 널리 인용되고 있다-옮긴이) 실험 이후 피험자 동의라는 개념이 대중의 의식 속으로 들어왔기 때문이다. 미국 내의 인간 실험의 실태가 걱정스러웠던 비처는 임상 연구가 얼마나 엉망으로 이루어지는지 지적하면서 더 엄격한 감독이 필요하다고 주장했다. 꼭 필요한 출발점이었다.

비처가 확인한 많은 사례에서 연구 참여자들은 자신이 피험자인 줄도 몰랐다. 어떤 이들에게는 페니실린이나 설파닐아마이드 같은 항생제 투여가 보류되었다. 암에 걸리지 않은 사람에게 살아 있는 암세포를 주입한 사례도 있었다. 아마도 가장 끔찍한 사례는 간염을 유발하는 것으로 알려진 바이러스를 '정신 장애 아동'에게 투약한 연구였을 것이다. 미국 전역의 주요 의과대학과 군대, 민영 병원, 국립보건원, 재향군인병원에서 이루어진 이런 비윤리적이고 터무니없는 연구에 참여했던 다수가 사망했다. 비처의 연구는 나치만 인간을 학대할 수 있는 의사를 배출하는 게 아니라는 불편한 사실을 강조했다.

헨리 비처는 환자를 조종하기가 얼마나 쉬운지 직접 체험을 통해 알고 있었다. 2차 세계대전 기간에 그는 북아프리카와 이탈리아의 야전 병원에서 복무했는데, 모르핀 같은 진통제를 구하기 힘들 때가 있었다. 그는 간호사들이 부상병을 진정시키기 위해 식염수 주사를 마치 모르핀 주사인 척 놓아준다는 데에 주목했다. 청년들은 식염수 주사 한 대에 마취도 없이 고통스러운 수술을 견딜 수 있었다. 젊은 의사였던 그는 그때 치료에 대한 환자의 믿음이

약 자체만큼이나 효과가 있을 수 있다는 플라세보 효과placebo effect
에 눈을 뜨게 되었다.

전쟁이 끝나고 하버드로 돌아왔을 때 비처는 플라세보 현상을
계속 연구하면서 새로운 임상 연구 모델, 즉 연구 대상자들이 모르
핀 같은 진짜 치료를 받고 있는지 또는 식염수 같은 가짜 치료를
받고 있는지 알 수 없게 하는 무작위 배정randomization 실험을 주장
했다. 그의 통찰력은 궁극적으로 무작위 배정과 통제된 실험의 필
요성을 우리에게 인식시켜 현재 인간 실험의 표준을 확립하게 해
주었지만, 그의 이름은 '비처 보고서'로 가장 잘 알려져 있다. 비처
는 보고서의 결론 부분에서 이렇게 말했다.

"실험은 윤리적이거나 비윤리적이다. 사후에 윤리적으로 되지
는 않는다. 목적이 수단을 정당화하지 못한다."

그는 인간 피험자를 보호하기 위해 "지적이고, 정보에 밝고, 양
심적이고, 동정심과 책임감이 있는 연구자"가 필요하다고 했지만
분명 그것만으로는 충분하지 않았다. 그가 지목한 연구자 다수는
그들의 실험이 윤리적으로 건전하다고 믿었다. 나는 연구계획서를
작성하는 데 있어서 이런 맹점을 찾아내기로 했다.

뉘른베르크 재판의 여파에도 불구하고 1960년대에도 환자의
학대와 착취는 여전히 만연해 있어서 뭔가 극단적인 조처가 필요
했다. 그런 상황에서 나온 비처 보고서가 인간 실험의 원칙들을 통
합해가는 구심점 역할을 하면서 임상 연구의 중요한 전기가 마련
되었다. 비처 보고서가 공개된 바로 그해, 미국의 의무총감인 윌
리엄 스튜어트William H. Stewart는 대학병원이 연방 기금을 계속 지

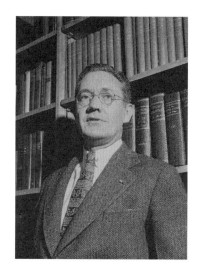

| 헨리 비처 박사

원받으려면 인간 피험자 심의 위원회를 구성해야 한다고 발표했다. 이 정책은 현대적 연구윤리위원회Institutional Review Board(IRB)를 탄생시키면서 미국 내의 연구 수행 방식을 근본적으로 바꿔놓았다. 의사들은 이제 자유로이 스스로 통제하는 대신 실험과 그 계획서를 명명백백히 내놓고 독립적 전문가들의 평가와 수정을 받아야만 했고, 연구 제안서가 거부될 수도 있었다. IRB는 환자, 특히 쉽게 이용당할 수 있는 환자를 보호하기 위한 메커니즘을 만들었다. 연구자들이 종종 소외되고 힘없는 사람들 속에서 연구 대상자를 찾는 까닭에 IRB는 제 목소리를 내지 못하는 사람들을 대변해주도록 설계되었다.

내부 검토에 대한 이런 새로운 요구는 철학자, 신학자, 법조인, 과학자, 일반인이 함께 임상 연구의 옳고 그름을 결정하게 하는 현대 생명윤리학의 시작을 의미했다. 초기에 거둔 성공 중 하나는 1974년 국가연구법National Research Act의 통과였다. 이 법은 사람에 대한 거의 모든 연구는 IRB의 심사를 거쳐야 시작할 수 있다고 규정해놓고 있다. 내 연구계획서도 IRB에 제출될 것이므로 IRB 위원들이 이해할 수 있도록 작성되어야만 했다.

IRB는 병원에 따라 다르며(2019년 기준으로 미국에는 약 3,000개의 IRB가 있다) 우리 사회의 광범위한 이해와 가치를 대변하는 다양한 개인들로 구성되어 있다. 격리된 배심원들처럼 그들은 비밀의 장막 아래, 닫힌 문 뒤에서 심사숙고한다. 이론적으로 IRB는 약자인 환자를 보호하기 위한 귀중한 메커니즘이지만 나처럼 조급한 연구자들로서는 고민거리일 수 있다. IRB의 결정에 따라 누구를, 어떻게 연구할지 정해질 뿐 아니라 임상시험이 크게 바뀌거나 완전히 중단될 수 있기 때문이다.

변수들

월시와 나는 며칠 후 다시 만났다. 내가 달바 임상시험 계획서의 개요를 보여주려고 준비하는 동안 그는 상황을 조망할 짬을 주었다.

"들떠 있는 것 같군."

그가 내가 갖고 있던 새 펜과 공책을 가리키며 말했다. 그와 마주 앉은 나는 야구 경기 전에 새로운 상대를 가늠해보면서 자신에 대한 의심을 떨치기 위해 최선을 다하는 듯한 기분이 들었다. 들뜬 것도 맞지만 긴장도 됐다. 나는 고개를 끄덕였지만, 들떠 보이지만은 않으리라는 것을 알았다. 월시가 내 어깨에 손을 얹었다. 그리고 진지한 표정으로 말했다.

"맷, 우리는 연민과 과학, 이 두 가지를 갖고 환자를 대해. 만약우리가 제대로 준비하지 않으면 시작도 해보기 전에 IRB가 이 임상시험을 중지시킬 거야."

나는 여러 날 밤늦게까지 달바를 과학적으로 검토하면서 그 효능을 확신하게 되었다. 임상시험이 늦춰지는 건 바라지 않았다. 나는 탁자 맞은편으로 연구계획서를 밀며 물었다.

"어떤 것 같아요?"

월시는 계획서를 들고 컴퓨터 쪽으로 가서 음악을 틀었다. 비발디의 〈사계〉가 연구실 안을 가득 채웠다.

"한 번 볼까?"라고 그가 말했다. 나는 그의 승인이 떨어지기를 간절히 바랐고, 그는 그 사실을 알고 있었다. 몇 분 후 그는 자리에서 일어나 책장으로 걸어갔다.

"방금 생각난 게 있어. 이게 도움이 될지도 모르겠군."

그는 책 한 권을 골라 가져왔다. 월시의 즉흥적인 생각들은 다른 사람들이 그 생각을 따라잡은 몇 년 뒤에야 의료 원칙이 되고는 했지만, 더는 그런 지연이 용납될 수 없었다. 매주 우리는 이전에 치료 가능했던 감염으로 죽어가는 환자들을 목격하고 있었고, 이 연구계획서는 그런 상황의 심각성을 전달할 기회였다.

"이해가 잘 돼요?"라고 내가 물었다.

IRB는 연구자나 연구 대상자 없이 소집되므로 내가 직접 연구의 근거를 설명하거나 질문에 대답할 수 없었다. 슈퍼버그가 무엇인지조차 모르는 심의위원도 있을 텐데 달바라는 약에 대해 들어본 사람은 있을지 의문스러웠다. 그렇지만 서두르거나 부주의해 보이지 않으면서도 임상시험의 긴박함을 설명해야만 했다. 퀸스에서 온 겁먹은 정비공 잭슨의 병실에 있을 때의 기분을 담아낼 필요가 있었다.

"가능한 간단히 설명하려고 노력했습니다."

월시가 다시 계획서를 읽었다. 나의 첫 번째 목표는 연구의 주 평가 항목, 즉 변인을 결정하는 것이었다. 슈퍼버그와 달바, 신약 개발에 관한 정보를 간추려 제시한 후에 '우리 연구는 무엇을 측정하려고 하는가?'라는 아주 간단한 질문에 답할 필요가 있었다.

"병원 체류 시간을 평가 변수로 내세운 게 이상할 수도 있지만 그건 제 의견대로 가시죠."

나는 이상하리라는 걸 인정하면서도 그렇게 제안했다.

1983년 메디케어Medicare(미국의 공공 의료보장제도 – 옮긴이)에서 도입한 입원비 지급체계는 의료센터의 운영 방식을 바꿔놓았다. 병원은 환자 치료에 드는 비용을 그대로 변제 받는 대신 포괄수가제diagnosis-related group(DRG)에 따라 미리 책정된 환자당 일정액의 진료비를 지불받게 되었다. 폐렴과 같은 간단한 진단의 수가는 수천 달러인 반면에 장기 이식은 수십만 달러일 수 있다. 병원은 이런 금전적 인센티브의 급격한 구조 조정에 재빠르게 대응했다. 1983년 10일이었던 환자의 입원 기간이 2013년에는 5.1일로 줄어들었다. 병상 회전율이 증가했고 수익 또한 증가했다.

환자가 빨리 퇴원할수록, 즉 병원 체류 시간이 짧을수록 병원은 다른 환자를 입원시켜 또 수입을 올릴 수 있다. 체류 시간이 어찌나 중요한 기준인지 분기마다 내 환자의 체류 시간을 동료들의 환자와 비교한 인쇄물을 받을 정도다. 이렇게 대놓고 비교를 당하는 일도 드물었다.

나는 월시에게 "우리는 환자의 치유와 체류 시간 단축을 내세울 겁니다"라고 말했다. 나는 계획서의 초점을 체류 시간에 둘 것이며 임상시험에 관한 나의 모든 결정을 거기에서 끌어낼 거라고 말했다. 윌시는 고개를 끄덕이고는 연구계획서를 내게 돌려주었다. 나는 곧 우리의 연구계획서를 판단할 가상의 심의위원들을 상상하며 내 연구실로 돌아왔다.

IRB는 5명으로 구성되어야 하지만 그 기관과 관련이 없는 사람한 명과 '비과학 분야' 종사자(흔히 성직자) 한 명을 포함해야 한다는 조건 외에는 어떻게 구성해도 상관없다. 전문 지식은 전제조건이 아니다. IRB 위원의 임무는 연구 대상자들이 연구 참여에 따른위험과 혜택을 이해하고 차별적인 방법으로 선택되지 않도록 하는 데에 있다. 임상 연구 계획서의 준비는 내게 새로운 경험이 될것이다. 견본을 보면서 작성할 수도 있었지만 나는 독창적인 계획서를 쓰기를 원했다.

그 후 몇 주 동안 나는 슈퍼버그 감염 및 다른 질환을 앓는 환자들을 돌보며 일상적인 병원 업무를 계속 처리했다. 그리고 밤에는 연구계획서를 작성했다. 나는 병원에서 목격하는 상황들을 설명하고, 절망 속에서 영감을 찾는 그런 순간의 심각성을 전달하려고 애쓰면서 수십 개의 초안을 작성했다. 계획서의 문구까지 우리두 사람이 합의하는 대로 임상시험 승인을 받기 위해 IRB에 제출할 계획이었다.

몇 주에 걸쳐 밤늦게까지 이어진 숱한 회의를 거듭한 끝에 나는계획서를 완성했다. 58페이지에 1만 5,000개 이상의 단어로 작성된 계획서에는 우리가 하려는 임상시험에 대한 설명이 담겨 있었다. 우리는 슈퍼버그나 새로운 변종 박테리아로 인한 피부 또는 연조직 감염으로 병원에 입원한 환자들에게 달바가 기존 치료제보다 효과적인지 알아보고자 했다.

임상시험은 사전preperiod과 사후postperiod 두 단계로 나눠 진행할 예정이었다. 처음 6개월간의 사전 연구 단계에서는 심각한 피부 감염 환자들이 표준 치료제에 어떻게 반응하는지 관찰할 것이다. 그들은 슈퍼버그 감염과 싸우고 있으며, 입원이 필요한 환자들이다. 이어지는 6개월간의 사후 단계에서는 동일한 감염 질환을 앓는 다른 환자들에게 달바를 투여할 계획이었다. 뉴욕 프레스비테리안 병원에 고용된 6,000여 명의 의사들은 매년 200만 명 이상의 환자를 돌보고 있는데, 우리는 이 병원에서 달바를 사용한 최초의 의사가 될 것이다. 이 모든 과정에 총 일 년이 걸릴 예정이었다(경이로운 한 해가 될 것이 틀림없었다).

월시와 내가 해결해야 할 문제가 한 가지 더 있었다. 임상시험에는 선임 연구원 역할을 해 줄 연구 책임자principal investigator(PI)가 있어야 했다. 연구 책임자는 연구의 모든 세부사항을 감독하고 연구의 성패에 대한 궁극적인 책임을 진다. 월시는 내가 연구 책임자를 맡아야 하며 자신은 내 부관 역할을 해주겠다고 제안했다. 우리는 악수로 각자의 역할을 공식화했고, 나는 IRB에 연구계획서를 제출했다. 책임자는 내가 되었다.

그리고 그때부터 문제가 시작되었다.

임상시험의 지연

　나는 서류 몇 장을 들고 월시의 연구실로 들어갔다. 마음속으로는 '이건 말도 안 돼'라고 외치고 있었다. 나는 그의 책상에 서류를 내려놓았다. IRB는 임상시험을 승인하지 않았다.

　"보류랍니다."

　내가 덧붙였다.

　"이게 대체 무슨 뜻이죠? 임상시험을 미루라니요? 언제까지?"

　IRB는 연구계획서의 크고 작은 문제들을 지적한 4쪽짜리 서류를 내게 보내왔다. 나는 답답한 마음을 억눌러보려고 했지만 그건 불가능했다. 보류된 게 아니라 거절당한 거나 마찬가지였다. 나는 서류를 본 뒤 내 계획서에 영감을 주었던 헨리 비처와 그가 어떻게 전 세대의 극악무도한 연구자들에 대해 폭로했는지 생각하지 않을 수 없었다. 나는 맹점을 지녔던 의사들과 똑같았다. 아니, 그들보다 못했다. 인정하기 부끄러운 얘기지만, 화가 나면서도 속으로는 창피했다. 월시는 연구계획서쯤 쉽게 작성할 수 있었음에도 내게 기회를 주었는데, 그걸 내가 망쳐 버렸기 때문이다. 나는 서류를 들고 소리 내어 읽었다.

매카시 박사 귀하
이 편지를 받은 날로부터 60일 이내에 아래의 문제들에 답변해주시기 바랍니다. 완벽한 답변을 제시하지 못하거나 30일 연장 요청을 하지 않는다면 임상시험 승인 신청 철회로 처리될 것입니다.
심의 결과: 보류

"지적 사항 3번을 보세요!"라고 내가 말했다.
"위험 수준 항목에서 '위험 수준을 변경해주십시오'라고 적힌 거요."
2014년 FDA는 피부 감염 치료제로 달바를 승인했지만, 그것은 슈퍼버그가 우리 병원에 자주 출몰하기 전이었다. 그러므로 실제로 그 약이 효과가 있을지는 아무도 모를 일이었다. IRB는 어쩌면 박테리아가 이미 달바에 내성이 생겼을지도 모르는데 우리가 감염을 치료할 수 있다고 주장하여 환자들을 위험에 빠뜨리지 않을까 우려했다. 박테리아가 새로운 효소나 유출 펌프를 만들어냈다면 약이 쓸모없어질 수 있으므로 나는 그 점을 밝혔어야만 했다. 어쩌면 그게 옳은 지적일지도 몰랐다.
"좋아."
나는 심호흡을 몇 번 했다.

"변경해야 한다면 해야지."

그 주 초에 교수회의에서 달바를 언급했을 때 나는 열광적 반응과 회의적 시선을 함께 받았다.

"그게 효과가 있을지 어떻게 압니까?"라고 한 의과대학 교수가 물었다. 또 다른 교수가 물었다.

"정말 안전한 건지 알 수 있는 겁니까?"

회의실 뒤편에 있던 한 노련한 의사는 가끔 FDA가 잘못된 결정을 내린다고 지적했다.

"혹시 옴니플록스를 기억하는 분이 있습니까?"

그는 1992년 피부, 폐, 요로 감염의 치료제로 승인됐던 광범위 항생제broad-spectrum antibiotics를 우리에게 상기시켰다. 3개월 후 그약은 여러 사람의 죽음과 연관성이 있는 것으로 알려지면서 판매가 취소됐다. 옴니플록스는 간과 신장 기능 장애 그리고 저혈당과 함께 몸 전체로 산소를 운반하는 적혈구가 저절로 파괴되는 용혈빈혈hemolytic anemia을 유발하는 것으로 밝혀졌다.

"환자에게 투여하기 전에 우리는 이런 문제를 면밀히 살펴봐야합니다"라고 그가 말했다. 나는 달바에 있을 수 있는 몇 가지 한계점을 연구계획서에 언급하기는 했지만, 옴니플록스의 망령을 직접 다루지는 않았다. 분명 내가 간과한 부분이었다.

나는 안전상의 우려 외에 달바의 가장 매력적인 측면 중 하나, 즉 1회 투여 후에 환자가 퇴원할 수 있다는 점까지 의사들이 가장 문제시한다는 것을 알게 되었다. 의사들은 환자가 나아지고 있는지 직접 지켜보기를 원한다. 실험적인 약을 투여한 후에 병원에서 내보낸다는 것은 현명한 일로 여기지 않는 듯했다. 동료 의사들에게 환자의 병원 체류 시간을 줄일 수 있다는 주장은 설득력이 없었다. 나와 함께 일하는 의사들은 신약을 사용하기 전에 효과가 있는지 알고 싶어 했고, 통제권을 내주는 것도 그들에게 그리 마음 편한 일이 아니었다. 나는 그들의 그런 점을 높이 샀다. 나도 그럴 것이기 때문이다.

나는 실험데이터에 비추어 달바가 우리 환자들에게 효과가 있으리라고 확신했지만, IRB의 우려에서도 취할 점이 있었다. 나는 어려운 문제에 부닥쳤다. 나는 달바의 효과를 증명하기 위해 임상시험을 하고 싶었고, 다른 사람들은 내가 임상시험을 하기 전에 달바가 효과가 있다는 증거를 보고 싶어 했다.

"이런 상황에서 어떻게 해야 할지 모르겠습니다"라고 나는 월시에게 말했다.

"이런 문제에 부닥친 게 우리가 처음은 아니야."

월시는 보류 통지서를 차분히 다시 읽으며 대답했다.

"기억해, IRB는 적이 아니야."

그가 문 쪽을 가리켰다.

"질병이 적이지. 우리의 적은 감염이야."

나는 소매를 걷으면서 깊은 한숨을 내쉬었다. 보류 통지서를 받았으니 임상시험은 몇 개월 지연될 것이다.

"IRB의 우려가 타당할 수도 있어. 커피를 좀 내려야겠군."

그가 덧붙였다.

톰 월시가 늘 의사가 되고 싶었던 건 아니었다. 코네티컷주 댄버리에서 보낸 소년 시절에는 아버지처럼 군인이 되겠다는 꿈을 잠시 품었다. 그의 아버지, 존 월시는 제29보병사단의 정찰부대 하사였으며 2차 세계대전 중에 어릴 적 친구들과 함께 노르망디 상륙 작전에 투입되었다가 오마하 해변 전투에서 가까스로 살아남았다. 월시는 아버지가 프랑스의 아르덴 숲속, 독일군의 후방에서 연합군을 위한 정보를 수집했으며, 그의 삼촌들은 B-17 폭격기로 유럽 전역을 누볐다는 이야기를 들으며 성장했다.

해외에 파병 가 있는 동안 존 월시는 댄버리 출신의 아가씨와 편지를 주고받았다. 존의 부대가 프랑스에서 기습 공습을 당했던 1944년 12월 24일까지 그들의 서신 교환은 계속됐다. 파편에 무릎을 다치기는 했지만, 존 월시는 퍼플 하트 훈장Purple Heart(전투 중 사망하거나 다친 군인에게 주는 미국의 훈장 – 옮긴이)을 받았으며 게르하르트 도마크처럼 전지 복무가 유예되었다. 젊은 병사는 귀국해 편지를 주고받던 여자와 결혼했다. 그리고 얼마 지나지 않아 톰 월시가 태어났다.

어려서부터 애국심과 봉사 정신이 주입된 톰 월시는 우리의 항생제 연구를 종종 "임무"라고 표현했다. 하지만 그는 7살 때 예상치 못한 인생의 전환점을 맞이하게 된다. 어느 날 월시가 학교에서 돌아와 보니 어머니가 몸이 좋지 않다고 했다. 다음 날 아침에는 어머니의 통증이 더 심해져 병원에 실려 갔다. 그의 어머니는 공격적인 위암종gastric carcinoma 진단을 받았고, 1년 뒤 33세의 나이로 사망했다.

"어느 날 어머니가 병원에 가시더니 다시는 집으로 돌아오지 않으셨지"라고 그는 내게 말했다. 그때 월시는 의사가 되겠다는 결심을 했다. 소년 월시는 의사들과 의료 종사자들이 군인에게서 찾아보기 어려운 놀라운 자질, 연민을 지니고 있음을 알게 됐다. 어머니가 돌아가신 후 엄청난 병원비 청구서가 그의 아버지에게 날아왔다. 그는 "지금 돈으로 치면 10만 달러쯤 됐는데 우리가 그런 큰돈을 갚을 길은 도무지 없었어"라고 회상했다. 그의 어머니를 치료했던 소도시의 의사들은 병원비 청구서를 찢어버렸다.

"그냥 탕감해주더라고."

의사들은 월시의 어머니를 살리지는 못했지만, 그의 아버지를 구해주었다. 그런 관대함은 월시가 의학의 길을 추구하도록 고무했지만, 군인 가족으로서 군대에 이끌리는 마음을 떨쳐버리기는 힘들었다. 그는 주민 대부분이 블루칼라인 마을에서 과학 과목뿐만 아니라 운동에도 뛰어난 우등생이자 운동선수였기에 그의 가족 주치의는 월시를 해군사관학교에 추천해주었다. 월시는 지금도 그렇듯이 싫다는 말을 못 하는 성격이었으므로 사관학교 면접 중에 엉뚱한 발언을 하지만 않았다면 장교 후보생이 되었을 것이다. 월시는 면접장에서 어린 시절의 일들을 간단히 설명하면서 자신이 진짜 열정을 가진 분야는 의학이라고 고백했다.

그 말에 면접관은 "우리는 해군과 해병대를 훈련하지 의사를 훈련하지는 않네"라고 대답했고, 그를 면접에서 탈락시켰다. 그래서 월시는 매사추세츠주 우스터에 있는 작은 가톨릭 학교인 어섬션 칼리지Assumption College에 전액 장학금을 받고 입학해 생물과 화학을 공부하게 되었다. 대학을 졸업한 후에는 존스 홉킨스 의과대학에 진학하여 내과, 미생물학, 소아과, 감염 질환, 혈액학/종양학 등 점점 전문화된 분야의 수련을 거쳐 뉴욕 프레스비테리안 병원의 현재 직책을 맡게 되었다.

톰 월시의 획기적인 연구 경력은 버나딘 힐리Bernadine Healy와의 만남으로 거슬러 올라갈 수 있다. 두 사람은 월시가 암 치료법 발견에 몰두했던 의대생이었을 때 만났다. 글쓰기에도 재능을 가진 그녀는 당시 후한 연구 지원을 받고 있는 심장학 분야의 떠오르는 스타였다. 그들은 심장 효모 감염이라는 희소 질병을 앓고 있는 환자를 함께 돌봤다. 공식 진단명이 칸디다 심내막염Candida endocarditis인 이 질병은 두 사람을 당황스럽게 만들었다. 이 곰팡이 감염의 원인을 정확히 지목하기가 어려웠고 치료하기는 훨씬 더 힘들었기 때문이다. 어느 날 저녁 회진을 끝낸 후 힐리는 월시에게 자신의 실험실에서 일해달라고 부탁했다. 그 자리에서 월시는 연구가 자신의 소명임을 깨달았다. 훗날 그녀는 최초의 여성 국립보건원장이 되었고, 월시는 의사들의 감염 치료 방식을 바꿔놓는 연구자가 되었다.

그동안 월시에게는 두 아이가 생겼다(그의 연구실 여기저기에는 자녀들의 그림이 걸려 있다). 요즘 그는 늦은 밤까지 집에도 가지 않고 혼자 연구실에서 원고를 쓰거나 연구비 지원서를 작성한다. 평소에 그는 동트기 전에 이스트강을 따라 조깅을 하고, 나는 밤사이에 그에게서 온 문자 메시지를 확인하면서 아침을 시작한다. "새로운 에라바사이클린eravacycline 임상시험 확인해봐!" 같은 문자가

와 있고는 한다. 그에게 이런 말을 한 적은 없지만, 그것은 나의 하루 중 가장 중요한 순간의 하나다.

플레밍이나 도마크처럼 월시는 군대 용어를 자주 쓴다. 그는 전술 작전, 군단의 가치관, '적'이라는 단어를 일상적으로 사용하며 약속 시각도 군대식으로 말한다. 항생제에 대한 대화를 나누다가도 2차 세계대전 당시 조지 패튼George Patton 장군의 천재적 전술에 관한 분석으로 빠지기 일쑤다. 도표와 참고문헌까지 곁들여서 말이다. 우리가 함께 일했던 초반에는 그가 지휘관, 내가 부관 같았다. 그는 명령을 내렸고 나는 그 명령에 따랐다. 이제 그는 우리가한 팀이라고 말하기를 좋아하지만 나는 누가 대장인지 알고 있다.

월시는 호화로운 집에서 살지도 않고 비싼 차를 타지도 않는다. 그는 검소하고 엄격한 생활을 하며 끊임없이 움직인다(월시의 걸음을 따라잡는 것은 그의 끝없는 생각을 좇아가는 것만큼이나 어려운 일일 수 있다). 그는 인간관계에 가치를 두며, 그가 말을 걸어줄 때 젊은 의사들은 영감을 얻는다.

월시는 그의 휴대전화 번호를 묻는 사람 누구에게나(심지어 묻지 않는 사람에게도) 알려준다. 그리고 늘 연구실을 개방해두기 때문에 그의 지혜를 구하는 의사들에 의해 우리 회의가 끊임없이 방해받고는 한다. 한 가지 생각을 정리할 짬도 없이 전화나 이메일, 노크 소리로 방해받는 그와 함께 있으면 짜증스럽기도 하지만 그런 그에게 매료되기도 한다. 그의 책상 위에는 의학 및 군대식 사고방식이 통합된 "우리는 방어력이 없는 이들을 방어해준다"라는 문구가 적힌 작은 쪽지가 메모와 영수증, 비행 일정표 더미 옆에 놓여 있다. 그것은 이질적인 여러 프로젝트와 책무를 통합시켜주는 그의 행동 원칙으로, 게르하르트 도마크가 1차 세계대전 후에 수립했던 "생명의 보존에 이바지하는 것은 모두 선이며 생명을 파괴하는 것은 모두 악이다"라는 신조를 내게 상기시킨다. 월시와 함께 일했던 처음 몇 년 동안 나도 나 자신의 만트라나 격언을 찾아보려 했지만 적당한 것을 찾지 못했다. 한 선배 의사가 바쁜 하루 중 몇 분은 환자를 돌보는 일과 전혀 무관한 일을 하며 보내도 괜찮다는 것을 떠올려주기 위해 '개와의 산책'이라는 문구가 적힌 핀을 준 적도 있지만, 내가 찾던 게 아니었다. 나는 개를 좋아하지도 않는다.

월시는 압박감 속에서도 침착하다. 나와 달리 대체로 그는 부정적 피드백과 솔직한 비판도 긴 안목과 넓은 시각으로 받아들일 수 있다. 나는 도저히 그럴 수 없는 상황도 그는 툭툭 털어버릴 수 있다. 나는 경쟁의 짜릿함과 즉시성에 끌리는 천생 야구선수라서 미지의 상황을 받아들이기 어렵다. 그래서 보류 통보를 받고 힘들었다. 월시가 애매모호한 상황으로 볼 때 나는 승인 아니면 기각, 승리 아니면 패배의 단적인 상황으로 본다. 그는 임무를 위해서라면 자신의 이익도 제쳐두는 사람이다. 다시 말해 내가 IRB로부터의 보류 통지서를 수용하게 해줄 이상적인 사람이었다. 월시는 커피포트를 들고 와서 내 어깨에 팔을 두르며 말했다.

"그들의 우려 중 일부는 타당해. 다수가."

"어떤 게요?"

나는 통지서를 다시 읽기 시작했다.

항생제의 관리 및 감독

의학계에는 항생제 내성에는 적응 비용fitness cost이 수반된다는 격언이 있다. 박테리아가 항생제도 듣지 않는 슈퍼버그로 변이할 때 그 대가로 중요한 특성을 잃는다는 뜻이다. 항생제로부터 달아나는 데 모든 자원을 쏟아 부은 슈퍼버그는 지쳐서 다른 곳으로 번지지 못한다. 감염 질환 전문가가 기대를 거는 현상이지만 이 패러다임도 변하고 있다. 근래에 와서 슈퍼버그는 더 적응력이 강해지고 악성이 되었다. 다시 말해 슈퍼버그는 점점 똑똑해지고 강해지고 있다.

이는 내 달바 임상시험과 임상시험 참여에 수반되는 위험성에 지대한 영향을 미쳤다. IRB의 간결한 지적에 의하면 나는 달바가 환자에게 미칠 수 있는 위험을 과소평가했다. 감염을 치료해줄 수 있을 것이며 병원 체류 시간도 줄여줄 수 있다고 말함으로써 잘못된 안도감을 심어줬다. 하지만 과연 그럴지는 아직 확실하지 않았다. 나는 박테리아가 항생제를 흡입해 배출하기 위해 사용하는 미세한 진공청소기 같은 유출 펌프나 달바를 무력화하는 데 쓸 수 있는 다른 화학적 변형에 대해 언급하지 않았다. 박테리아가 점점 더 공격적으로 되어가고 있고 내 약이 듣지 않을 수도 있다는 사실도 언급하지 않았다. 연구계획서의 대폭 수정이 필요했다.

시각을 좀 넓혀보려고 나는 전문가 몇 명에게 어떻게 임상시험과 항생제 연구를 하고 있는지 알아보았다. 나는 최우수 의료 및 연구 기관인 LAC+USC(로스앤젤레스 카운티-서던캘리포니아대학) 메디컬 센터 의무원장 브래드 스펠버그Brad Spellberg에게 가장 먼저 연락했다. 스펠버그는 사려 깊고 헌신적인 의사이자 과학자다. 그리고 선동가이다. 그가 샌디에이고에서 열린 주요 콘퍼런스에서 연단에 올라 제약회사들이 응당 했어야 할 임상시험을 두려워하며 시도하지 않고 있다며 그 이름을 열거했을 때 나는 기쁜 마음으로 들었다(그는 남은 좌석 없이 꽉 찬 강연장의 청중들에게 엘러간은 자사 약품으로 혈류 감염 연구를 수행할 배포가 없다고 했다).

스펠버그와 그의 동료들은 아직 발견되지 않은 것들을 포함한 모든 항생제에 대한 내성이 이미 존재한다고 믿었다. 이것이 어떻게 가능한지 이해하려면 무한 원숭이 정리infinite monkey theorem, 즉 원숭이가 컴퓨터 자판을 무작위로 무한히 쳐대다 보면 결국에는 조리 있는 문장, 나아가 윌리엄 셰익스피어의 전 작품까지 칠 수 있다는 주장을 떠올리면 될 것이다. 똑같이 비유하자면 미생물은 끊임없이 변이를 일으키며 새로운 조합의 자판을 누르고, 그러한 배열은 어떤 항생제라도 비껴가거나 파괴할 수 있는 효소나 유출 펌프를 생성할 수 있다. 스펠버그와 그의 연구팀은 "400만 년 동안 지구 표면과 지질학적으로 격리되어 있던 지하 동굴에서 발견된 박테리아 사이에서도" 항생제 내성이 발견되었다고 지적했다. 그런 끔찍한 생각을 하면 내 임상시험의 본질에 의문을 품게 된다. 나는 스펠버그의 회의론을 높이 샀기 때문에 그에게 연락했다. 그에게서 가장 비판적인 시각을 얻을 수 있을지 모른다고 생각했다.

"우리가 아직 개발하지 못한 약에 대한 내성 메커니즘이 자연 안에 이미 널리 퍼져 있습니다."

어느 날 아침 그가 회진 전에 내게 말했다.

"우리가 새로운 항생제를 내놓으면 사람들은 그 약을 사용하기 시작한 뒤로 새로운 변이가 일어난다고 생각하지만, 그렇지 않습니다. 훨씬 더 큰 문제는 우리가 아직 감지하지 못한 낮은 수준의 내성 메커니즘이 존재한다는 것입니다. 그런 환경에 새로운 항생제가 들어가면 선택압selective pressure(환경에 가장 적합한 형질을 갖는 개체군이 증식하도록 재촉하는 생물적, 화학적 또는 물리적 요인 – 옮긴이)이 가해져서 내성이 커집니다."

결국에는 새로운 항생제의 표적이 없어질 것이다. 그가 덧붙였다.

"우리는 이 문제에 현명하게 대처해야 합니다. 박테리아는 신중하게 항생제를 이용합니다. 인간은 그렇지 못하죠."

스펠버그는 멀리 내다보는 것이 해결책이라고 말했다.

"우리는 새로운 항생제가 쏟아져 나오는 것을 원하지 않습니다. 서서히 꾸준히 나와야 합니다."

그는 다수 항생제의 동시 출시가 문제가 되는 이유는 내성을 동시에 발생시키기 때문이라고 설명했다. 우리는 더 많은 항생제를 절실히 필요로 하지만, 최고의 후보 약품을 동시에 시험하는 것은 실수일 것이다.

대형 제약회사와의 관계 때문에 익명을 요구한 이들을 포함한 전문가 몇 명을 조사한 후 나는 위험성을 낮잡아 이야기했음을 인정하고 달바 임상시험 계획서를 수정하여 제출했다.

"행운을 빌어줘요"라고 나는 월시에게 말했다. 그의 폭넓은 경력의 원동력은 해결할 수 없는 문제를 해결해내는 것이었다. 그와 함께라면 촘촘한 승인 절차와 규제 속에서 연구를 수행해나갈 수 있다고 나는 믿었다.

"이번 계획서는 느낌이 아주 좋아요"라고 내가 말하자, 월시는 "이제 기다려보자고"라고 대답했다.

나는 다시 환자를 보러 갔고 월시는 작성 중이던 연구비 지원서를 썼다. 그 후 몇 주 동안 IRB의 답신을 기다리면서 나는 경구용 항생제가 더 이상 효과가 없어서 입원한 환자의 수가 더 늘어나고 있다는 걸 깨달았다. 몇 년 전만 해도 폐렴이나 요로감염 같은 일상적인 감염은 집에서 일주일 정도 약을 먹으면 나았다. 하지만 이제는 그 약들이 듣지 않았다. 박테리아가 정말로 점점 더 똑똑해지고 강해지고 있었다. 내가 임상시험 계획서를 수정해 제출한 다음 주에 잭슨은 응급실을 두 번이나 방문했다. 그는 감염 때문에 딸의 댄스 발표회와 아들의 첫 농구 시합을 보러 갈 수 없었다고 했다.

"어떤 약도 안 듣는 것 같아요"라고 그가 말했다. 그의 말이 맞았다. 그는 만성 감염과 싸우면서 다른 사람에게 옮기지 않기를 바라고 있었다.

감염 치료 방식의 변화, 즉 경구용 항생제에서 정맥 주사용 항생제로의 전환은 병원의 위기 확대에 일조하고 있었다. 병원이 환자들로 넘쳐서 환자들은 병상이 비기를 기다리며 최대 30시간까지 응급실에서 머물렀다. 어떤 날은 구급차를 돌려보내야 했다. 환자를 한 명도 더 누일 공간이 없어서 다른 병원을 찾아가라고 할 수밖에 없었다. 잭슨은 내가 치료해주고 있는 수백 명의 슈퍼버그 감염 환자 중 한 명에 불과했다. 그들 중 다수가 죽었고 그보다 많은 환자는 몹시 쇠약해졌다. 스태튼 아일랜드에서 접수 담당자로 일하는 59세 여성은 계속 재발하는 척수염이 죽을병이 아닌 걸 알지만 차라리 그랬으면 좋겠다고 말했다. 그녀는 이제 자신의 아파트보다 응급실에서 보내는 시간이 더 많다면서 이렇게 말했다.

"병과 씨름하기도 지쳤어요. 충분히 시달렸어요."

누가 박테리아에 감염될지, 누가 병에 굴복할지 예측할 수 있는 좋은 방법은 없었다. 박테리아는 대상을 가리지 않으므로 우리는 모두 위험에 처해 있었다. 박테리아는 노소를 가리지 않고 모든 연령대의 사람을 공격했다. 박테리아가 우리보다 한 수 앞서가는 탓에 어떻게 보면 한 세기 동안의 과학적 진보가 완전히 지워지고 항생제를 발견하기 이전의 시대로 되돌아간 듯한 느낌이 들었다. IRB의 답신을 기다리는 동안 나는 계속해서 '새로운 항생제를 만드는 것이 왜 그렇게 어려운가?' 자문했다.

항생제 개발자들이 직면하고 있는 어려움에 대해 이해하려면 미국 의료 감독의 기원에 대해 조금 알아두는 게 유용하다. 이런 배경 지식은 FDA의 실질적 규제 권한의 근거 및 항생제 승인이 불만스러울 만큼 느린 이유를 이해하게 해줄 것이다. 더 중요하게는 이 문제를 해결하기 위해 무엇을 할 수 있는지 보여줄 것이다.

우리가 아는 FDA는 연간 예산이 50억 달러나 되는 거대한 기관이지만 과거에는 크게 달랐다. 이 기관은 19세기 농무부 화학국 실험실 소속 과학자 몇 명이 식품과 약품의 품질을 검사하고 보고서를 발행하는 것으로 시작됐다. 그러나 20세기 초 자유무역이 크게 증가하면서 그 임무가 바뀌었다.

아무런 규제 없는 교역, 비위생적인 근로 조건, 공중 보건 간의 연관성이 확실해지자 격분한 시민들은 식품 공급을 보호하도록 의회를 압박했다. 1906년 업튼 싱클레어Upton Sinclair가 암울한 소설 《정글The Jungle》(20세기 초 미국 도살장의 환경과 노동자들의 현실을 폭로한 소설 – 옮긴이)을 출간한 지 불과 몇 개월 후, 시어도어 루스벨트 대통령은 불량 또는 라벨이 부정확한 식품이나 약품을 다른 주로 운송하는 행위를 금지하는 식품 및 약품 위생법Pure Food and Drug Act에 서명했다. 그 법안의 서명으로 소수의 정부 소속 과학자 집단은 놀라운 힘을 얻게 되었다. 그 화학자들은 기업들이 이윤을 극대화하기 위해 자사의 제품에 부정확한 표기를 일삼던 관행을 규제할 권한을 부여받았다. 도매상들이 상한 농산물을 변형시키고(황산구리는 썩은 채소를 잘 익은 채소로 보이게 할 수 있었다) 약품의 색과 냄새를 강화하는 건 흔한 일이었다. 우유에는 방부제를 넣어서 상하지 않게 했다. 1906년 이전에는 이런 관행 중 어느 것도 규제되지 않았으며, 그로 인해 수천 명이 목숨을 잃어도 아무도 책임지지 않았다.

식품 및 약품 위생법이 통과된 후 몇 년 동안 제약회사들이 생산 방식을 개선하고 마케팅과 대량 유통의 기술을 터득하여 각성제, 강력한 진통제, 암 치료제 등 신제품을 속속 시장에 내놓았다. 이러한 발전과 함께 정부의 감독도 진화하여 이 기관은 1927년 미국식품의약국이라는 공식 명칭을 얻었다. 하지만 한 가지 문제가 있었다. 그 신약들이 환자에게 투여되기 전에 안전한지 확인할 권한이 이 기관에는 없었다는 것이다.

1937년 가을, 게르하르트 도마크의 소중한 항생제, 설파닐아마이드가 미국 32대 대통령의 아들인 프랭클린 D. 루스벨트 주니어의 축농증을 낫게 해준 직후 미국 시장에 진출했다. 테네시주 브리스톨에 있는 매센길사의 영업사원 하나가 남부 주들 내에서는 액상형 연쇄상구균 인두염 치료제에 대한 수요가 높다고 보고했고, 회사의 선임 화학자는 설파닐아마이드가 디어틸렌글리콜diethylene glycol이라는 달콤한 액체에 쉽게 용해된다는 것을 발견했다. 매센길사에서는 맛과 향에 대한 몇 가지 예비 테스트를 한 후에 그 물약을 테네시로 보냈다. 그들은 루스벨트 주니어에게 효과가 있었다면 다른 사람에게도 효과가 있을 거라고 짐작했다.

그러나 독성 검사는 요구되지 않았기 때문에 실시하지 않았다. 아무것도 모르는 의사와 환자들은 이 놀라운 항생제에 부동액이 혼합되어 있다는 사실을 전혀 알지 못했다. 정부가 뒤늦게 이 사태를 알게 되었지만, 정부의 개입은 느렸고 비효율적이었다. 사망한 107명의 미국인 중 다수는 어린이였다. 매센길사에는 1만 6,800달러의 벌금이 부과되었는데, 이는 그때까지 FDA가 부과한 최대 금액이었다.

설파닐아마이드의 비극은 FDA가 실제로 할 수 있는 일이 얼마나 적은지 아주 잘 보여주었다. 이듬해인 1938년 프랭클린 델라노 루스벨트 대통령은 출시 전 안전성 검토를 의무화하는 식품, 의약품 및 화장품법Food, Drug, and Cosmetic Act에 서명함으로써 약품에 대한 연방정부의 권한을 강화했다. 그 법안은 거짓 정보 표기를 금지하고, 효능이 없는 약품을 회수하며, 의사의 감독하에서만 안전하게 사용할 수 있는 약물을 지정할 권한을 FDA에 부여했다. 이로써 FDA는 무엇이 안전하고 무엇이 안전하지 않은지 규정할 수 있게 되었으며, 그 권한은 지금도 유지되고 있다. 이 모두가 분노한 시민들의 요구로 이룬 변화였다.

FDA는 안전하고 효과적인 신약의 임상시험 계획서 승인을 감독하는 한편으로 미심적은 약품 수천 가지를 시장에서 제거하기 시작했다. 1950년대 초, 환자들이 제출한 처방전의 90%는 1938년에는 존재하지도 않았던 약들이었다. 이전의 전 인류 역사보다 그 짧은 기간에 효과적인 치료법이 더 많이 개발되었고, 규제 당국은 이를 따라잡기 바빴다. FDA가 항생제 개발의 황금시대를 지원하기 위해 공공 및 민간 부문의 최고 과학자들을 영입하면서 사무실은 급속도로 확장됐고 예산도 급증했다.

새로 고용된 사람 중에는 약학 박사 학위를 가진 의사인 프랜시스 올덤 켈시Frances Oldham Kelsey도 있었다. 1960년 그녀는 입덧 치료에 효과가 있다는 이유로 유럽에서 인기를 끌었던 신경안정제의 FDA 승인을 검토해달라는 요청을 받았다. 신시내티의 한 제약회사에서 이 신약을 미국에서 판매하고 싶어서 켈시 박사에게 규제 문서를 검토해달라고 했던 것이다. 탈리도마이드thalidomide는 임산부의 몇몇 증상에는 정말로 효과가 있었다. 그러나 의사와 환자에게는 알려지지 않았지만 태반을 통과할 수 있는 화학적 성질도 지니고 있었다. 그런 특성은 결국 사지가 제대로 형성되지 않는 해표지증phocomelia을 포함한 선천성 기형을 전 세계적으로 수천 건 발생시켰다.

켈시 박사는 거의 2년 동안 탈리도마이드의 미국 내 판매 승인을 거부했고, 제조사는 그녀를 공개적으로 공격했다(그녀에게 그런 모욕은 낯설지 않았다. 켈시 박사가 시카고대학 박사과정에 입학할 수 있었던 것은 중성적인 이름과 짧고 뒤로 착 빗어 넘긴 머리 덕분에 처음에 남자로 오인되었기 때문이다). 다른 나라에서 널리 사용되고 있는 약이었지만 켈시는 이 약에 문제가 있음을 감지했고, 환자에게 투여하기 전에 더 많은 검사가 필요하다고 고집했다. 미국이 탈리도마이드의 비극을 피할 수 있었던 건 그녀가 신중히 업무를 처리하고 대중의 압력에 굴복하지 않은 덕이 크다. 존 F. 케네디는 그녀에게 연방 공무원에게 주는 최고상인 대통령상을 수여했으며, 그녀는 FDA에서 소비자들을 보호하며 여생을 보냈다. 그녀는 90세까지 그곳에서 일했다.

나는 신약 승인 속도가 느려서 불만스러울 때마다 프랜시스 올덤 켈시를 떠올린다.

현재 이 정부 감시단은 10만 개 이상의 기업이 생산하는 제품을 감독하면서 매년 수백 개의 독성 약물과 결함이 있는 의료기기를 시장에서 퇴출시키고 있다. FDA는 의학 논쟁에도 관여한다. 최근 FDA는 일반 비누와 물로 씻기보다 시판되는 항균 비누로 씻기를 추천할 증거가 충분하지 않다고 발표했다. 놀라운 조사 결과였지만 FDA의 의견은 우리 병

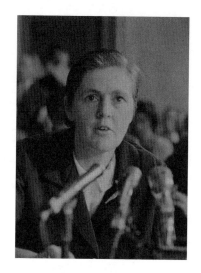

| 상원 정무위원회에서 연설하는 프랜시스 올덤 켈시 박사

원까지 영향을 미쳐 의사와 간호사들은 그 권고에 따라 손을 씻는 방법을 바꾸게 되었다. FDA의 발표가 있을 때 우리는 귀를 기울인다.

FDA의 업무 범위는 놀랍도록 광범위하다. FDA 덕분에 목숨을 건진 사람의 수가 페니실린이 살린 사람의 수와 맞먹을 정도다. FDA는 1년 동안 2,750억 달러의 의약품을 포함한 1조 달러 이상의 상업용 상품을 규제한다. FDA의 임상시험 연기 또는 기각 통보는 그 회사의 주식을 폭락시킬 수 있다.

그러나 몇 번의 뒷걸음질도 있었다. 1994년 의회는 한방 치료와 보충제에 대한 FDA의 규제 권한을 제한하여 수많은 과다복용

과 죽음을 초래했다. 나도 진료를 하면서 서양의학을 꺼리고 한방 치료를 선호하다가 그 치료법이 실패하거나 독성이 너무 강해 견디지 못하고 병원으로 다시 돌아온 환자들을 많이 보았다. 한 여성은 화학요법을 받았던 지인이 모두 사망했기 때문에 초기 단계의 유방암 치료를 거부했었다고 내게 털어놓았다. 그녀는 한방 치료를 선택했다가 암이 전이된 후에 병원으로 돌아왔다. 그녀의 남편과 나는 치료가 가능했던 암으로 죽어가는 그녀를 지켜보아야 했다. 죽어가는 그녀의 병상 옆 탁자 위에는 건강 보조제의 빈 용기가 놓여 있었다. 같은 주에 나는 인슐린 대신 온라인으로 구매한 건강보조식품을 복용한 남자를 진료했다. 2주 후 그는 당뇨혼수diabetic coma로 의식을 잃고 다시 응급실로 실려 왔다. 혈당이 너무 높아 측정할 수 없을 정도였다. 그의 아내가 어떻게 이런 일이 생길 수 있는지 물었을 때 나는 설명하기 곤란해 말을 더듬거렸다.

FDA는 많은 일을 할 수 있지만, 약의 가격 책정을 규제하지는 못한다. 2015년 튜링제약Turing Pharmaceuticals이 항원충제인 피리메타민pyrimethamine 판매권을 획득하고서 가격을 5,000% 인상했을 때처럼 제약사가 약값을 부당하게 올려도 FDA는 이를 막을 힘이 없다. 다른 제약사들도 같은 전략을 채택했을 뿐만 아니라 예기치 못한 논란거리도 만들었다.

2018년 노스트럼제약Nostrum Pharmaceuticals의 니르말 멀레이회장은 《파이낸셜 타임스Financial Times》와의 인터뷰에서 자신에게는 항생제 니트로푸란토인nitrofurantoin의 가격을 400% 인상할 윤리적 의무가 있다고 말했다. 이 약은 경증의 요로감염에 가장 흔히 처방되는 치료제 중 하나로 세계보건기구의 필수 의약품 목록에도 포함된 약인데, 하루아침에 한 병에 474.75달러에서 2,300달러로 가격이 뛰었다. 멀레이는 "벌 수 있을 때 돈을 버는 것이 도덕적 요구라고 생각한다"라고 말했다.

한동안 진화하고 소비자를 보호하는 능력으로 칭찬받았던 기관이 이제는 현실에 따라가는 데 어려움을 겪고 있다. FDA는 죽어가는 환자들의 요구에 부응하지 못하고 시간을 끈다는 비난을 받아왔고, 의사들은 신약 승인 절차가 그들이 매일 경험하는 의료 현장과 괴리되어 있다는 느낌을 자주 받는다. 달바가 FDA의 승인을 받았음에도 불구하고 내 동료들이 사용하기를 내켜 하지 않는다는 것이 이를 말해준다. FDA에서 달바가 안전하다고 조사 결과를 발표해도 이미 슈퍼버그 치료에 불안을 느끼는 의사들의 눈에는 별다른 의미가 없는 것이다.

신약 승인 절차를 가속화하고 개선하기 위해 FDA는 임상시험 중인 최고의 약들을 '혁신 치료제breakthrough therapy'로 지정하는 제도를 만들었다. FDA는 일단 혁신 치료제 지정을 받은 약에 대해서는 승인에 필요한 증거를 확보할 가장 효율적인 방법을 고안하기 위해 해당 제약사와 긴밀히 협조한다. 혁신 신약은 중대하거나 생명을 위협하는 질환의 치료제여야 하며, 기존 치료제를 능가하는 '실질적 개선'을 가져온다는 것을 입증해주는 예비 임상 증거가 있어야만 한다. 항생제가 혁신 신약으로 지정받는 일은 거의 없다.

그런 소수의 항생제 중 하나가 달바였다. 하지만 그동안 혁신 치료제로 지정받을 만한 항생제를 더 찾아내기는 힘들었다. 새로운 항생제가 점점 비축량이 줄어들고 있는 기존 항생제보다 약효가 낮다고 증명하기는 매우 어렵다. 그런데 박테리아는 우리가 투척하는 항생제들을 무력화시킬 방법을 계속 찾아낸다.

일단 FDA의 사용 승인을 받은 항생제라도 환자들이 접할 수 있다는 보장은 없다. 때때로 우리 병원도 중요한 치료제의 부족에 직면한다. 나도 에이즈 환자에게 특정 진균성 폐렴에 적절한 약을 줄 수 없을 때가 있다.

"다른 약을 써야겠네요. 뭔가 다른 약이요. 어떤 약이든 써야죠. 무슨 약이 있을까요?"

나는 불안해하는 환자와 곁에 있는 의대생들에게 말하고 있는 자신을 발견한다. 세계 수준의 우리 병원에서 효과가 덜한 약을 제공한다는 것이 처음에는 충격이었지만, 그 충격은 점차 옅어졌다. 이제는 생명을 구해줄 약이 없어서 못 쓰는 날도 있다는 데에 익숙해졌다.

2013년 1월 18일 FDA는 라임병Lyme disease과 다른 진드기 매개 질병뿐만 아니라 연조직염cellulitis과 메티실린 내성 황색포도상구균 감염methicillin-resistant Staphylococcus aureus(MRSA)을 치료하는 데 쓰이는 독시사이클린doxycycline의 재고가 부족하다고 발표했다. 수요 증가와 제조상 문제로 인한 이 사태로 수많은 생명이 위험에 빠졌다.

누군가 환자들을 저버렸지만 나는 누구의 책임인지 알 수 없었다. 독시사이클린의 가격은 곧 한 알에 6센트에서 3.36달러로 5,000% 이상 올랐다. 여기저기로 비난이 쏟아졌지만, 개인적으로 책임을 지는 이는 아무도 없는 걸 보면서 나는 2008년의 금융위기를 떠올렸다.

독시사이클린 부족 사태가 발생한 지 2년 후 나는 차이나타운에 있는 우리 병원의 분원에서 진료를 보던 중 수천 명은 아니라도 수백 명의 폐렴, 요도염, 대장염 환자에게 써왔던 복합 항생제 피페라실린-타조박탐piperacillin-tazobactam의 재고가 부족하다는 통지를 받았다. 지금껏 써왔던 약 중에서 가장 믿을 만한 약의 하나였는데 갑자기 사라질 것 같았다. 왜 그런지 이유는 전혀 듣지 못했다. 나는 그냥 상황을 받아들이고 넘겼다. 하지만 문제를 모른 체하기가 더욱 어려워지고 있다. 2001년에서 2003년 사이에 재고가 부족한 항생제가 148종이나 되는 바람에 전국의 의사들은 그보다 못한 치료제를 써야만 했다. 환자 대부분은 이런 일이 벌어지고 있는 줄도 몰랐다. 이런 변동성은 신약에 대한 투자 또한 불안정하게 만들어 이윤의 극대화를 위해서라면 도덕적으로 의심스러운 지시도 불사하는 CEO들에게 핑곗거리를 제공한다.

페니실린이 처음으로 시판된 뒤로 2세대가 지나면서 수억 명의 생명을 구했는데 지금에 와서 전 세계적으로 재고가 부족한 상황이 발생한다는 사실은 쉽게 믿기지 않는다. 하지만 그것이 우리가 살고 있는 현실이다. 미국 내의 유일한 벤자틴 벤질페니실린 Benzathine G penicillin 제조사인 화이자제약은 이를 제조 지연 탓으로 돌렸지만, 실제로는 더 미묘한 이유가 있다. 페니실린의 유효 성분을 생산하는 회사는 오직 4개뿐인데, 중국과 호주에 본사를 둔 제조사들이 이윤이 너무 낮다는 이유로 생산 수준을 낮게 유지하고 있기 때문이다.

페니실린은 가난한 나라에서 발생하는 질병 치료에 주로 사용되는 약이라(미국 의사들은 이제 류마티스성 심장 질환을 자주 보지 못하지만, 인도 의사들은 자주 본다) 네 개 제조사가 수요를 맞추려고 애쓰지 않아서 공급이 수요에 못 미치는 것이다. 뉴델리의 심장 전문의인 가네산 카디케얀 박사는 알자지라와의 인터뷰에서 이렇게 말했다.

"페니실린 부문의 시장 실패입니다. 수요는 있지만 가난한 사람들이 수요자이기 때문이죠."

한 제약회사 임원은 페니실린 생산 공장을 유지하는 데 일 년에 약 2,000만 달러가 든다면서 신약에 투자하는 대신 이미 보유하고 있는 약을 적절히 쓸 수 있게 해야 한다고 말했다.

구매력이 제한된 나라들은 플레밍이 발견한 약을 가장 필요로 하지만, 그 약을 구하는 데 가장 큰 어려움을 겪는다. 우리는 세제 혜택, 특허 연장, 심지어 옵션 시장을 통해 항생제 개발에 박차를 가하자는 제안에만 초점을 맞춘다. 하지만 효과가 입증된 값싼 약품의 적절한 생산을 유지하는 과제는 무시하고 있다. FDA의 절차가 더뎌 보일지 모르지만, 일단 항생제가 승인을 받으면 우리는 그것을 가장 필요로 하는 사람들이 계속 쓸 수 있도록 보장해야만 한다. 가령, 패혈성 인두염strep throat을 치료하지 않아 생기는 심장 질환은 전적으로 예방할 수 있다. 패혈성 인두염은 페니실린이나 다른 저렴한 항생제의 단기 복용으로 치료할 수 있기 때문이다. 하지만 해마다 세계 각지에서 30만 명 이상이 방치된 패혈성 인두염으로 인한 심장병으로 사망하고 있다.

항생제 연구의 정체

"여전히 만족스럽지 않다고 하네요. 수정이 필요하다고."

몇 주 후 나는 월시에게 말했다. IRB는 수정한 내 임상시험 계획서를 검토하고 '달바의 비용은 어떻게 충당하는가? 엘러간이 달바를 공급하는가? 연구에 참여할 환자의 수는 얼마나 되는가?' 등, 다른 질문들을 해왔다.

"이 사람들은 대체 뭡니까?"

내가 흥분해 물었다.

"환자를 돌본 적은 있는 건가요? 약이 없어서 죽어가는 사람을 본 적은…."

"침착해. 다시 답변을 작성해서 제출하면 되는 일이야."

월시가 말했다. 나는 믿을 수 없다는 듯 고개를 저었다.

"익숙해져야 해"라고 그가 덧붙였다.

"임기응변, 적응, 극복!"

그것은 해병대의 구호이자 월시가 자주 외는 주문 중 하나였다. 그가 다른 의사들과 그의 아이들에게 그 말을 하는 것도 들었다. 하지만 나는 아직 그 구호를 받아들이지 못했다. 나는 항상 빠른 결과를 원했다. 여러 면에서 나는 더딘 임상시험 진행 속도를 감당할 수 있는 사람이 아니었다. 나는 월시의 조언에 따라 엘러간이 약을 공급해줄 것이며, 약 100명의 지원자를 모집할 것으로 예상한다는 답신을 보냈다. 그리고 진료를 하러 갔다.

100명이라고 쓰면서 나는 우리 임상시험의 범위를 상기하게 되었다. 생명공학 기업인 아카오젠Achaogen은 슈퍼버그 연구에 14명을 등록시키기 위해 659명의 환자를 인터뷰하고 평가해야 했다. 나도 임상시험 지원자를 충분히 확보하기 위해 수천 명의 환자를 조사해야만 할지도 몰랐다. 나는 거울을 보며 넥타이를 바로 하고 옴니플록스만큼 위험할 수도 있는 미검증 항생제의 잠재적 이점에 관해 홍보하는 연습을 했다.

"달바가 효과가 있으리라고 믿을 이유는 충분합니다."

나는 거울 속의 나를 보며 말했다. 그리고 잠시 숨을 고른 뒤 이어 말했다.

"우리는 그 효능을 믿습니다. 저는 효과가 있을 거라고 믿습니다."

그 후 몇 주는 힘들었다. 나는 임상시험을 책임지고 싶었고, 달바가 실제로 도움이 되는지 알고 싶었지만, 어쩌면 그럴 수 없을지도 몰랐다. 임상시험이 승인받더라도 항상 끝까지 진행되는 건 아니다. 임상시험 중반 또는 초반에 신약이 효과가 없거나 위험하다고 여겨져 중단되는 경우도 가끔 있다. 신약의 위험성이 언제든 나타날 수 있다는 걸 알고 있으므로 FDA는 승인해준 후에도 감시를 계속한다. 임상시험 데이터가 수집되는 대로 독자적 집단에 의뢰해 모니터링을 하므로 선임 연구자는 임상시험을 중지해야만 한다는 전화를 언제든 받을 수 있다. 그건 생각만 해도 불편한 일이다. 다른 사람이 나보다 먼저 우리의 임상시험이 무의미하다고 판단한다는 뜻이니 말이다. 내가 그런 전화를 받으면 어떻게 대처할지 종종 상상해본다. 나를 믿었던 동료들과 환자들에게 뭐라고 말해야 할까?

내가 임상시험 보류 통지를 받았을 무렵 UN은 처음으로 약제 내성 박테리아를 주제로 총회를 개최했다. UN 총회에서 의료 문제를 다룬 것은 HIV, 에볼라, 비전염성 질병에 이어 이번이 겨우 네 번째였다. 나는 다른 나라 사람들은 슈퍼버그 문제에 대해 어떻게 이야기하는지 주의 깊게 살폈다. 나는 권력을 가진 사람들이 현 상황을 제대로 이해하고 있는지 알고 싶었다.

이 총회의 목표는 사람들의 경각심을 불러일으키는 데 있다는 것이 처음부터 분명하게 보였다. 반기문 당시 UN 사무총장은 총회에서 이렇게 말했다.

"이 문제를 신속하고 철저하게 해결하지 않으면 항균제 내성으로 인해 양질의 보편적 의료 보장의 제공이 대단히 어려워질 것입니다."

193개 UN 회원국 모두가 기후 변화에 대처하기 위해 썼던 방식과 유사하게 슈퍼버그 문제에 전 세계적인 대응 노력을 펼치기로 합의했다. 법적 구속력은 없지만, 규제를 강화하고, 신약 개발의 혁신을 장려하며, 항생제 사용 방식을 감시하는 보고 체계를 개선하기로 합의한 것이다. 올바른 방향으로 한 걸음 내디딘 느낌이었지만 병원에서의 내 일상적인 경험과 너무 동떨어져 있어서 어떻게 받아들여야 할지 알 수 없었다. 구속력 없는 합의가 의미 있는 변화로 이어질지는 아무도 모를 일이었다.

유엔 총회 이후 세계보건기구는 위험한 슈퍼버그들을 유병률, 내성 수준, 사망률을 기준으로 중급, 상급, 최우선 등급으로 나눠 발표했다. 목록에는 표준 치료제에 내성을 갖게 된 황색포도상구균*Staphylococcus aureus*, 폐렴 연쇄상구균*Streptococcus pneumoniae*, 장내 구균의 일종인 엔테로코쿠스 페시움*Enterococcus faecium* 같은 익숙한 병원균뿐만 아니라 카르바페넴 내성 아시네토박터 바우마니*carbapenem-resistant Acinetobacter baumannii*처럼 덜 알려진 박테리아도 포함되어 있었다(내 환자 잭슨은 WHO의 목록에 포함된 박테리아의 절반에 감염된 상태였다). 관련 기사에서는 MRSA(메티실린 내성 황색포도상구균), VRE(반코마이신 내성 장구균), CRE(카바페넴 내성 장내세균) 등처럼 알파벳 약칭으로 이 세균들을 지칭했고, 나는 이런 약칭이 복잡한 균을 조금이라도 더 이해하기 쉽게 해주었으면 했다.

내가 가장 관심을 둔 것은 가장 유명한 슈퍼버그일 MRSA이다. 예전에는 MRSA가 체육관, 의료기관, 라커룸 같은 특정 장소에만 서식했으므로 이 균과 접촉하게 되는 사람들이 한정적이었다. 오랜 세월 MRSA 환자의 대부분은 운동선수와 노인이었다. 그러나 1990년대 후반으로 오면서 MRSA가 지역사회에 침투하기 시작했고 거의 모든 사람이 위험해졌다.

의사들이 이런 변화의 심각성을 인식하기까지는 몇 년이 걸렸다. 2000년대 초반 MRSA는 의사들이 이를 검사해볼 생각을 하지 못했던 까닭에 파악되지 못하고 넘어갈 때가 많았다. 이는 감염의 부적절한 치료로 이어졌고 항생제 내성 가능성을 높였다. 이제 우리는 MRSA가 젖소에 서식하기를 좋아하며, 젖소가 병원소(병원체가 침입해 증식, 발육하고 있는 장소) 구실을 하면서 이 박테리아가 종 사이에 전파될 수 있게 해준다는 것을 안다. 달바는 MRSA에 효과적이며 병원과 지역사회 내의 확산을 저지할 수 있지만, IRB의 승인 없이는 MRSA나 다른 감염을 치료하는 데 쓸 수 없었다. 그것을 필요로 하는 환자들로부터 멀리 떨어진 어딘가의 선반에 놓아둘 수밖에 없었다.

그 후 5개월 동안 나는 IRB로부터 임상시험 보류 통보를 세 차례나 더 받았다. 계획서의 수정은 전혀 도움이 되지 않았다. 오히려 수정할 때마다 전보다 못한 계획서가 되었다. 다섯 번째 보류 통지서를 받은 후 나는 엘러간의 연구원으로부터 전화를 받았다. 엘러간은 연구를 취소할 생각을 하고 있었다.

"박사님이 승인을 받지 못한다면 무슨 소용이 있겠어요?"라고 연구원이 말했다. 개인적, 직업적 발견의 해가 될 줄 알았던 한 해가 끔찍한 해로 바뀌었다.

며칠이 지나고 몇 주가 지나면서 나의 좌절감은 더욱 커졌다. 몇 몇 환자들이 최적의 치료를 받지 못하고 있다는 생각에 괴로웠다.

박테리아는 진화하고 감염은 점점 공격적으로 변해가는데 나는 앞으로 나아가기 위한 어떤 시도도 하지 못하고 있었다. 다리의 작은 발진으로 시작한 감염이 심장, 뼈, 뇌로 급격히 퍼져서 장기 입원, 몇 달 간의 재활 치료, 때로는 절단으로 이어질 수 있는데 말이다. 나는 내가 가진 최고의 약들을 처방하고 있었지만, 더는 그 정도로 충분하지 않았다.

내 환자 중에서 점점 많은 이들이 더 이상 항생제가 듣지 않아서 팔다리의 괴사된 부분을 제거하기 위해 수술실로 옮겨졌다. 나는 피부 감염으로 젊은이의 몸이 유린당하고 하나씩 장기 기능이 정지되는 것을 무력하게 지켜봤다. 그 옆 병상의 해병 장교는 사타구니 근처에 난 뾰루지를 터뜨린 후 살이 썩어 들어가는 괴사근막염과 싸우고 있었다. 그가 다시는 걷지 못할지도 모른다는 소식을 그의 딸에게 전하면서 나는 비명을 지르고 싶은 충동을 겨우 눌렀다. 뭔가 크게 잘못되었다.

나는 대학에 다니는 동안 병원에서 일하는 것은 팀에 소속되는 것과 같다는 이야기를 들었기 때문에 의학에 끌렸다. 투수의 마운드에서 아침 회진으로의 이동은 내게 팀원만 바뀐 자연스러운 전환처럼 느껴졌다. 처음에는 정말 그랬다. 실제로 의과대학은 예일대에서의 예과 과정보다 스트레스도 적고 즐거웠다. 하지만 레지던트 과정과 세부 전문 과정을 밟아가는 동안 팀은 줄어들었다. 나와 똑같은 임상적 관심과 전문 지식을 가진 사람은 점점 적어지고 나는 고립감을 느꼈다. 환자와 나, 단둘이 끔찍한 선택지들을 놓고 의논할 때도 많았다. 그건 스트라이크를 던질 수 없음을 알고서 무거운 마음으로 투구를 하는 것과 비슷했다.

나는 회의에서도 집중할 수 없었다. 병세가 심해지고 있는 환자들 생각에 빠질 때가 많았다. 나의 다른 연구들은 즉각 IRB의 승인을 받았었다. 그런데 지금은 왜 지체되는 것일까? 달바가 어떻다는 건가? 승인이 지연되고 있는 생각만 하면 화가 치밀었다. 어쩌면 엘러간과의 제휴 때문일지도 몰랐다. 엘러간은 항생제에 적극적으로 투자하여 좋은 평판을 얻었지만, 속임수에 가까운 기이한 기업 행위로도 유명했다. 엘러간은 블록버스터급 안약인 레스타시스Restasis의 특허권을 뉴욕주 북부의 세인트 레지스 모호크St. Regis Mohawk 족에게 이전하고 부족의 자치권을 내세워 복제약품 제약사들과의 특허권 분쟁을 피했다. 그것은 이미 철저히 착취당한 집단을 이용하는 행위처럼 보였을 뿐 아니라 대중이 더 값싼 복제약품을 사용할 수 없게 제한하게 될 것이므로 나는 엘러간의 전략에 마음이 아팠다. 하지만 그럼으로써 엘러간은 항생제 개발에 투자할 수 있는 자원을 더 확보하는 한편으로 그 부족은 수익원을 얻게 될 터였다(후에 특허권 이전은 법정에서 기각되었다).

"버텨봐. 그냥 일에 집중하고 버텨."

월시는 매일같이 그렇게 말했다. 나는 내가 혼자서도 이 일을 해내는 법을 배우게 하려고 그가 개입하지 않으려 애쓰고 있다는 걸 알았다. 때때로 우리의 대화가 영화 〈베스트 키드the Karate Kid〉의 장면처럼 느껴지기도 했다. 영화 속의 신비로운 고수 미야기 씨처럼 그는 내 속에 있는 생각들을 끄집어내게 해주고, 살짝 고개를 끄덕이거나 일련의 질문을 던져 요점을 명확히 해주었다. 그것은 어려운 학습 방법이었다.

나는 계획서를 수정하면서 날마다 그의 충고를 떠올렸다. 6개월간의 수정을 거치면서 내 연구는 처음에 제출했던 것과는 다른 연구로 바뀌어 있었다. 동료들은 자신들이 겪었던 승인 보류 경험을 이야기해주며 나를 위로했지만, 내 경우와는 전혀 달랐다. 임상시험을 시작하기까지 통상 130일쯤 걸리지만 나는 그 2배를 넘겼다.

나는 IRB가 임상시험을 시작하기도 전에 중단시키려는 것은 아닌지 단서를 찾으려고 승인 보류 통지서를 몇 번이고 훑어보았다. 나는 임상시험 참여 동의서의 문구를 수정해서 계획서를 다시 제출하기 위해 월시의 연구실로 갔다.

"미쳐버릴 것 같습니다."

나는 말했다. 액자에 담긴 원고들과 교재에 둘러싸여 앉아 있으면서 나는 희망과 절망이 뒤섞인 감정을 느꼈다. 월시는 혁신으로 특징지어지는 경력을 쌓으며 우리 분야의 최고 자리에 올라섰지만, 그런 그도 가끔 좌절을 겪을 것이다. 하지만 그는 언제나 낙관적 자세를 유지했다.

내가 메일 보내기 버튼을 누른 직후, 월시가 전화를 받았다. 내가 연구실에서 나가려는데 나가지 못하게 그가 손짓했다. 그가 상대방의 말을 들으면서 이맛살을 찌푸렸다. 잠시 후 그는 스피커폰을 켰다. 전화를 건 사람은 덴버의 소아청소년 감염 전문의였다.

"15세 소녀 환자인데, 죽어가고 있습니다."

나는 그의 목소리에서 두려움을 감지했다. 월시는 회의실용 탁자 위로 양손을 맞잡으며 물었다.

"저희가 무엇을 도와드리면 될까요?"

"환자는 스코풀라리옵시스*Scopulariopsis*라는 곰팡이에 감염됐습니다."

월시는 나를 바라보며 고개를 가로저었다.

"환자에 대해 좀 더 말해보세요."

덴버의 의사가 말하는 동안 월시는 엄지손가락과 집게손가락으로 연녹색 넥타이를 훑어 내렸다. 그는 이렇게 말을 맺었다.

"온갖 방법을 다 써봤습니다. 박사님께 전화하는 것만 빼고요."

월시는 스코풀라리옵시스 감염의 치료법을 아는 세계에서 몇 안 되는 사람 중 한 명이었다. 아마 북아메리카에서는 그가 유일할 것이다. 월시는 가운 주머니에서 펜을 꺼내 메모를 하기 시작했다. 20분 동안 우리는 덴버의 의사에게서 환자의 상태를 상세히 들었다. 그는 몇 분에 한 번씩 설명을 중단하고 우리에게 도움을 구하고 있음을 상기시켰다. 슈퍼버그를 둘러싼 관심은 주로 박테리아에 집중되어왔지만, 약물 내성 진균도 그만큼 치명적일 수 있다. 제약회사 대부분은 진균 감염이 상대적으로 드물고 이윤이 적기 때문에 치료제 개발에 투자하기를 꺼렸다. 그런 실상은 덴버의 의료진에게 득이 될 게 없었다.

"이렇게 하도록 하세요."

월시가 답변에 나섰다.

"우선 포사코나졸*posaconazole*(항진균제) 투여량을 두 배로 늘리세요. 환자는 더 높은 투약량도 견뎌낼 수 있습니다."

월시는 환자의 경과를 관찰할 수 있게 해줄 진단 검사들을 불러주면서 한참씩 눈을 감고는 했다.

"알겠습니다."

덴버의 의사가 대답했다.

"정말 감사합니다. 테르비나핀terbinafine은 어떨까요?"

월시가 고개를 저었다.

"절대 안 됩니다. 환자에게는 과립구 수혈도 필요할 수 있습니다. 처방한 적이 있습니까?"

월시는 소녀의 면역 체계를 강화하기 위한 마지막 시도로 백혈구 수혈을 제안하고 있었다. 월시는 대답을 기다렸지만 아무 소리도 들려오지 않았다. 월시는 손목시계와 책상 위의 두 컴퓨터 모니터 사이에 걸쳐 놓은 달력을 들여다본 다음 나를 바라봤다. 나는 그가 무슨 생각을 하는지 알아채고 덴버 직항편을 아이폰으로 검색하기 시작했다.

예전에는 오락가락했던 월시의 개인적 삶과 직업적 삶 사이의 경계가 몇 년 전부터 사라져버렸다. 이제 그는 깨어 있는 모든 순간을 저항력 없는 환자들을 돕고, 약을 개발하는 데 바치며 하루에 달성할 수 있는 업무량의 한계를 늘려가는 듯했다. 직업적 삶이 지극히 개인적인 삶이 되어 그의 앞에서는 그 어느 것도 일처럼 느껴지지 않았다. 간단히 말해 그것이 그의 소명이었다.

"이게 아주 중요합니다."

월시가 이야기를 이어갔다.

"환자는 범혈구감소증pancytopenic(백혈구, 적혈구, 혈소판이 모두 감소한 상태-옮긴이)이어서 이제껏 처방한 어떤 것에도 반응하지 않을지 모릅니다. 내가 이야기한 모든 게 부질없을지 몰라요."

소녀의 골수는 기능 부전으로 적혈구, 혈소판 또는 평소 감염을 물리쳐주는 백혈구를 더 이상 생산하고 있지 않았다. 이런 범혈구 감소증으로 인해 지하실의 곰팡이를 포함한 상상도 할 수 없는 감염원이 침범한 것이다. 스피커에서 깊은 한숨 소리가 흘러나왔다. "그럼 어쩌죠?"

"응급 조혈모세포 이식을 해야죠"라고 월시는 대답했다. 그러면 환자의 골수에 신선한 조혈모세포가 보충되어 백혈구가 생성되고 면역 체계도 회복될 것이다. 수화기 저편의 의사는 잠시 말이 없었다. 그 사이 내가 물었다.

"정말 가실 거예요?"

월시는 공책을 덮고 내게 고개를 끄덕였다. 20분 후 그는 택시를 타고 존 F. 케네디 공항으로 가고 있었다.

때때로 진균 연구는 지적 변방처럼 느껴진다. 박테리아가 학계와 산업계 양측의 관심을 독차지하고 있으며, 미생물학자로 통칭되는 진균학자mycologist는 원래도 수가 적었지만 해마다 더 줄어들고 있다. 효모 감염 전문가라는 게 그리 근사할 건 없지만, 재앙이 닥쳤을 때 전화를 걸 톰 월시 같은 사람이 우리에게는 필요하다.

플레밍이 최초의 항생제를 우연히 발견한 이야기는 과학에 관심이 싹트고 있는 아이의 상상력을 자극하기에 충분하지만, 최초의 항진균제를 발견한 사연 역시 똑같이 흥미롭다. 그 이야기의 주인공은 대부분의 과학책이 생략하는 바람에 요즘 대다수의 젊은 의사들에게는 알려지지 않은 명민한 두 여성이다.

엘리자베스 헤이즌Elizabeth Hazen은 겨우 세 살의 나이에 고아가 되었다. 20세기 초반 그녀는 처음에는 할머니와, 나중에는 삼촌과 함께 살면서 미시시피 농촌을 뛰어다니며 어린 시절을 보냈다. 그녀는 고등학교를 졸업한 후 지금은 미시시피여자대학Mississippi University for Women으로 불리는 대학을 다니다 뉴욕으로 건너가 컬럼비아대학에서 세균학을 공부했다. 1차 세계대전으로 학업을 중단하고 군대에 복무하기도 했지만 결국 그녀는 박사 학위를 취득하고 1931년 뉴욕시 실험연구소로 옮겼다.

10여 년 후 2차 세계대전 중에 의사들은 페니실린 덕에 박테리아에 감염되는 군인은 많지 않지만, 진균에 감염되는 이들이 많다는 사실을 눈치 챘다. 치료제는 없었고, 플레밍이 발견한 항생제가 치명적인 감염에 더 취약하게 만든다고 의심하는 사람도 있었다. 엘리자베스 헤이즌에게 그들을 치료할 방법을 찾는 임무가 주어졌다. 그녀는 실험실에서 토양 샘플에서 미생물을 찾아내 분리한 다음 인간에게 감염되는 것으로 알려진 두 가지 진균인 칸디나 알비칸스Candida albicans와 크립토콕쿠스 네오프로만스Cryptococcus neoformans에 시험해보는 고된 프로젝트를 진행했다. 효과가 있는 듯한 미생물을 찾았을 때 헤이즌은 샘플들을 식품 저장용 유리병에 넣어 뉴욕 올버니의 화학자 레이첼 브라운Rachel Brown에게 소포로 보냈다.

브라운 박사는 뉴욕 업스테이트(뉴욕 주 중북부 지역)에서 샘플들을 정제하여 동물 실험용 약을 만들어 헤이즌에게 보냈다. 그들의 협업은 아주 빠른 속도로 진행됐다. 미국 우편 서비스의 놀라운 효율성 덕택이었다. 그들은 몇 년 동안 수천 개의 분자를 검토했지만, 시험관 안에서 진균을 죽인 거의 모든 약이 동물에게는 독성이 매우 강한 것으로 판명되었다. 그러다 동물에게도 효과가 있는 한 가지가 마침내 발견됐다. 그 수많은 장소 중에서 헤이즌의 친구인 제시 너스의 정원에서 채취한 샘플에서 발견된 그 화합물은 동물이나 인간에게 해를 입히지 않고 진균을 파괴했다. 흙 속의 한 박테리아가 항진균제를 만들어내고 있었다. 헤이즌은 그 박테리아에 친구의 이름을 딴 스트렙토미세스 노우르세이*Streptomyces noursei*라는 이름을 붙였다.

두 연구자는 1950년 미국 국립과학원National Academy of Science 뉴욕 회의에서 이와 같은 결과를 발표했고, 황금기에 접어든 대형 제약사들은 그들의 발표에 즉각 관심을 보였다. 헤이즌과 브라운은 갑자기 부자가 되었고 잠시 유명해졌다. 그들은 그렇게 번 수백만 달러를 연구비를 지원하는 비영리 단체에 투자했다. 그리고 자신들이 찾은 항진균제에 뉴욕 보건부NY State of Department of Health의 이름을 따서 니스타틴nystatin이라는 이름을 붙였다. 두 사람은 평생 공동 연구를 하며 두 가지 항생제를 더 발견했다.

니스타틴은 수많은 생명을 구했다. 나도 늘 이 약을 처방하고는 한다. 심지어 손상된 예술작품을 복원하는 데도 가끔 이 약이 사용된다. 이탈리아, 피렌체에 홍수가 난 후 보볼리 정원의 큐레이터들은 200점 이상의 그림에 니스타틴을 뿌려 곰팡이가 슬지 않게 했다. 이 약의 효과는 놀라웠다. 니스타틴은 세계보건기구의 필수 의

약품 목록에 올라있으며, 오늘날 시판되는 가장 값싸면서 효과적인 약품 중 하나다. 그러나 니스타틴의 개발 과정에 관한 이야기는 과학도나 의대생, 레지던트에게 가르쳐지지 않는다. 이 역사의 단편이 잊힌다는 건 교육자로서의 우리가 실패하고 있다는 이야기다. 알렉산더 플레밍에 대해서는 누구나 알지만, 엘리자베스 헤이즌과 레이첼 브라운에 대해서 아무도 모른다.

날짜는 흘러만 가고 나는 IRB와 계속 씨름하고 있을 때 주요 의학지의 경제학자들은 좀 더 과감한 형태의 푸시 앤드 풀 인센티브로 제약사의 구미를 당기는 거래 조건을 제시하는 변화가 필요하다고 주장했다. 항생제는 종양학이나 류마티스학 같은 다른 분야의 치료제보다 상대적으로 가격이 저렴하지만, 약의 가격이 치료의 혜택을 반영하고 있지는 않다. 예를 들어 페니실린은 2억 명의 생명을 구했지만 몇 달러밖에 안 한다. 그에 반해서 몇몇 화학요법 항암제는 수만 달러로 가격이 책정되어 있지만, 수명을 겨우 몇 주 연장할 뿐이다. 이 기묘한 모순을 해결하기 위해 여러 가지 새로운 제안이 논의되고 있다.

한 가지 방안은 진단에 기초한 이중 가격제로, 경험적 치료(예를 들어, 의사의 전문 지식과 환자의 증상에 비춰볼 때 폐렴이 의심되나 흉부 X선으로 확인하지 않은 경우)에 따라 처방될 때는 낮은 가격을, 진단이 확정되면 높은 가격을 받는 것이다. 물론 이 방안은 확실한 진단을 내리려는 의욕을 꺾을 수 있다. 의사들은 치료비를 낮추기 위해 추측만으로 진단을 끝낼 수 있다. 다른 방안으로는 미리 정해놓은 공중 보건상 우선순위가 높은 약을 만든 제약사에 수억 달러를 지급하는 시장 진입 보상 모델entry reward model의 도입이 있다. 슈퍼버그를 죽일 수 있는 약은 처방 빈도와 상관없이 수십억의 가치가 있다.

가장 논란이 되는 아이디어는 옵션 시장의 투자자들에게 특정량의 미승인 항생제를 정해진 가격에 살 권리를 주는 것이다. 대부분의 신약이 실패하기 때문에 개발 초기에 옵션을 구매한다면 투자자들의 위험을 반영하여 가격이 낮고 승인 과정 후반부에는 가격이 올라갈 것이다. 옵션 보유자는 나중에 정부나 병원, 환자에게 이익을 남기고 옵션을 팔 수 있다. 자유시장 지지자들은 이 방안을 대단히 좋아하지만, 여기에는 신약 개발자와 옵션 구매자들 사이의 과학 정보의 공개적 교환이라는 쉽지 않은 조건이 전제되어야 한다. 그리고 이 방안은 저소득 국가의 환자들에게 부정적인 영향을 미칠 것이다. 옵션 가격이 너무 높으면 옵션 보유자가 값을 터무니없이 올릴 수 있기 때문이다. FDA는 병원들이 특정 수량의 항생제 신약을 쓰려면 정액 요금을 내도록 하는 가입 기반 방안 또한 고려하고 있다고 밝혔다. 이는 넷플릭스 같은 온라인 서비스를 통해 음악과 영화를 이용하는 것과 같이 의료센터들이 신약을 공급받는 방식을 말한다.

이 아이디어들 가운데 어느 것도 독자적으로 성공할 것으로 보이지는 않는다. 아마도 아이디어들을 조합해서 시행해야 효과가 있을 것이다. 하지만 내가 누누이 들은 것처럼 항생제는 수익성이 별로 없다. 한 경제학자는 3,000만 달러를 낭비하는 가장 좋은 방법은 항생제에 투자하는 거라고 말했다. 인센티브에 상관없이 그 사실은 변하지 않을 것이다. 게다가 너무 번거로워진 규제 체제와 승인 절차 때문에도 항생제 연구를 시작하기가 어려울 수 있다. 나는 긍정적인 마음을 유지하려고 노력했지만 매일 병원에서의 격무로 그렇게 하기가 힘들었다.

나는 월시가 그리웠다. 그는 장애물로 가득한 분야에서 지혜와 무한한 낙천주의의 원천이었다. 나의 낙관론이 사라지고 있어서 그의 끊임없는 열정을 수혈 받아야 했다. 그가 맨해튼으로 돌아온 지 얼마 지나지 않아서 나는 새로운 요로감염 치료와 관련된 프로젝트를 논의하러 그의 연구실로 건너갔다. 나는 덴버에 사는 소녀가 목숨을 건질 것이며 조혈모세포 이식도 필요 없을 거라는 소식을 들었다. 우리가 이야기를 나누는 동안 나는 IRB로부터 짧은 이메일을 받았다.

임상시험 계획서와 관련 문건은 승인되었습니다.

몇 년에 걸친 계획과 몇 개월간의 기다림 끝에 나는 마침내 달바 연구를 시작할 수 있게 되었다. 시기도 그보다 좋을 수 없었다. 때는 7월 중순으로 피부 감염이 많이 발생하는 계절이었다. 여름 동안 병원들은 피부 감염 환자의 급증을 경험한다. 그 이유를 전적으로 확신할 수는 없지만 이미 우리 병원도 피부 감염과 싸우는 환자들로 붐볐다. 기온이 높으면 특정 박테리아가 번성할 수 있으며, 사람들은 야외로 나가 발가락이 노출된 신발을 신고 걸어 다니므로 온갖 종류의 병원체에 노출될 가능성이 더 커서일지도 모른다.

월시가 내 등을 토닥이며 말했다.

"이제 곧 진짜 일이 시작되겠군."

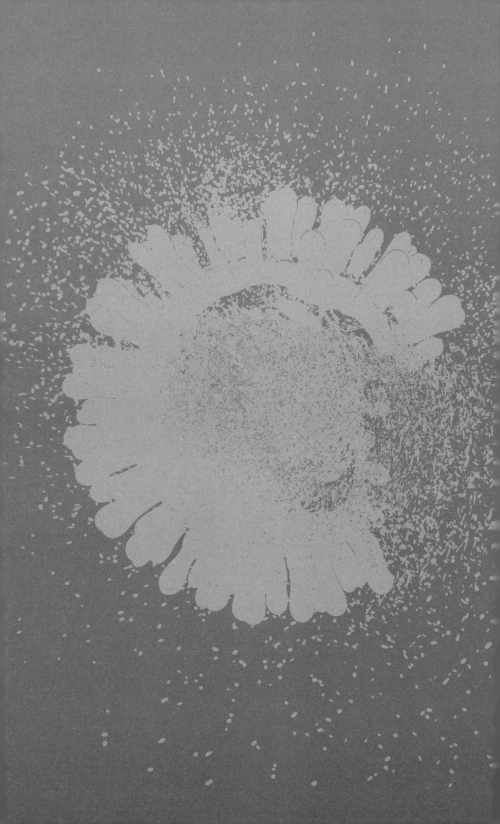

제3부

달바 임상시험 지원자들

루스

루스는 왜 남자들이 자기 집 밖에 모였는지 그리고 자신이 무엇을 해야 하는지 알았다. 몇 주 전인 1944년 4월 7일, 헝가리 유대인들을 게토에 수용하라는 명령이 통과되었으며, 자신에게 주어진 시간이 몇 분밖에 없다는 것을 루스는 알았다. 생각지도 못했는데 얼마 전 16살 생일 선물로 아버지께서 주셨던 루비색 구두를 들고 다락으로 올라가 낡은 매트리스 밑에 숨겼다. 그리고 눈을 감고 그 지점을 기억에 새긴 후 나머지 식구들이 모여 있는 거실로 뛰어 내려갔다. 루스의 남동생이 그녀의 어깨에 팔을 두르고 살짝 안아줬다. 그들은 혼자 작은 소리로 자신을 다독이고 있던 어머니를 올려다보았다. 잠시 후 문을 두드리는 소리가 났다.

그보다 6년 전인 1938년 5월 28일 최초의 반유대주의 법안이 헝가리에서 발효되면서 금융, 상업 및 10명 이상을 고용한 대부분의 사업체에서 일할 수 있는 유대인의 비율이 최대 20%로 제한되었다. 작은 은행에서 일했던 루스의 아버지는 유럽 전역에 거세지고 있던 반유대주의 물결에도 불구하고 평소처럼 근무할 수 있었다. 하지만 이듬해 극우 집단이 헝가리에서 세력을 강화하면서 유대인 채용 상한선을 6%로 낮추는 법안이 다시 통과되었고, 그때 루스의 아버지는 실직했다. 아버지가 해고됐을 때 11살에 불과했던 그녀는 무슨 일이 일어나고 있는지 깨닫지 못했다. 아이들 대부분이 그랬다.

루스는 평소와 마찬가지로 학교에 다니고 친구들과 놀았다. 그녀는 모든 것이 거의 똑같았다고, 달라진 건 그다지 없었다고 내게 말했다. 처음에 루스는 가족의 스트레스가 커지는 것을 알아채지 못한 채 아버지가 집에 있는 시간이 늘어나서 기쁘기만 했다. 그러나 1941년 6월 아버지가 전쟁에 동원되었다. 그는 총을 다루는 건 허용되지 않았고 대신 도로를 보수하고 창고에 군수품을 비축하는 일을 해야 했다. 그는 루스에게 생일 선물로 구두를 사주기 위해 몇 달이나 빈약한 월급을 떼어 저축했다. 그 무렵 헝가리는 나치와 불안한 동맹을 맺고 있었고, 더는 고향을 떠나온 유럽 유대인들의 피난처가 되어주지 못했다. 1944년 봄, 히틀러는 추축국^{axis} _{powers}(독일, 이탈리아, 일본이 중심이 되어 2차 세계대전에서 연합국과 싸웠던 국가들이 맺은 국제동맹으로, 유럽과 국제 관계에 큰 변화를 일으킬 추축이 될 것이라는 데서 추축국이라는 말이 비롯됐다 – 옮긴이)의 독립적인 일원이었던 헝가리가 탈퇴하려 한다고 확신하게 되면서 공격해왔다. 나치는 동쪽으로 신속히 이동하여 헝가리를 점령했다. 그때부터 유대인의 검거가 시작됐다.

친구인 이디스로부터 몇몇 가족이 끌려갔다는 이야기를 들었지만, 루스는 어디로 또는 언제까지 끌려가게 될지 알지 못했다. 아장아장 걸어 다닐 때부터 친구였던 두 소녀는 신발, 책, 드레스 몇 벌 등 소중한 재산을 각자의 다락에 숨기고 서로 돌봐주기로 약속해두었다. 집 밖에 모인 경찰관들을 보고 루스는 이제 그녀의 가족 차례임을 알았다. 노크 소리에 이어 문을 쾅쾅 두드리는 소리가 들려왔다. 잠시 후, 문이 벌컥 열렸다. 머지않아 루스의 가족은 폴란드의 아우슈비츠 수용소로 가는 기차에 태워질 것이다.

루스는 그 기차를 탄 후에 무슨 일이 있었는지 이야기한 적이 거의 없었고, 이야기하더라도 간략하게만 언급했다. 아우슈비츠에서 살해된 유대인의 거의 절반은 헝가리에서 끌려온 이들이었다. 그들은 1944년 여름 10주에 걸쳐 가스실에서 죽임을 당했다. 루스의 부모님과 친구인 이디스도 거기에 포함됐다. 4개월도 채 안 되어 헝가리의 대부분 지역은 유대인 정화 구역Judenrein이 되었다.

1945년 봄 아우슈비츠가 해방된 후 루스는 달리 방도가 없었으므로 가족이 살던 헝가리의 미슈콜츠 게토 근처의 작은 집으로 돌아갔다. 그녀는 신발이 없어졌으리라는 것을 알면서도 다락을 확인하지 않을 수 없었다. 당연히 집은 비어 있었고 그녀의 소유물들도 전부 압수되어 폐기되었다. 아버지께 받은 마지막 선물도 흔적조차 찾을 수 없었다.

몇 년 후 루스는 파리로, 다시 포르투갈의 리스본으로 이사했다. 거기에서 로망스어 교수와 결혼해 딸을 낳았다. 그 후 5년 동안 세 자녀를 더 낳았다. 그녀는 전후 몇 년 동안 재봉사로 일하다 나중에는 교사가 되었다. 그녀는 낭비를 잘 하지 않지만, 구두만은 사치를 부린다고 했다. 그녀는 신발을 사는 것이 즐거웠고, 네 자녀에게는 늘 유행하는 신발을 신겼다. 1960년대 후반 루스의 남편이 뉴욕의 한 대학으로 옮기면서 가족 모두가 브루클린으로 이사했고 그 뒤로 쭉 그곳에 살고 있다.

내가 루스를 만나기 일주일 전 그녀는 딸인 앤과 함께 침실용 슬리퍼를 사러 갔다. 외출 중에 모녀는 모기떼에 물렸다. 이튿날 루스는 왼쪽 발목의 모기 물린 자리 주위가 빨갛게 부어오른 것을 보았다. 다음 날 아침에는 발부터 정강이까지 벌게져 있었다. 그녀가 주치의를 찾아갔을 때 세균 감염을 의심한 의사는 박트림Bactrim을 처방해주었다. 그건 설파닐아마이드의 먼 친척뻘인 설파계 항생제로 그녀의 피부 감염을 낫게 해주었어야 했다.

그러나 그 후 며칠 동안 통증과 부기는 더 심해졌고, 결국 뉴욕 프레스비테리안 병원 응급실로 갔다. 응급실에서는 활력 징후를 측정하고 루스를 환자 운반차에 눕힌 뒤 의대생, 레지던트, 간호사들이 차례차례 진찰해보더니 마침내 담당 의사가 나타나 항생제 내성 피부 감염인 연조직염이라는 진단을 내렸다. 의사는 MRSA 감염이 의심스러우니 정맥 주사용 항생제를 놓기 위해 입원해야 한다고 했다. 그런데 기다려야 했다.

그 후 23시간 동안 그녀는 간이침대에 누운 채 붐비는 응급실 복도에서 병상이 비기를 기다렸다. 새벽 4시 15분, 마침내 그녀는 5층 병실로 옮겨졌다. 루스는 27세의 주사제 마약 중독자와 입원실을 같이 쓰게 됐다. 그는 바이러스성 폐렴의 일종인 메타뉴모바이러스metapneumovirus 감염증으로 마스크를 쓴 채 기침을 해댔다. 몇 시간 후 나는 루스의 입원실로 들어서며 말했다.

"저는 매카시 박사라고 합니다. 제가 임상시험 중인데요."

그녀의 병상은 이스트강 쪽으로 난 커다란 창문 옆에 있었고, 그 창을 통해 햇살이 어둑한 입원실을 비추기 시작했다. 루스는 딸 앤, 사위 마이클, 마이클의 누이에 여러 명의 손주와 먼 사촌까지 가족들에게 둘러싸여 있었다. 침대 위에는 보드라운 베갯잇의 베개, 퀼트 이불, 동물 인형이 흩어져 있었다. 루스는 한 손에는 펜을, 다른 한 손에는 아침 식단표를 들고 있었다. 나는 피부 감염이 있는 응급실 환자 명단에서 그녀의 이름을 보고 내 임상시험에 적합한 첫 번째 환자일 수 있겠다고 생각했다. 나는 그녀에 대해 거의 알지 못했지만, 이제 곧 달라질 것이다.

"방해가 된다면 나중에 다시 올까요?"라고 내가 물었다.

루스의 차트에는 홀로코스트 생존자라고만 표시되어 있고 더 자세한 정보는 없었다. 그런 고초를 겪은 사람에게 부탁하기가 불편해서 내 연구에서 제외할까도 생각했지만, 연구계획서에는 이에 대비한 조항이 없었다. 엄격한 임상시험 대상자 선정 기준을 놓고 환자들을 연달아 훑어보았는데, 그녀는 모든 기준을 충족시켰다. 연구 대상자를 선택적으로 선정할 수는 없었다. 모두를 만나봐야 했다. 그건 연구의 진실성을 위해 매우 중요했다. 가장 치료하기 쉬운 사례만 고른다면 정확한 데이터가 아닐 것이다. 루스는 고개를 저으며 말했다.

"들어오세요."

내가 임상시험 참여 동의서들을 들고 들어서자 자녀들이 길을 비켜주었다. 나는 임상시험의 첫 단계로 의사들이 MRSA와 같은 항생제 내성 감염을 어떻게 치료하는지 알아보기 위해 환자들을 관찰하고자 했다. 이 정보는 우리에게 기준치, 즉 출발점을 제공하고 우리가 무엇을 개선할 수 있는지 아이디어를 줄 것이다. 나는 의료 제공자의 확신 부족으로 감염 환자들이 필요 이상으로 오래 입원하지 않나 의심했다. 의사들은 담당 환자를 조기에 퇴원시키는 것을 두려워했고 지나치게 오래 경과를 지켜봤다. 불확실성으로 인해 퇴원이 미뤄지고, 퇴원 지연은 합병증으로 이어졌다. 나는 그러한 합병증들에 대해 더 파악함으로써 예방법을 알아내고 싶었다.

나는 임상시험에 대해 상세히 설명한 후에 루스에게 참여하고 싶은지 물었다. 지금부터 이틀 후, 2주 후 그리고 6주 후에 감염이 사라졌는지 확인할 거라고 했다. 루스는 딸을 한 번 보더니 나를 향해 고개를 끄덕이며 작은 소리로 말했다.

"좋아요."

그리고 활짝 웃었다. 치아는 몇 개 없었지만 미소는 여전히 빛이 났다. 그녀가 식단표를 내려놓기에 동의서를 건네며 물었다.

"제가 진찰을 한번 해봐도 될까요?"

"어머니가 잘 삼키지 못하세요. 무슨 방법이 있을까요?"

파란색과 노란색 꽃무늬 원피스를 입고 모자를 무릎에 올리고 앉아 있던 앤이 물었다.

"물 한 모금도 삼키기 힘들어하세요."

"그래요?"

내 말소리가 거북하게 느껴졌다. 나는 루스가 폴란드에서 겪은 일들을 생각하지 않으려 했지만 그럴 수가 없었다. 깨지기 쉬운 공예품을 다루는 느낌이었다. 그녀를 그런 식으로 바라보는 것은 그녀를 대상화하는 행동이지만, 내 마음을 어쩌지 못했다. 루스 인생의 역사적 의미를 무시하기란 불가능했다. 그녀의 탁한 회색 눈을 들여다보며 진찰을 시작하려는데, 순간 감정이 북받쳐서 말이 나오지 않았다. 나는 억지로 목소리를 높여 "할머니…, 괜찮으세요?"라고 물었다. 나 자신에게 하는 질문이기도 했다.

루스가 고개를 끄덕였다. 삼키는 것에 문제가 있다니 경구용 항생제인 박트린이 효과가 없었던 이유가 설명될 수도 있었다. 어쩌면 항생제가 제대로 흡수되지 않았을 수도 있다. 나는 루스의 가슴에 청진기를 대고 수축기와 이완기의 심장 박동을 들었다. 심장이 수축할 때 새로 산소가 공급된 혈액을 신체의 순환계 전체로 내뿜는다. 그런 다음 심장 근육이 이완하면서 장기가 확장되고 혈액으로 채워지게 한다. 이 과정이 계속 반복되며 혈액이 순환한다.

"심호흡을 몇 번 해보세요."

이번에는 폐로 주의를 기울이며 말했다. 내 겨드랑이에 땀이 고이는 게 느껴졌다.

"심호흡하세요."

루스뿐 아니라 내게 하는 말이기도 했다.

"어머니께 영양 보급관이 필요할까요?"

앤이 물었다. 전에도 그런 질문을 했으나 만족스러운 대답을 들지 못한 것처럼 목소리에 긴장된 기색이 역력했다. 도움을 주고 싶었지만 루스의 치료에 관여하기에는 내 위치가 좀 애매했다. 나는 담당의가 아니라 연구자이므로 치료에 개입하거나 결정을 내릴 수는 없었다. 나는 감염에 관한 이야기를 하러 왔을 뿐이었다.

"글쎄요, 입원전담전문의에게 이야기해보겠습니다"라고 나는 대답했다. 예전에는 환자가 입원해도 외래 주치의들이 돌봤다. 하지만 1990년대에 의료 상황이 바뀌면서 의사들 대부분이 개인병원을 관리하는 동시에 입원 환자를 돌볼 수 없어졌다. 그래서 입원 환자의 치료만 전문으로 하는 입원전담전문의로 꾸려진 분과가 탄생했다. 그리고 의학 역사상 가장 빠르게 성장하는 전문 분야가 되었다. 삼키기가 힘든 루스의 문제는 내가 아니라 입원전담전문의가 해결해줄 것이다. 앤이 다시 말했다.

"우리 랍비께서는 어머니에게 영양 보급관을 달아드려야 한다고 생각하세요. 밖에서 저랑 이야기 좀 하실래요?"

나는 루스를 바라보았고, 그녀는 괜찮다는 듯 고개를 끄덕였다. 앤이 내 손목을 잡고 입원실 밖으로 데리고 나갔다. 간호사실 근처의 작은 공간에 이르자 그녀가 작게 한숨을 내쉬었다. 앤의 이마에 깊은 주름이 패어 있었다.

"어머니는 괜찮으실까요?"

그녀가 물었다. 내가 그녀의 얼굴을 살피는 동안 간호사와 의사들이 바쁘게 옆으로 지나갔다. 그녀는 밤새 어머니 곁을 지켰던 듯했다.

"어머니가 견뎌내시겠죠?"

"그럼요."

내가 보장할 수 있는 이상으로 확실하게 말했다.

"어머니는 이겨내실 겁니다. 영양 보급관에 대해서도 제가 알아보겠습니다."

"감사합니다."

"응급실에서 몹시 힘드셨으리라는 거 압니다. 죄송합니다."

홀로코스트 생존자의 자녀 중 다수가 부모의 끔찍한 과거를 흡수라도 한 듯이 쫓기고, 박해받고, 고문당하는 꿈을 반복해서 꾼다고 한다. 논란의 여지는 있지만 홀로코스트 생존자의 DNA가 강제 수용소에서의 경험으로 인해 변형되어 트라우마의 세대 간 전수가 가능해졌을 거라고 암시하는 이론도 있다(많은 저명한 과학자들은 그럴 수는 없다고 단언한다).

"어머니 차트를 보셨죠?"라고 앤이 말했다.

"네."

"많은 게…, 어머니에 관한 많은 게 거기에는 없어요. 차트에는요."

나는 고개를 끄덕였다.

"그러시겠죠. 어떻게 말씀드려야 할지…."

"놈들이 어머니에게 실험을 했어요."

그녀는 마치 부적절한 이야기라도 한 것처럼 시선을 돌렸다.

"어머니는 그런 말씀을 하지 않으시겠지만, 선생님은 아셔야 할 것 같아서요."

루스는 생체 실험 피해자였다. 그 사실 때문에 그녀를 내 연구 대상자에서 배제하지는 않았지만, 그랬어야 했을지도 모른다.

"어머님께 이 임상시험을 하시라고 권하는 게 맞는 일인지 잘 모르겠습니다"라고 내가 말했다.

앤은 고개를 저으며 미소를 지었다.

"괜찮습니다. 어머니는 분명 하실 거예요. 영양 보급관이나 물어봐 주세요."

"그야 물론이죠."

내가 입원실로 돌아가자 루스가 들어오라고 손짓했다. 나는 동의서를 꺼내면서 그녀의 침대 옆에 있는 빨간 플라스틱 의자에 앉았다. 그녀와 담소를 나누는 동안 폴란드에서부터 브루클린에 오기까지 그녀의 놀라운 삶에 대해 대략 알게 되었다. 내가 그녀의 다리에 생긴 다홍색 발진을 언급했을 때 그녀는 아버지께 받았던 빨간 구두가 떠오른 듯했다. 그녀는 가족들이 끌려간 날 이야기를 꺼내며 그 후 며칠 동안 무슨 일이 있었는지 설명해주었다. 그러다 이야기를 멈췄다. 루스는 다른 이야기를 하자고 조용히 부탁했다. 잠시 후 나는 조사를 끝냈다. 겉으로 드러난 상흔은 없었다. 전부 속에 감춰져 있었다.

동의서를 받기가 간단한 경우는 드물다. 대부분의 경우 지치고 마음이 약해져 있는 환자와 치료는 안전한지, 누가 임상시험 경비를 지원하는지, 왜 임상시험을 하는지 등 (바라건대) 광범위한 질의응답을 주고받으며 미묘한 대화를 나눠야 한다. 하지만 어떤 환자들은 만약 참여를 거부하거나 너무 많은 질문을 한다면 평균 이하의 치료를 받게 될까 봐 두려워한다. 침묵은 위험 신호다. 반대로 너무 열의를 보이면 나중에 다시 와서 임상시험의 위험과 이득에 대해 더 자세히 논의하자고 한다. 루스는 조용히 몇 가지 질문을 던진 다음 딸의 허락을 받고 참여에 동의했다. 내가 참여자들에게 적당한 보상(200달러의 직불카드)을 해줄 거라고 했더니 그녀의 사위가 그 돈으로 새 슬리퍼를 사면 되겠다고 했다.

다음 날 아침 다시 루스를 보러 왔을 때 문제가 생겨 있었다. 그녀는 한밤중에 혼란을 느끼며 침대에서 빠져나오려 했다(섬망은 노인 입원 환자에게 흔한 일이다). 그리고 화장실에 가려다 발을 헛디디며 넘어져 바닥에 어깨를 부딪쳤다. 새벽 3시에 엑스레이를 촬영한 결과 골절은 아니었지만 폐에 작은 결절이 보였다. 가족들은 어떻게 해야 할지 고민하고 있었다. 의사들도 마찬가지였다. 영양보급관에 대해서는 아직 별다른 이야기가 없었다.

이는 내가 두려워했던 많은 문제 중의 하나였다. 병원은 특히 노인에게 위험한 곳이다. 사고가 발생하고, 진단을 위해 검사가 또 다른 검사로 이어질 때가 많은데 그 검사들이 유용할 수도, 유용하지 않을 수도 있다. 이 사전 연구를 하는 이유 중 하나가 항생제 내성 감염 환자가 병원에 왔을 때 어떤 일이 발생하는지 이해하기 위해서였다. 기준선이 파악되는 대로 달바의 투여를 시작할 것이다. 루스에게 현재의 표준 진료는 빈번한 응급실 방문과 그에 이은 낙상 사고와 예상치 못한 검사들을 의미했다. 해답보다 많은 의문을 주는 일들이었다. 나는 우리가 적어도 그보다는 나은 치료를 할 수 있다고 확신했다.

조지

　1944년 루스의 가족이 문을 두드리는 끔찍한 소리를 듣기 몇 주 전, 미주리 출신의 한 청년이 뉴기니행 군용기에 올라탔다. 조지 허먼은 군대가 환경에 변화를 주는, 이른바 인생의 더 큰 의미를 찾을 기회라고 여겨져 입대를 결심했다. 소읍 출신의 이 청년은 태평양을 가로질러 서쪽으로 날아가 세계에서 가장 고립된 지역 중 하나인 거대한 섬에 다다랐을 때 자신이 왜소하다고 느꼈다. 용암에 의해 형성된 섬에 군용기가 착륙하는 동안 폭격으로 화염에 싸인 작은 마을들이 그의 눈에 들어왔다. 몇 분 후 전투태세로 지상에 내린 그는 지금까지 오자크^Ozarks 산속에서 살아온 평온한 삶을 철모와 공습, 기관단총과 맞바꾸게 되었다. 이른 봄 집을 떠나올 때 생각의 재고나 작별인사 따위는 없었다.

　"우리에게는 할 일이 있었고 모두가 그 사실을 알고 있었소"라고 그가 내게 말했다.

조지의 주둔지는 울창한 밀림과 말라리아모기가 들끓는 습지, 겹겹이 산으로 둘러싸인 적도 부근이었다. 군 생활이 어느 정도 자리가 잡히자 그의 시선은 P-40 전투기, 직물 피복 복엽기, 일본군 급강하폭격기들의 날카롭고 우렁찬 소음으로 가득한 하늘로 향했다. 18개월의 복무 기간 동안 그는 매일같이 파이퍼 컵 경비행기 조종석 뒷자리에서 목표물을 찾는 공중 정찰병 임무를 수행했다. 목표물이 확인되면 그는 지상 부대원들에게 조준할 위치를 무전으로 알렸다. 만약 조준이 빗나가면 얼마나 좌표를 조정해야 할지 알려주었다.

밀림전에 더 익숙했던 일본군은 지상에서 전술적 우위를 점했던 반면에 미군은 공중전에서 훨씬 우세했다. 그러나 참호에서는 양국의 군대 모두 열대성 감염이라는 공동의 적을 만났다. 황열병과 모기 매개 뇌염 같은 질병이 양 진영에 퍼지면서 실제 전투보다 5배나 많은 병력을 무력화시켰다. 미군 의무대는 설사, 진균 감염, 지속적인 열로 고통 받는 장병들의 숫자에 압도당했다. 이런 상황을 처음 겪는 조지는 건강을 유지하기 위해 최선을 다했다. 그러나 해결책을 찾기는 어려웠다. 그는 이질, 궤양성 피부염이 막사 전체에 퍼지는 것을 망연자실 지켜보면서 폭우 속에서 자신을 지키는 법을 배웠다. 그는 '결벽증 환자'처럼 위생에 신경을 써서 병균의 대인 감염을 피했다고 이야기했다. 그러나 전쟁이 끝난 후 뉴기니의 병영보다 더 지저분하고 더 밀집되어 사는 뉴욕으로 이사했을 때 청결한 생활을 하기는 더 어려웠다.

거의 75년 후 조지는 롱아일랜드의 주치의가 MRSA에 의한 피부 감염으로 진단을 내렸을 때 놀랐다. 그는 "어떻게 감염이 됐는지, 누구에게 옮았는지 모르겠어요"라고 말했다. 조지는 오른쪽 팔뚝의 MRSA 연조직염 치료를 위해 경구용 항생제인 클린다마이신 10일분을 처방받았다. 그러나 며칠 후 설사가 나더니 멎지를 않았다. 그는 한 시간에 한 번꼴로 복통을 동반한 설사를 했고 먹지도 마시지도 못했다. 열이 나고 대변에 피가 섞여 나오고 심장 박동도 빨라지기 시작했다. 어느 날 저녁 조지는 변기에서 일어나다 거의 실신할 뻔했다.

그는 주치의에게 전화를 걸어 조언을 구했다. 의사는 클로스트리듐 디피실리균*Clostridium difficile*의 중복 감염에서 온 설사로 의심하면서 피부 감염이 여전히 번지고 있더라도 항생제 복용을 중단하라고 했다. 클린다마이신은 50년 동안 시판되어왔고 세계보건기구의 필수 의약품 목록에 올라있을 정도로 효과가 뛰어난 약이지만 설사를 비롯한 불편한 부작용을 일으킬 수도 있다. 클린다마이신이 조지의 피부에 있는 박테리아 일부를 파괴하는 동안 결장의 유익균도 대거 죽였다. 그로 인해 클로스트리듐 디피실리균이 증식할 길을 열어주었고 심한 설사를 유발하는 독소가 생성됐다. 그렇게 인체와 미생물 박테리아의 복잡한 상호작용이 깨지는 바람에 조지는 거의 죽을 뻔했다.

의사는 가장 가까운 병원 응급실로 가서 탈수증을 얼른 막으라는 현명한 지시를 내렸다. 의사와 통화했을 때 택시를 타고 있었던 조지는 운전사에게 뉴욕 프레스비테리안 병원에 내려달라고 했다. 응급실에 도착한 지 30분도 안 돼서 의료진은 루스에 놓아주었던 정맥 주사용 항생제인 반코마이신vancomycin과 함께 클로스트리듐 디피실리균 감염 치료를 위한 경구용 메트로니다졸metronidazole을 복용시켰다. 그런 다음 96세의 그는 응급실에서 기다려야 했다.

19시간 후 조지는 빈 병상이 생겼다는 통보를 받았고, 5층 루스의 병실 건너편 입원실로 옮겨졌다. 그가 입원실로 옮기고 나서 얼마 지나지 않아 나는 그를 찾았다. 그리고 임상시험에 등록하고 싶은지 물었다. 그의 피부는 윤기가 없고, 점막은 말라 있었으며, 팔뚝에는 MRSA로 인해 붉은 발진이 넓게 나타나 있었다. 오른손 발진 부위 바로 아래에 꽂힌 링거 바늘로는 수액이 들어가고 있었다.

"이놈의 C. 디피실리균에는 뭐가 좋소?"

내가 동의서를 꺼내자 그가 물었다.

"프로바이오틱스요?"

나는 잠시 생각한 뒤 대답했다. 그는 대머리에 밝은 파란 눈을 갖고 있었으며 왼쪽 뺨에는 참전 기념품인 커다란 흉터가 있었다.

"그게 도움이 될 것 같아요?"

그가 다시 물었다. 프로바이오틱스는 장 건강에 좋으며 소화와 우울증, 심장의 건강에도 도움이 될 수 있는 '좋은 박테리아'로 광고되고 있다.

대부분의 임상시험에서 프로바이오틱스는 조지 같은 사람에게 효과가 미미한 것으로 나타났다. 어떤 유익균이 부족한지 알아내기는 힘든 일이다. 하지만 어떤 환자들은 그 효능을 굳게 믿는다.

"아마도요"라고 나는 대답했다.

"C. 디피실리균 검사 결과는 아직 안 나왔습니다. 제가 여기 온 이유는 환자분이 임상시험에 참여할 자격이 될 것 같아서입니다."

나는 의자에 앉아 임상시험에 대해 설명했다.

"거절하셔도 괜찮습니다"라고 내가 덧붙였다.

그는 동의서를 읽고 나서 내 얼굴을 살피며 말했다.

"안 할 이유가 뭐 있겠소?"

굳은살 박인 손으로 성대를 긁는 듯한 걸걸한 목소리로 조지는 말했다. 톰 월시가 임상시험의 진행에 대해 내게 제일 먼저 가르쳐 준 것 중 하나가 참여 기준에 부합하는 모든 환자의 절반이 제외 기준에 걸린다는 절반의 법칙이다. 그들은 알레르기나 기존 질병 때문에 임상시험에 참여할 수 없다. 참여 기준에 부합하는 나머지 환자 중에서 절반은 그냥 참여를 거부한다. 따라서 임상시험 대상 적격자 4명 중 1명 정도가 등록하게 된다.

"어떤 분들은 번거롭다고 싫어하시죠. 실험용 기니피그가 되고 싶지 않다고 말씀하시는 분들도 있고요."

기니피그라는 단어가 2차 세계대전과 뉴기니에 대한 그의 기억을 불러일으켰는지 우리는 급강하폭격기와 기관단총에 관한 대화를 나누게 됐다. 조지가 이야기하는 동안 나는 그의 참전 경험과 뉴욕에서 보낸 평생에 대해 최대한 메모를 하면서 그의 이야기를 쫓아가려고 애썼다. 그는 양키스 시즌 입장권 보유자였으며 한때는 뛰어난 골퍼였다. 타이거 우즈를 좋아했고, 프릭과 프랙이라고 이름을 지어준 앵무새 두 마리를 키웠다. 아마 내 앞에 앉아 있는 남자의 가장 큰 특이사항은 양호한 건강 상태였을 것이다. 96세의 나이에도 조지가 앓고 있는 질환은 고혈압과 부정맥, 두 가지뿐이었고 복용하는 약도 세 가지뿐이었다. 그래서 내가 말했다.

"환자분은 참여 자격이 되십니다. 관심이 있으시다면요."

그는 서류를 훑어보며 고개를 끄덕였다.

"그럼. 하지 뭐."

조지는 입대 직후 의사와 심각한 대화를 나눴었고, 그 이후로 의사들을 신뢰하게 됐다고 말했다. 모든 신병이 거치는 신체검사에서 조지는 심장 잡음이 들린다는 것을 알게 됐다. 그는 그때를 회상하며 "처음에는 좀 무섭더군" 하고 말했다.

"하지만 군의관이 친절히 말해주더라고. 따로 할 일이 없다고. 그리고 그의 말이 맞았어. 이때까지 문제가 된 적이 없었으니까."

군의관이 그의 손을 잡아주면서 눈을 맞추고 안심시켜주던 그 순간에 의학에 대한 믿음이 생겼다고 했다. 조지가 그런 경험을 했던 때와 거의 같은 시기에 앨라배마에서는 한 군의관이 흑인 신병의 눈을 빤히 보며 매독은 어떻게 해결할 방법이 없다고 했다. 아니면 아무 말도 하지 않았을 것이다.

"여기 있소."

조지는 서명을 마친 동의서를 내게 건넸다.

"내 기꺼이 도와주리다, 의사 양반."

조지와 루스는 세계 반대편에서, 전혀 다른 상황에서 전쟁을 겪었지만, 지금은 똑같은 피부 감염으로 서로 맞은편 병실에 입원하게 됐다. 그리고 두 사람 모두 내 임상시험에 등록했다.

미시시피 머드, 반코마이신

루스와 조지 모두 반코마이신을 처방받았다. 그것은 60년 이상 사용되어 온 값싼 항생제이며 우리 병원에서 가장 흔히 쓰이는 약 중 하나였다. 우리는 감염은 번져가는데 뚜렷한 원인을 모를 때 이 약을 처방했다. 하지만 최근 몇 년 사이에 이 약의 효능이 떨어졌다. 박테리아가 반코마이신의 효과를 약화 또는 분해해줄 유전자를 찾아 헤맨 바람에 특효약이었던 이 약이 예전만큼 효과가 없다. 그래서 엘러간이 나선 것이다. 우리는 새로운 약이 필요하며, 달바가 반코마이신을 대체할 수 있다면 앤서니 포시가 말하는 블록버스터급 약, 즉 다른 신약 개발 실패로 인한 손실을 만회해주는 약품이 될 것이다.

한때는 반코마이신이 그런 블록버스터급 약이었다. 페니실린이 1940년대에 출시되고 나서 몇 년 후, 의사들은 박테리아가 페니실린을 피하는 법을 개발하고 있음을 눈치챘다. 페니실린은 박테리아 세포벽 내의 화학물질과 결합하여 박테리아의 전체 구조를 훼손함으로써 감염이 번지는 것을 막아준다(보드게임 '젠가' 안에 아주 작은 수류탄을 집어넣었다고 상상하면 된다). 하지만 잠시라도 페니실린에 노출된 박테리아는 미묘하게 모양을 바꿀 수 있고, 그러면 더는 페니실린이 작용하지 못한다. 나무 블록 젠가가 아니라 벽돌과 회반죽 젠가로 진화하여 수류탄을 더 이상 넣을 수 없게 된다.

페니실린이 출시된 지 불과 몇 년 만에 의사들은 감염 환자를 치료해줄 다른 약이 필요하다는 사실을 명백히 알게 되었다. 하지만 어디에서 찾을 수 있을까? 또 다른 알렉산더 플레밍이나 실험실에서의 우연한 발견을 기다릴 시간이 없었으므로 제약회사들은 세계 각지를 샅샅이 뒤져 페니실린에 내성이 생긴 박테리아를 퇴치해줄 약을 찾으라고 연구팀들을 파견했다.

1952년 보르네오에 있던 한 선교사가 친구인 일라이 릴리Eli Lilly 사의 유기화학자, 콘필드E. C. Kornfield에게 토양 샘플을 보냈다. 그 샘플 안에 스트렙토미세스 오리엔탈리스*Streptomyces orientalis*라는 미생물이 있었고, 그 미생물이 페니실린 내성 박테리아를 죽일 수 있는 물질을 생성한다는 사실이 밝혀지면서 '화합물 05865'라는 이름이 붙었다. 화합물 05865는 크기와 산도, 전하에 따라 분자들을 분리하는 크로마토그래피chromatography 기법을 사용하여 토양 샘플에서 추출되었다. 그 정제 과정에서 신약이 나왔고 약이 갈색빛을 띤다고 해서 일라이 릴리사의 화학자들은 '미시시피 머드Mississippi Mud'라는 별명을 붙였다. 그들은 미시시피 머드를 시험관에서 평가해보고, 간략한 동물 시험을 거친 다음 인체에 시험해봐야 한다는 결정을 내렸다. 약간의 화학적 개선으로 약이 흙색을 띠게 했던 불순물들이 제거됐고, 그렇게 만들어진 반투명 약물에는 '완파'라는 뜻의 영어 단어vanquish에서 파생한 반코마이신vancomycin이라는 이름이 붙었다. 보르네오의 토양 샘플에서 FDA의 승인을 받은 약이 되기까지 걸린 시간은 불과 6년이었다.

반코마이신은 처음에는 심각한 페니실린 내성 감염 환자에게만 쓰였지만, 곧 일상적으로 쓰이게 됐다. 경쟁 약보다 효과가 뛰어나서 의사들이 그보다 못한 치료제를 쓰려 하지 않았기 때문이다. 그러나 이 약도 부작용이 없었던 건 아니었다. 반코마이신은 신장 질환과 청력 손실을 초래할 수 있으며, 보통 투여 후 몇 분 만에 얼굴과 목, 가슴에 발진이 나타나는 일명 레드맨 증후군red man syndrome이라는 알레르기 반응을 보이는 사람도 있다. 요즘에는 반코마이신을 투여할 때 환자를 면밀히 관찰하고 자주 혈액 검사를 하면서 투여량이 너무 많거나 적지 않은지 살핀다.

그러나 혈액 검사는 번거로울 수 있다. 몇 달씩 항생제 치료를 받아야 할 수도 있는 환자들에게는 더욱 그렇다. 엘러간은 달바가 반코마이신의 시장점유율을 빼앗을 수 있다고 장담해왔다. 혈액 검사를 위해 피를 뽑거나 여러 번 주사를 맞아야 할 필요가 없기 때문이다. 환자들은 주사 한 대만 맞고 돌아가면 된다. 이론상 혁명적인 약이다. 비용을 고려하기 전까지는 말이다. 반코마이신은 복제약으로, 도매가격이 40달러 정도다. 그에 반해 달바는 1회 주사에 수천 달러가 든다. 재정난에 시달리는 우리 의료 시스템이 어떻게 그 비용을 댈 수 있을지 불분명하다. 엘러간이 신약에 엄청난 가격을 부과하는 것은 그리 놀랄 일도 아니다. 하지만 지나친 가격의 기준은 얼마일까?

루스와 조지를 임상시험에 등록시키고 나서 얼마 후에 나는 응급실에서 어윈 데이비스라는 청년을 만났다. 그는 네브래스카 출신의 의과대학 4학년생으로 인근 병원에 레지던트 심사를 받으러 맨해튼에 왔다고 했다. 레지던트 과정은 피부과, 안과, 방사선 종양학과 같은 보다 전문적인 분야에서 흔한 일이며 어윈의 분야인 신경외과에서도 필요했다. 밝은 초록색 눈에 바가지 머리를 한 그가 아이라인을 두껍게 그린 여자친구와 시시덕거리고 있을 때 나는 그의 옆으로 다가가 말을 건넸다.

"안녕하세요. 저는 매카시 박사입니다. 제가 임상시험을 하나 진행하고 있는데요."

어윈의 고개를 돌리며 "그렇습니까?"라고 말했다. 여자친구는 휴대전화를 꺼내며 잠시 자리를 비켜주었다. 나는 동의서를 꺼낸 뒤 단어를 신중히 고르며 이야기했다.

"연조직염 연구죠. 피부 감염이 있다던데요?"

나는 그의 눈을 들여다보며 의대를 졸업하고 의사의 길을 밟기 직전 내가 그의 나이쯤이었을 때 느꼈던 감정을 떠올렸다. 당시 나는 머지않아 사람들이 진땀이 흐르는 내 손에 목숨을 맡길 거라는 생각에 공포와 흥분이 뒤섞인 감정을 느꼈다. 그런 느낌은 지금도 여전하다. 어윈이 셔츠를 걷어 올리자 여자친구의 눈길이 그곳으로 향했다. 화장이 짙었지만 그녀는 꽤 어려 보였는데, 십 대라고 해도 믿을 수 있을 듯했다.

"바로 여기예요."

어원이 손가락으로 오른쪽 젖꼭지를 가리키며 말했다.

"아주 심해요."

젖꼭지 부위에 염증이 생겨 부어올라서 정상 크기의 두 배는 되어 보였다. 나는 커튼을 치고 그의 가슴을 자세히 들여다본 뒤 물었다.

"아프겠네요. 어떻게 된 거예요?"

어원은 미소를 지으며 여자친구를 바라봤다.

"테킬라 때문이에요."

여자친구가 휴대전화를 응시하는 척하며 다시 눈길을 돌렸다.

"그래서 저희가 좀 흥분을 했죠."

어원이 말했다.

"멍청이"라고 그녀가 이어 말하자, 둘은 동시에 웃음을 터뜨렸다. 얼마나 취했는지 자세히 아는 것이 내 연구에서는 사실 중요했다.

"우리는 입원이 필요한 피부 감염 환자들의 정보를 수집하고 있습니다. 하지만 배제 기준이 몇 가지 있습니다."

"어떤 기준이요?"

"물린 상처로 생긴 감염은 배제됩니다. 인간에 의해서건 동물에 의해서건 말입니다."

입 안에는 반코마이신이나 달바 같은 항생제가 듣지 않을 수도 있는 다양한 박테리아가 서식한다(일부 의사들은 고양이에게 물린 상처를 개에게 물린 상처보다 위험하다고 여긴다. 고양이의 이빨이 더 날카로워서 뼈까지 뚫릴 가능성이 더 크기 때문이다). 어원이 한쪽 눈썹을 치켜 올리며 여자친구를 바라보았다.

"물기도 했던가? 엄청나게 핥기는 했지. 하지만 분명…."

어윈의 여자친구가 휴대전화를 내려놓고는 한숨을 쉬었다.

"물지는 않았어요, 선생님."

나는 고개를 끄덕이며 어윈에게 동의서를 건넸다. 1~2분 후에 그는 서명하지 않은 채로 동의서를 내게 돌려줬다.

"역할극을 해보죠. 제가 환자 할게요."

"실제로 환자죠."

나는 그에게 사실을 일깨워줬다.

"역할극 참 좋아해."

여자친구가 혼잣말처럼 중얼거렸다. 내가 의대생이었을 때 이렇게 행동했던가? 어윈이 일주일에 100시간씩 일하고, 선배들에게 힐난을 받고, 며칠씩 잠을 못 자면서 일 년을 보낸 후에는 어떻게 달라져 있을지 상상해보았다. 인턴 기간은 나를 완전히 바꿔놓았다. 그건 어윈도 마찬가지일 것이다.

"임상적 균형equipoise은 충족된 거죠?"

어윈이 장난스럽게 물었다. 학생이 교수를 심문하는 역할의 역전이 즐거운 듯했다. 그가 임상적 균형이라는 단어를 사용한 자신을 자랑스러워한다는 것을 알 수 있었다.

"그게 가장 중요하죠."

어윈이 진지한 척 말했다. 그가 이야기한 임상적 균형이란 임상시험을 해보려는 다양한 치료법의 효과를 비교했을 때 불확실한 상태를 지칭했다. 임상적 균형이 성립될 때 무작위로 배정된 임상시험에 등록한 어떤 사람도 고의로 열등한 치료를 받지 않게 된다.

"그게 필수이기도 하고요"라고 그가 덧붙였다.

"연구 윤리를 잘 아는 모양이군요"라고 내가 말했다.

어윈은 여자친구를 바라보고는 다시 나를 쳐다봤다.

"조금 알죠."

우리가 이야기를 나누는 동안 미시시피 머드가 천천히 그의 링 거액으로 떨어졌다. 어윈이 말을 이어갔다.

"임상적 균형이 성립되지 않으면 임상시험을 해서는 안 되죠. 환 자에게 온당한 일이 아니니까요."

어윈은 여자친구 앞에서 멋있어 보이려고 애썼지만, 효과가 있 는 것 같지는 않았다. 나는 환자복이 아닌 흰 의사 가운을 입고 회 진을 하며 의학 지식을 던지는 자신감 넘치는 의사로서의 어윈을 상상해보기 시작했다.

"사실 나는 의과대학 1학년생들에게 의학 윤리를 가르치고 있 습니다."

"그래요?"

"임상적 균형의 문제점에 대해 알고 있습니까?"

어윈이 고개를 저었다.

"다르게 질문해보도록 하죠. 임상적 균형의 한계를 알고 있습 니까?"

"모릅니다."

나는 즉흥 강의에 얼마나 시간을 쓰고 싶은지 마음을 정하려 애 쓰면서 물었다.

"음, 임상적 균형을 누가 정해야 할까요? 전문가 집단? 그럼, 그들은 누가 선정하죠? 그리고 불확실성을 어떻게 정의해야 할까요?"

"흠."

"명백한 기준처럼 보이지만 그렇지 않습니다. 의견이 다른 전문가는 몇 명이어야 할까요?"

"두 명?"

어원이 되물었다.

"대답을 바라고 한 질문이 아니었어요."

나는 동의서를 다시 건넸다.

"이 임상시험의 경우 약의 효과가 불확실하기는 하지만 임상적 균형이 성립됐는지는 잘 모르겠군요."

"알겠습니다."

어원과는 논의하지 않기로 한 임상적 균형의 또 다른 문제는 임상시험의 조기 종료를 조장한다는 점이다. 임상시험 도중에 데이터 검토 위원회에서 A 치료제가 B 치료제보다 낫다고 판단하면 임상시험을 중지시킬 수 있다. 그렇게 되면 결과가 부정확해진다. 나도 예전에는 임상적 균형에 찬동했지만, 그 기준의 뚜렷한 문제점을 알게 됐다.

"다시 동의서를 확인해볼게요"라고 어원이 말했다. 잠시 후 "약물 임상시험이라고 하셨죠?"라고 어원이 말하는 순간, 복도 건너편의 잭슨이 내 눈에 들어왔다. 휠체어에 앉은 그의 곁에는 한 여성과 어린아이 둘이 있었으며, 간호사가 그의 활력 징후를 측정하려 하고 있었다. 내가 어윈에게 동의서를 건네는 동안 잭슨은 검정 패딩 재킷을 벗고 옆구리에서 작은 금속 산소 탱크를 분리했다. 콜리스틴은 잭슨의 초기 감염을 중단시켰지만, 결코 그를 완치시켜주지는 못할 것이다. 그는 처음 봤을 때보다 10년은 나이가 들어 보였다. 그의 눈은 내 눈처럼 피로해 보였다. 그는 나를 보자 윙크를 했다. 나는 손을 흔들어주며 입 모양으로만 "잠깐만요"라고 말했다. 어윈과 나는 동의서를 한 줄 한 줄씩 마지막 장까지 함께 검토했다.

"참여해준 대가로 임상시험이 끝날 때 200달러짜리 직불카드를 줄 겁니다."

"뭐 때문에요?"

"감사의 표시로요."

어윈의 초록색 눈이 반짝였다.

"네, 알겠습니다!"

시작될 듯 말 듯 예측하기 힘든 연구 진행 속도는 내가 자주 애를 먹는 문제이지만 이제 정말 연구에 탄력이 붙은 듯한 느낌이 들었다. 환자 세 명이 연달아 임상시험에 등록해준 덕택이었다. 어윈은 동의서에 서명한 후 내게 되돌려주었다. 그러고는 그 돈을 어떻게 써야 할지 여자친구에게 물었다.

"아, 신난다."

내가 병실에서 나가는 동안 어윈이 외치듯 말했다. 여자친구도 맞장구를 쳤다. 나는 어윈의 동의서를 가운 속으로 밀어 넣은 뒤 보호복과 일회용 장갑을 집어 들고 잭슨을 보러 갔다.

소렌

어원의 열의에도 불구하고 그와의 대화는 개운하지 않았다. 아마도 그가 동의 절차에 그리 진지한 태도를 보이지 않았었기 때문이거나 그의 참여 결정에 돈이 영향을 미쳤을지 모른다는 느낌 때문이었을 것이다. 미리 정해둔 방침에 따라 달바의 역사와 임상시험의 예상 결과에 관해 설명하는 동안 그는 마치 강의에 지루함을 느끼는 학생처럼 무표정한 얼굴이었다. 돈을 위해 임상시험에 등록하는 환자도 있다는 게 유감스러운 현실이었지만 그래도 충분한 정보에 근거한 동의를 받아야만 했다. 그런데 돈이 그 점을 모호하게 만들었다.

예전에는 금전적 인센티브가 논란이 되어서 내가 의대에 다닐 때 동기들과 함께 격렬한 논쟁을 벌이기도 했지만, 지금은 그것이 임상시험 피험자 모집의 통상적 방식이다. 제약회사들과 임상시험을 놓고 협의할 때 문제 조항 중 하나가 참여 지원자에게 지급할

금액이다. 모든 연구 대상자의 절반 이상이 참여의 대가를 지불받으며, 내 경험상 그것은 예외가 아니라 규칙이다. 어떤 이들은 금전적 거래가 지원자라는 용어를 무색하게 만든다고 주장한다. 그렇다면 연구 대상자가 되어주기로 한 사람들을 뭐라고 불러야 할까?

설문지를 작성해주고 추후 검진을 위해 다시 방문해주는 건 번거로운 일이다. 우리 병원의 경우 병원 근처에 주차할 곳을 찾는 데만 한 시간이 걸릴 수 있다. 그러므로 그들의 시간을 보상해주어야만 한다. 그러나 금전적 인센티브가 특정 집단, 특히 소외계층 환자들의 참여를 강제할 가능성이 발생한다. 그렇지만 미국의 연구자들은 적당한 인센티브의 지급이 특정 집단을 과도하게 또는 불공평하게 유인하지는 않으며 지원자 충원을 늘리는 데 효과적이라는 결과를 계속해서 얻었다. 나도 그런 연구 결과에 대체로 동의한다.

어원을 등록시킨 다음 날 나는 소렌 길릭슨을 만났다. 31세의 컴퓨터 프로그래머인 그는 3년 전 교통사고를 당해 대퇴골이 골절되었다. 그는 인근 응급실로 급히 이송되었고, 그곳의 정형외과 의료진은 왼쪽 다리의 수술에 들어갔다. 주요 정맥에 혈전이 생기는 유통성 청고종phlegmasia cerulea dolens(PCD)으로 다리가 부어오르고 청색으로 변하자 의사들은 그가 다리를 잃게 될지도 모른다고 걱정했다. 다행히 혈관외과 의사들까지 가세한 6시간의 수술은 성공적으로 끝났고 소렌의 담당의들은 빠른 회복을 기대했다. 하지만 그가 수술실에서 나온 직후부터 문제가 시작했다.

소렌은 간호사에게 절개 부위의 통증이 너무 심하다고 호소했다. 간호사는 대진의사에게 그 사실을 알렸고, 소렌의 상태에 대해 상세히 알지 못했던 2년 차 의사는 흔히 쓰이는 마약성 진통제인 옥시콘틴OxyContin을 처방해주었다. 통증은 가라앉았고 소렌은 그 날 밤 잠을 잘 수 있었다. 그러나 다음 날 아침 다시 통증이 오기 시작하자 그는 옥시콘틴을 다시 달라고 요청해서 복용했다. 그 다음 날 물리치료사가 운동을 시키기 위해 찾아왔다. 그녀가 병실에 도착했을 때 소렌은 통증을 느끼지 않았지만, 수술 집도의는 물리 치료가 아플 것으로 예상하고 미리 옥시콘틴을 주었다.

약은 효과가 있었다. 소렌은 통증 없이 걸어서 병동을 돌 수 있었다. 다음 날에는 옥시콘틴 2정과 그보다 더 강력한 진통제인 딜라우디드Dilaudid 1정을 처방받은 덕이기는 했지만 계단도 올라갈 수 있었다. 퇴원하면서 소렌은 30일분의 진통제를 처방받아 집으로 갔다. 한 달 후 진통제가 떨어졌을 때 그는 의사를 찾아갔지만, 진통제 처방을 거부당했다. 다리가 다 나아서 처방을 연장할 이유가 없었기 때문이다. 하지만 소렌은 생리적으로 옥시콘틴 의존증이 생겼다. 약 기운이 떨어지면 심장이 두근거리기 시작했으며 고질적인 설사 증상도 나타났다. 그는 두 가지 마약성 진통제의 금단 증상으로 식은땀을 흘리며 무기력해졌고 음식을 먹을 수도 없었다. 그래서 소렌은 거리로 나갔다.

그가 원하는 것을 찾는 데는 1시간도 채 걸리지 않았다. 그는 그렇게 미국 전역에서 발생하고 있는 사태로 빠져들었다. 2000년 이후 옥시콘틴 같은 마약성 진통제를 처방 받은 후 과다복용으로 사망한 미국인이 20만 명에 이른다. 심지어 소렌처럼 헤로인에 손대는 사람들의 4분의 3 이상이 처방용 진통제가 그 시작이었다.

우리 병원 응급실에 들렀을 때 소렌은 이미 중증의 마약 중독자였다. 가장 먼저 눈에 띈 것은 그가 굵고 검은 머리카락을 쓸어넘길 때 오른손을 떠는 모습이었다. 그는 왼쪽 팔뚝 전체에 피부염이 있었으며, 노란색 시폰 같은 눈은 거의 뜨지도 못했다. 얼굴은 수척했고 거미줄처럼 얽힌 자주색 핏줄이 얇고 창백한 피부 아래로 다 보였다. 소렌은 일광화상을 입은 뱀파이어처럼 보였다. 나는 곧바로 그의 팔꿈치 바로 아래에 있는 커다란 붉은 발진부터 진찰했다.

"아파 죽을 것 같아요."

내가 들여다보는 동안 그가 말했다. 소렌은 다른 환자들처럼 반코마이신을 처방받지 않았다. 대신 유나신Unasyn이라는 상표명으로도 알려진 복합 항생제 암피실린-설박탐ampicillin-sulbactam을 처방받고 있었다. 암피실린은 1960년대 초에 개발된 페니실린계 항균제다. 이후에 효능을 강화하기 위해 박테리아 효소 억제제인 설박탐과 배합되었다.

"아파요. 제기랄, 더럽게 아프네."

소렌이 말했다. 그의 탁한 목소리는 응급실의 시끌벅적한 소음 속에서 알아듣기 힘들었다. 내가 감염된 부위의 고름을 짜내려고 누르자 그가 찡그렸다.

"그만! 아, 그만."

그가 외쳤다.

"미안합니다."

내가 손을 떼며 물었다.

"감염이 나타난 지 얼마나 됐죠?"

"이틀쯤 됐을 거예요. 어쩌면 일주일쯤?"

유나신은 효능이 뛰어난 약이지만 MRSA 같은 몇몇 공격적인 슈퍼버그들을 죽이지는 못한다. 나는 소렌에게 그 사실을 알려주거나 치료에 개입할 윤리적 의무가 있는지 생각해봤다. 나는 그의 담당의가 아니라 연구자였고 진료와 실험 사이에는 경계가 있기 때문이다. 나는 좋은 일이건 나쁜 일이건 환자들에게 일어난 일들을 기록하는 중이었지만 그의 고통이나 그의 팔뚝 전체로 빠르게 번질 발진을 외면하고 싶지도 않았다.

"제가 임상시험을 하고 있는데, 환자분도 참여할 자격이 될 것 같습니다. 담당의와도 이야기해야 하지만요."

"할게요"라고 소렌이 대답했다.

"팔 좀 그만 누르고요."

소렌은 소리치며 발치에 놓아둔 검정 배낭에서 펜을 꺼냈다.

"어디에 서명하면 되죠?"

소렌의 열의에 나는 잠시 멈칫했다. 어윈처럼 그도 지나친 열의를 보였다. 연구에 대해 전혀 모르면서 말이다. 그를 내버려 두기를 바라는 마음에서 동의한 게 아닐까 의심스러웠다.

"몇 가지 검토할 사항이 있습니다. 지금 해도 되고 나중에 해도 됩니다."

나는 다시 와도 된다고 했지만, 소렌은 손을 저었다.

"지금 하시죠."

작은 동작을 할 때마다 소렌의 두 손이 떨렸다. 목소리는 차분했지만 그는 금단 증상의 극심한 고통을 겪고 있었다. 그가 충분한 정보에 근거한 동의를 해줄 수 있는 상태인지 확신이 들지 않았다.

"괜찮겠어요?"

"그럭저럭요."

소렌은 숨을 깊이 들이쉬며 눈을 뜨려고 애를 썼다.

"통증을 없애줄 약 좀 줄 수 있어요?"

그의 손톱에는 때가 끼어 있었으며 바지는 안쪽 솔기 근처가 길게 찢겨 있었다. 소렌의 숨결에서 암모니아 냄새가 났다. 신부전의 징후일 수 있었다. 우리가 대화를 나누는 동안 그는 동공이 풀린 상태로 내 눈을 흘깃흘깃 쳐다봤다. 그를 살펴보는 동안 나는 동정심과 좌절감 등 복잡한 감정을 느꼈지만 슬픈 마음이 가장 컸다. 소렌은 그를 놓아주지 않는 약물에 잡혀서 기진맥진한 상태였다.

"환자분의 통증과 항생제에 대해서 담당의와 이야기해보겠습니다"라고 나는 대답했다.

"고마워요."

"이 임상시험에서는 추후 검진도 받아야만 합니다. 지금부터 2주 후와 6주 후에요. 열심히 참여해줘야 합니다."

"좋아요."

"하루를 어떻게 보내나요?"

내가 물었다.

"학생인가요?"

"예전에는 그랬죠."

나는 책상 앞에 앉아 컴퓨터 자판을 두드리는 기운차고 행복한 과거의 소렌을 상상해보려고 애썼다.

"지금은요? 무슨 일을 하나요?"

내가 어색하게 물었다.

"아무 일도 안 해요."

내가 동의서를 가리키며 말했다.

"동의서를 검토하기 전에 참여자 선별을 위한 질문을 몇 가지 해야 합니다."

"그러시죠."

"담배 피우세요?"

"아뇨."

"술은요?"

"아뇨"

"알레르기는요?"

소렌은 가는 팔을 들어 병원에서 발급한 손목밴드에 쓰인 '설파'라는 단어를 보여주었다.

"설파계 약을 먹으면 어떻게 되나요?"

"피부가 벗겨지거나 벗겨지려 하죠."

종종 설파계 항생제는 피부에 물집이 잡히고 녹아내리는 끔찍한 부작용인 스티븐스-존슨 증후군Stevens-Johnson syndrome을 유발한다. 제조사인 매센길사가 전혀 알아채지 못한 부작용이었다. 환자들은 처음에는 약한 독감 같은 증상을 보이다가 화상 병동에 가게 된다.

"설파계 약을 먹으면 안 되는군요"라고 내가 말했다.

"몇 가지만 더 질문할게요. 거의 끝났어요."

"천천히 하세요."

"마약을 합니까?"

"네."

"불법 마약이요?"

"어떤 거 말이죠?"

"주사제 마약을 합니까?"

그의 얼굴에 미소가 번졌다.

"할 수 있을 때는요."

"최근 일주일 내에도요?"

그가 시계를 보며 물었다.

"오늘이 무슨 요일이죠?"

"수요일입니다."

"그렇다면 했네요."

"잠시만요."

나는 그의 옆에 놓인 차트를 들어 살폈다. 소렌이 응급실에 들어왔을 때 활력 징후를 측정했던 초진 간호사는 당시 체온이 38.7℃였다고 기록해놓았다. 주사제 마약을 사용하는 상황에서 열은 생명을 위협하는 혈류 또는 심장 감염을 나타낼 수 있으며, 내가 조사하려는 피부 감염과는 다른 치료가 필요하다. 잠시 후 나는 그에게 말했다.

"미안합니다만, 환자분은 제외 기준 중 하나에 해당하는군요."

"네?"

"임상시험에 등록할 수 없다는 뜻입니다."

그가 고개를 저었다.

"아쉽네요."

소렌의 감염은 그가 깨달은 이상으로 심각했다. 나는 의료체계가 이 남자를 다시 저버리지 않았으면 했다. 소렌은 팔꿈치를 내려다보고 나서 나를 올려다보며 물었다.

"여기 문질러도 괜찮죠? 이제 진짜로 아파요."

"네."

나는 나직하게 한숨을 내쉬며 대답했다. 나는 소렌의 왼쪽 어깨를 손바닥으로 둥글게 쓸어주며 마약 중독자가 되기 전 부산한 사무실에서 즐거이 자판을 두드리고 있었을 그의 모습을 계속 상상했다.

"담당의를 찾아보도록 하겠습니다. 다른 치료를 해봐야만 하겠네요."

두 시간 후 소렌은 진정제를 맞고 다시 수술실에 들어갔고 수술팀은 감염된 그의 팔꿈치를 조심스럽게 닦아냈다.

도니

"첫 번째 건물과 충돌할 때 바로 알겠더라고요"라고 도니 알렉사키스가 말했다. 그는 응급실의 침대에 누워서 오른쪽 팔뚝을 벅벅 긁으면서 말했다.

"사고일 리가 없지. 맑은 날인데 그럴 수가 없잖아요?"

50대 후반인 도니는 얼굴 전체에 거미줄처럼 얽힌 정맥이 드러나는 모세혈관 확장증을 보였다. 내가 소렌과 헤어지고 난 직후 그를 만났을 때 그는 뉴욕 자이언츠의 회색 티셔츠와 흰색 운동복 바지를 입고 있었다.

"즉시 비명이 나오더군요."

그는 9 · 11 테러의 악몽이 그에게 어떻게 닥쳤는지 계속 들려줬다.

"그러고 나서 미친놈처럼 집안을 뛰어다니며 장비, 안전화 등 눈에 보이는 대로 챙겼어요."

다음 날 아침 그는 현장으로 갔다. 뉴욕시 소방관으로 22년간 근무했던 도니는 세계무역센터 쌍둥이 빌딩이 공격 받았던 9월의 그 화요일 아침 켄터키 산속에 있는 집의 테라스에 앉아 은퇴 직후의 생활을 즐기고 있었다.

"전·현직 소방관 모두 소속 소방서로 나오라고 했어요."

도니는 연기가 자욱한 빌딩 잔해에서 멀지 않은 베시 스트리트에 마련된 지휘본부에 배치되어 뉴욕 소방청 차장의 연락 담당자로 일하기 시작했다. 퇴직 후 느닷없이 호출 받은 도니는 곧바로 12시간 교대 근무를 하며 뉴욕 소방국이 뉴욕 경찰청과 긴밀히 협조할 수 있게 했다.

"현장에 있는 동안 독성 물질을 엄청나게 들이마셨어요. 그때는 몰랐는데 벤젠을 흡입했다고 하더군요."

그 후 우리는 도니가 흡입한 공기에 대해 많은 사실을 알게 됐다. 화재와 빌딩 잔해에서 뿜어져 나온 연기에는 약 70가지 발암 물질이 있었고, 15년 이상 세월이 지난 지금 현장 구조자들에게 뇌암, 방광암, 유방암을 비롯한 각종 암이 나타나고 있다. 그 연기에는 납과 수은 같은 중금속과 함께 석면 섬유와 벤젠 같은 휘발성 화합물이 포함되어 있었다.

"무슨 일이 벌어지고 있는지 나는 전혀 몰랐습니다. 우리 중 어느 누구도요."

그가 계속 팔을 긁으면서 말했다. 도니 외에도 5만 명 이상의 구조대원들이 그 후 몇 주 동안 유독 화학물질에 노출되었다. 그들 다수가 암 외에도 대부분 치료가 불가능한 진행성 만성 신체적, 생리적 증상에 끊임없이 시달렸다. 현장 구조대원이었던 한 부자는 몇 개월 간격으로 그라운드 제로(핵무기가 폭발한 지점 또는 대재앙의 현장 혹은 9·11 테러로 파괴된 세계무역센터가 있던 자리를 지칭하는 말로도 사용된다-옮긴이) 관련 암으로 사망했다.

9·11 테러 후 유독 화학물질로 인한 첫 사망자였던 경찰관 제임스 자드로가James Zadroga의 이름을 딴 자드로가 법이 2010년 통과되면서 생존 구조대원들을 모니터하고 치료해주기 위한 세계무역센터 건강 프로그램World Trade Center Health Program이 설립됐다. 도니가 건강에 큰 이상이 있음을 알게 된 것도 그 프로그램을 통해서였다.

"전화 한 통으로 세상이 바뀌었죠"라고 그가 말했다.

"통화 내용은 자세히 기억나지 않지만, 피가 안 좋다는 게 요지였어요. 그들은 나를 불러서 더 많은 검사를 받게 했어요. 온갖 검사를 받게 하더니 백혈구 수치가 몹시 높다고 하더군요."

골수 조직검사 결과 백혈병이라는 진단이 확정됐다.

"돌이켜 생각해보면…."

도니가 회상에 잠겨 말했다.

"군대를 동원해야 했어요. 방호복을 입은 사람들을 데려와야 했다고요. 하지만 그랬다면 나라가 공황 상태에 빠졌겠죠. 폭동이 일어났을 거예요. 어쩔 수가 없었겠지만, 만약 그랬다면…."

도니가 말끝을 흐렸다.

"몸이 너무 약해졌어요."

도니는 자신의 손가락을 가리키며 말했다.

"고작 종이에 베인 상처 때문에 병원에 오게 되다니."

도니는 긁기를 멈추고 다른 손가락의 두 배 크기로 벌겋게 부어오른 검지를 내게 보여주었다. 금방이라도 터질 듯한 소시지 같았다. 나는 소렌에게 했던 것처럼 고름을 짜내려고 부드럽게 그의 손가락을 눌렀다. 단지 종이에 베였을 뿐인 작은 상처도 백혈병 환자에게는 큰 문제를 초래할 수 있다. 화학요법으로 면역 체계가 파괴되어 작은 상처도 박테리아 침입 통로 역할을 할 수 있기 때문이다.

"내가 예전에는 그리스 신처럼 건장했는데 지금은 빌빌거리는 그리스인일 뿐이에요."

도니가 현자 같은 미소를 지으며 말했다. 환자들이 믿거나 말거나 내가 그들에게 늘 하는 말을 되풀이하며 청진기를 꺼냈다.

"우리가 낫게 해드릴 겁니다."

간호사와 당직의가 근처에서 서성거렸다. 나는 그들에게 양해를 구했다.

"과산화수소수를 부었는데 감염이 더 심해지기만 했어요, 훨씬 더"라고 도니가 말했다. 그가 쓴 치료법은 플레밍이 그토록 문제가 있다고 판단했던 방법이었다. 소독약은 그때도 효과가 없었고 지금도 효과가 없다.

"통증이 너무 심해져서 응급실로 왔어요."

"잘하셨어요."

"종이에 벤 상처가 이렇게 됐어요! 이게 믿어져요?"

"한 번 더 살펴볼게요."

나는 도니에게 벤젠에 어느 정도 노출됐는지 더 자세히 물어보았다. 그는 온갖 종류의 유독 화학물질에 노출됐었다. 그런데 어떻게 의사들은 벤젠을 주요인으로 지목했을까? 도니는 현미경으로 관찰된 골수의 모양과 관련이 있었을 거라고 했지만, 전적으로 확신하지는 못했다. 백혈병 진단을 내린 후 담당의는 화학요법과 최종적으로는 조혈모세포 이식을 권했다.

"의사가 지중해 지역 사람에게 이식을 받으라고 하더군요. 생각 좀 해봐요. 내가 그런 걸 어떻게 알겠어요?"

"요청할 수 있는 사람이 있었나요?"

"여동생에게 넌지시 말했죠. 동생이 구강 점막 검사를 했죠. 어떻게 됐을 것 같아요? 완벽히 일치했죠!"

"정말 잘됐네요."

나는 여전히 그의 손가락을 응시하며 말했다.

"이식 수술은 잘 됐나요?"

"피부가 맞지 않았어요"라고 그가 대답했다. 도니가 다시 팔뚝을 긁었다.

"이식편숙주 반응이라나 뭐라나. 동생이 그렇게 앙갚음을 하더라고요."

여동생의 골수를 주입해 조혈모세포 이식 수술은 성공적으로 이루어졌지만 새로운 골수가 숙주를 공격한 것이다. 그의 피부 안에서 이질적 세포들이 이전 세포들과 싸우면서 분출하는 물질로 인해 도니는 참을 수 없는 가려움에 시달렸다.

"무지막지했죠"라고 도니가 덧붙였다. 이식편대숙주병graft-ver-

*sus-host disease*은 치명적일 수 있다. 내 환자 중 여러 명이 이로 인해 사망했다. 하지만 나는 그 사실을 언급하지 않았다. 우리 병원에서 치료를 잘 받게 될 거라는 이야기만 다시 했다.

"경이로운 일이 일어나는 병원!"

도니는 쾌활하게 우리 병원의 구호를 흉내 냈다. 조혈모세포와 벤젠, 자드로가 법, 텔레비전 프로그램 〈데일리 쇼〉의 오랜 진행자인 존 스튜어트에 관한 이야기를 나누고 나서야 도니에게 동의서를 건넸다. 그가 쉽게 거절할 수 있게 단어에 신경 쓰면서 나는 "여기 서명하시면 됩니다"라고 말했다. 그는 미소를 지으며 동의서를 내려놓았다.

"약도 먹고, 서류에 서명도 하겠습니다. 선생이 원하는 건 뭐든."

나는 지금 단계에서는 정보만 수집할 뿐 아직은 약을 투여하지 않을 거라고 설명했다.

"그냥 관찰만 할 겁니다. 환자분의 상태가 어떤지 살펴보고 싶거든요."

"나도요."

"제 말은…."

그는 손짓으로 내 말을 막으며 미소를 지었다.

"무슨 말인지 압니다."

도니는 동의서에 서명한 뒤 내게 돌려줬다. 그리고 이렇게 덧붙였다.

"나는 화학요법제를 복용하고 있습니다. 약 이름이 'B'로 시작하던데."

그가 말한 약은 보르테조밉Bortezomib이었다.

"한 달 약값이 3,000달러나 되는데 정부에서 부담해주고 있습니다. 믿기나요?"

"당연히 그래야죠."

잠시 후 도니는 부어오른 손가락을 보며 말했다.

"우리는 파리 떼처럼 죽어 나가고 있어요. 소방관, 지방 경찰관, 주 경찰관들이요. 후회는 없어요. 단지 유감이 있다면 아내에게 이런 일을 겪게 하는 것뿐입니다."

도니가 이야기하는 동안 나도 아내와 어린 두 자녀를 생각했다. 나도 도니처럼 희생할 수 있었을까? 나도 테러리스트의 공격 소식에 퇴직했는데도 가운과 청진기를 급히 챙겨 들고 나왔을까?

그날 위험에 뛰어든 사람이 도니만은 아니었다. 9월 11일 톰 월시는 워싱턴 DC에서 새벽 3시 15분 뉴욕행 기차를 타고 81번가와 5번가에 있는 스탠호프 호텔에서 개최된 신약 개발 콘퍼런스에 참석했다. 9시가 조금 못 된 시각 누군가가 콘퍼런스장으로 텔레비전을 밀고 들어오며 강연을 중단시켰다.

"모두 이걸 보셔야겠습니다."

1시간 30분 후 월시는 세계무역센터의 두 번째 건물이 무너지는 광경을 보고 자리에서 일어나 외쳤다.

"도움이 필요하겠네요. 저와 함께 가실 분 있습니까?"

그는 세 명의 동료와 함께 밖으로 달려 나와 버스 운전사를 설득해 도심으로 갔다. 30분 후 그는 뉴욕대학 메디컬 센터 근처에 마련된 임시 응급실을 지휘하며 연기 흡입, 눈의 찰과상, 골절로 실려 온 환자들을 치료했다. 9·11 테러 후 그와 도니는 서로 불과 몇 킬로미터 떨어진 곳에서 혼돈 상태를 정리하려고 애썼다. 도니가 긁기를 마쳤을 때 나는 그의 손을 맞잡고 말했다.

"저희가 선생님께 큰 빚을 졌습니다. 참여해주셔서 감사합니다."

"그런데 말이오."

내가 문 쪽으로 향하는데 그가 말했다.

"내가 안전화를 챙겨서 현장에 가지 않았다면, 그냥 집에 있었다면, 나 자신을 견딜 수 없었을 거요. 수치심으로 죽었을 거요."

레미

도니의 병실에서 나올 때 주머니에서 진동이 느껴졌다. 톰 월시가 보낸 문자 메시지였다.

"긴급 사항! 연구실로!"

무슨 일일지 이리저리 머리를 굴려보았다. 환자 중 한 명 때문일까? 아니면 그의 가족 일? 어디가 아픈 걸까? 월시는 자신을 너무 혹사시켜서 종종 병이 나고는 했다. 과로로 입원한 적도 있었다. 우리가 함께 일하기 시작한 직후에 그는 폐렴으로 거의 죽을 뻔하기도 했다. 그때 그가 병상에서 혹시 죽더라도 감염 질환으로 죽지는 않겠다고 농담을 했던 기억을 떠올리며 나는 응급실을 가로질러 나와 그의 연구실이 있는 4층까지 계단을 뛰어 올라가면서 짧은 기도를 했다. 나는 노크를 하고 대답이 들려오기도 전에 문을 벌컥 열었다. 그는 두 손으로 입을 막고 책상 앞에 앉아 있었다.

"무슨 일이에요?"

월시가 컴퓨터 화면에서 고개를 들고 말했다.

"이메일을 확인해봐."

월시는 늘 이야기를 나누기 전에 문자와 이메일로 중요한 정보를 보내두었다. 휴대전화를 내려다본 나는 그가 방금 전달한 메일이 있음을 확인했다. 그가 보낸 문자와 마찬가지로 "긴급 사항"이라는 제목이 달려 있었다.

독일의 한 가족이 진균에 감염된 병든 딸을 도와달라고 월시에게 연락을 해왔다. 소녀는 도니와 마찬가지로 급성백혈병 진단을 받았고 막 5차 화학요법을 마쳤다고 했다. 치료가 효과가 있어서 암세포는 완전히 제거됐다. 하지만 면역 체계도 파괴되어서 그녀는 감염에 취약한 상태가 됐다. 예상된 항암제의 부작용이었지만 생명이 위협받을 수 있었다. 그녀 또한 종이에 베인 상처로도 위중해질 수 있었다. 레미의 부모는 딸이 심한 요통에 소변을 보지 못한다고 설명했다. MRI(자기공명영상) 검사에서 큰 덩어리 같은 게 보였고 척추 조직검사 결과 사프로케테 클라바타*Saprochaete clavata*로 밝혀졌다. 진균은 퍼지는데 담당 의사들은 이를 저지할 방법을 알지 못했다.

"저희를 도와주시겠다고 말씀해주셔서 감사합니다, 월시 박사님. 저희는 딸을 구하기 위해서라면 뭐든 할 겁니다."

이메일은 그렇게 끝을 맺었다. 척추의 진균 감염은 나와 월시의 전문 분야였고, 우리는 이 주제로 많은 논문을 발표했다. 때문에 이 가족이 월시를 소개받은 건 놀랄 일이 아니었다. 하지만 진균의 이름이 기이했다. 월시는 어땠는지 모르겠지만, 나는 그 이름을 한 번도 들어본 적이 없었다. 수년에 걸친 수련의 과정에서 한 번도 언급된 적이 없는 진균일 뿐만 아니라 치료가 가능한 건지도 확신할 수 없었다. 나는 고개를 들어 월시의 눈을 바라보며 말했다.

"낯선 진균이네요."

월시가 얼굴을 찡그렸다. 그가 소녀의 고통을 몸으로 느끼고 있음을 알 수 있었다. 그는 임상의 대부분이 느끼는 이상으로 환자들의 극심한 고통과 부모들의 슬픔을 고스란히 느꼈다. 세계 반대쪽에 있는 환자라도 마찬가지였다. 내가 이메일을 검토하는 동안 월시는 내게 그 진균 감염의 기본 사항을 알려줬다. 그에게는 익숙한 진균이었으리라는 걸 알았어야만 했다. 그는 예전에는 사람이 사프로케테 클라바타에 감염되는 일이 드물었는데 최근에는 특히 면역력이 떨어진 환자를 은밀히 위협하는 원인으로 등장했다고 설명했다. 이 진균 감염을 치료할 표적 치료제를 개발하는 데에 관심을 둔 제약회사가 하나도 없다는 건 놀라운 일이 아니었다. 놀라운 건 이 진균 감염이 증가하고 있다는 사실이었다. 2011년 가을부터 2012년 사이에 프랑스 내의 발병 사례가 30건에 달했다. 나는 그 사례들에서 발견되는 공통적인 요인을 생각하려 애썼다.

"거의 모두가 백혈병 환자야"라고 월시가 말했다.

"설마 유행성인 거예요?"

우리 두 사람 모두 그 단어가 암시하는 바를 알고 있었다. 진균 감염의 유행은 드물었고, 그럴 때면 우리 팀은 행동 개시에 들어가 실험을 할 자원을 급히 마련했다. 우리는 시험관에 이어 토끼, 인간에게 신약을 신속히 써볼 수 있었다. 하지만 연구비가 많이 들어갔으므로 비용을 대줄 누군가가 필요했다.

우리가 처음으로 함께 했던 공동 연구는 미국 전역에서 발생했던 뇌와 척추의 진균 감염에 관한 연구였다. 발병 원인이었던 엑세로힐룸 로스타툼*Exserohilum rostratum*(토양과 식물에서 주로 발견되는 흑색 곰팡이로 사람에게 감염되는 경우는 드물고 감염되더라도 부비동염, 각막염, 국소적인 연조직염에 국한됐으나 2012년 주사액이 이 곰팡이에 오염되어 수백 명이 수막염에 걸리는 미국 역사상 최악의 약화 사고가 발생했다 - 옮긴이)이라는 곰팡이는 치료법도 확립되어 있지 않았으므로 어떤 약이 효과가 있을지 알아내는 것이 내 임무였다. 2012년 가을, 우리는 만성 요통의 완화를 위해 투여된 스테로이드 주사제의 오염으로 수천 명의 환자가 곰팡이에 노출됐다는 사실을 알게 되었다. 20개 주에서 수백 명이 수막염에 걸렸고 그중 64명이 사망했다. 매사추세츠주 프레이밍햄의 컴파운딩 약국(환자 개개인을 위한 맞춤형 처방제제를 만들어 치료 효과를 극대화하는 것이 컴파운딩 처방전이며 규정된 시설에서 그 처방전대로 제조해주는 약국이 컴파운딩 약국이다 - 옮긴이)의 부주의한 약사에게 스테로이드제 오염의 책임이 있음이 밝혀졌고 그는 살인 혐의로 재판을 받았다(하지만 그는 무죄로 석방됐다).

월시와 나는 《뉴잉글랜드 의학 저널》에 엑세로힐룸 로스타툼 사고에 관한 글을 실으면서 더 나은 치료법이 필요하다고 강조했다. 우리는 항진균제가 세 가지 계열뿐이며 수년간 승인받은 새로운 계열의 항진균제가 없다고 지적했다. 희소 질환의 치료제를 찾는 데는 사람들이 별로 관심이 없는 탓이다. 레미의 경우도 비슷했다.

그녀가 감염된 진균에도 치료법이 확립되어 있지 않았다. 나는 독일에 있는 레미의 담당의에게 전화를 걸었다.

우리는 곧 레미가 박테리아 감염을 예방하기 위해 항생제 시프로플록사신ciprofloxacin을 복용해왔음을 알게 됐다. 그건 도니가 처방받은 것과 같은 약으로 특정 형태의 박테리아 감염을 막아주지만 모든 박테리아를 막아주지는 않는다. 시프로플록사신은 많은 사람이 여행지에서의 설사를 예방하기 위해 가져가는 약일 정도로 가장 흔히 사용되는 항생제 중 하나다. 판매가 중단된 치명적인 항생제, 옴니플록스와 화학 구조가 거의 비슷하지만 말이다. 시프로플록사신은 전 세계의 의사들이 의지하는 믿을 만한 약으로 어디에나 있다. 사람들은 효과가 있으므로 시프로플록사신을 사용하는데, 그것이 문제를 야기했다.

어처구니없게도 시프로플록사신은 더 건강한 식육 및 가금육을 얻을 수 있다는 이유로 가축에게도 쓰였다. 동물에게 항생제를 무분별하게 쓰는 관행은 슈퍼버그 출현의 주요인 중 하나였다. 동물 안에 사는 박테리아들이 우리가 가진 최고의 약물들에 노출되면서 그것들을 피할 방법을 학습하는 까닭이다. 최근 18개 주에서 100명 이상에게 발병한 감염의 최종 원인은 예기치 않게도 강아지와 관련이 있는 것으로 밝혀졌다. 감염된 개들 거의 전부가 애완동물 가게에서 팔린 것들이었고, 최소 한 차례 항생제를 투여 받은 이 개들 속에 살던 치명적인 슈퍼버그가 새 주인에게 옮겨간 것이었다.

레미의 담당의들이 설명을 하는 동안 나는 메모지에 "시프로플록사신 중단?"이라고 써서 월시 쪽으로 밀었다. 그는 손가락 하나를 들어 그녀의 사례를 더 듣고 싶다는 의사를 밝혔다. 레미가 어떻게 감염이 되었는지 불분명했지만 우리는 곧 그녀가 4개월 동안 시프로플록사신을 복용했다는 사실을 알게 됐다. 기대한 대로 시프로플록사신은 박테리아 감염을 막아줬지만, 여전히 바이러스와 진균 감염에는 취약했다. 독일 의사들과 월시와 나는 진균이 연루되어 있는 지금 시프로플록사신을 계속 복용시킬지 45분 동안 더 논의했다. 대화가 잠시 끊긴 동안 나는 뉴욕에서 뮌헨으로 가는 비행편을 찾았다. 월시는 달력을 펼쳤다. 우리가 이런저런 치료법에 관한 아이디어를 나누는 동안 레미의 담당의들은 '왜 이런 일이 일어났는가?'라는 질문을 되풀이했다.

조용한 혁명

해답은 백혈병과 다른 항암 치료법의 근본적인 변화와 관련이 있다. 지난 몇 세대 동안 의사들은 수술과 방사선 치료, 화학요법을 조합해 사용해왔고, 생명을 구하려고 노력하다 보니 점점 공격적인 치료법을 쓰게 됐다. 나도 전년 기준보다 훨씬 강력한 항암 치료를 받는 환자들을 진료하는 게 일상이 됐다. 박테리아와 마찬가지로 암세포도 우리가 가진 최고의 약을 무력화하고 불활성화하도록 변이가 일어나 약물에 내성이 생길 수 있으며, 일부 환자는 화학요법의 독성 때문에 너무 아파서 치료를 계속 받지 못하게 되기도 한다. 우리 병원의 당직 의사는 계속 토하는 암 환자에게 급히 탈수 방지 조처를 해주기 위해 불려갈 때가 많다. 우리는 가능하다고 생각했던 이상으로 공격적인 치료를 함으로써 오히려 완치 가능성을 낮추고 있다.

레미의 골수는 가혹한 화학요법에 반응을 보였지만, 이로 인해

16살짜리의 몸이 어떻게 될지 알 수 없었다. 항암 치료가 감염에 저항하는 마지막 방어선인 백혈구 세포를 전멸시키는 바람에 환경 속의 미생물들이 에너지원으로 그녀의 몸을 점령하고 있었다. 우리는 전화 회의를 하는 동안 독한 항암 치료도 곧 효과가 없어질 조짐을 보여 그녀의 담당의들이 그녀를 살릴 다른 치료법을 이리저리 찾고 있다는 사실을 알게 됐다.

한 가지 선택지는 환자 자신의 면역 체계를 이용하여 암세포를 파괴하는 면역요법immunotherapy이다. 백혈구는 암적인 기형 단백질과 탄수화물을 이물질로 인식할 수 있다. 과학자들은 이런 탐지 능력을 활용해 악성 세포를 공격하게 할 방법을 궁리해왔다. 면역요법은 죽어가는 환자들에 대한 우리의 예상을 크게 바꾸어 놓았으며, 이 치료법을 개척해온 과학자들은 2018년 노벨상을 받았다.

면역요법은 암 환자의 생존 기간을 늘려주었다. 지미 카터 전 대통령도 2015년 악성 흑색종 말기 진단을 받았다고 발표했지만, 면역요법으로 몇 년째 생명을 연장해오고 있다. 하지만 이 새로운 치료법이 면역 체계를 망가뜨릴 수도 있다. 감염에 대한 인체의 반응은 빈틈없이 짜여 있어서 조금만 무너져도(설사 암과 싸우기 위해 그렇게 만들었더라도) 힘이 약해질 가능성이 있다. 그렇게 되면 슈퍼버그가 침입할 틈이 생긴다.

공격적 치료로 레미는 이미 감염에 취약한 상태가 되었고, 이보다 더 면역 체계가 무너진다면 치명적일 수 있었다. 면역요법은 그녀의 생명을 구해줄 수도, 생명을 앗아갈 수도 있었다. 전 세계의 임상의들과 가족들이 이 새로운 치료를 진행하겠다는 힘든 결정을 내리면서 암과 감염병, 두 분야의 전문가인 톰 윌시를 다급히 찾는 전화가 점점 늘어나고 있었다. 이전에는 질병 원인으로 알려지지 않았던 박테리아와 진균, 기생충이 갑자기 질병을 일으키면서 의사들은 어떻게 해야 할지 확신하지 못하고 있다. 그래서 그들도 윌시를 찾았다.

윌시가 레미의 담당의들에게 지시를 내리는 동안 나는 메모를 했다. 그가 전화를 끊었을 때 나는 고개를 저었다.

"새로 읽어야 할 논문들이 생겼네요."

사프로케테 클라바타라는 단어를 가리키며 나는 말했다. 나는 레미의 감염에 관해 지금까지 쓰인 모든 논문을 찾기 위해 도서관을 뒤질 계획을 세웠지만, 알고 보니 읽을 논문이 그리 많지 않았다. 레미의 의사들은 이미 불확실한 그 논문들을 샅샅이 분석했고, 그들을 안내해줄 전문가가 필요하다는 사실을 깨달은 것이었다. 그 논문들을 읽으면서 레미가 곧 감염으로 죽을 것이라는 사실만 분명해졌다.

보이는 위험과 보이지 않는 위험이 주위에서 소용돌이치는 가운데 임상 환경은 혼돈에 빠져 있었다. 우리가 낯선 박테리아 한 종류에 자원을 쏟아 붓는 동안 신경 쓰지 않았던 다른 박테리아들이 은밀히 힘과 민첩함을 키워가는 것이 마치 두더지 잡기 게임을 하는 형국이었다. 때로는 우리가 내부로부터의 위협을 무시하며 엉뚱한 방향을 보고 있는 것처럼 느껴졌다. 똑같은 위험이 토양 아래 파상풍 포자에 의해 제기되고 있는데 곡사포와 탱크로 격전을 벌일 궁리만 골똘히 하는 것 같았다.

월시와 나는 그 모든 상황을 이해하려고 노력하느라, 강해지는 폭풍을 피하게 해줄 연구지원서와 강의안을 작성하느라 많은 나날을 보냈다. 월시는 어떤 아이디어가 떠올라 흥분되거나 골칫거리일 수 있는 문제로 불안할 때면 베토벤의 음악을 틀어놓고 연구실을 서성이며 이런저런 아이디어를 던졌고 나는 그것들을 놓치지 않으려고 정신없이 받아 적었다. 그의 독백들은 내 머리로 정리하기까지 며칠 또는 몇 주가 걸렸고, 그것들은 슈퍼버그와의 싸움에서 우리가 조금이나마 공헌할 수 있는 토대가 되었다. 그래서 진전이 있었을까? 알 수 없는 날들이 대부분이었다.

아침 시간은 의학계 지형이 어떻게 바뀌고 있는지 이해하기 위해 의학잡지와 FDA 및 제약사들의 보도자료를 뒤적이는 데 쓰였

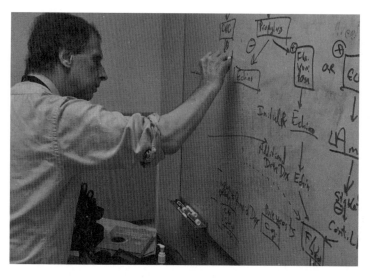

| 톰 월시

다. NIH에서 슈퍼버그와 맞서기 위해 비전통적인 치료법을 지원하겠다고 발표했을 때처럼 기념비적 뉴스가 있는 날도 가끔 있었지만, 대체로 변화는 미묘했고 종종 류마티스학이나 종양학, 혈액학 같은 다른 분야의 변화가 우리에게까지 작은 여파를 미치고는 했다. 예를 들어, 백혈병 치료 방식의 변화는 감염을 예방하고 치료하려는 이들에게 광범위한 영향을 미칠 수 있었다.

항암면역요법은 위험하기도 하지만 효과가 있을 때가 많다. 결정적으로 환자의 상태를 되돌릴 수 있다. 하지만 레미에게 효과가 있는 치료법이 도니에게는 효과가 없을 수 있으며, 몇몇 환자들은 한 알의 약으로 인해 합병증이 생겨서 내가 치료해준 적도 몇 번 있었다. 이런 유동성은 어떤 방법이 효과가 없음이 명확할 때 브레이크를 밟을 수 있다는 장점이 되기도 하지만 곤란한 점도 있다. 그래서 일부 종약학자들은 우리의 유전부호 자체를 변경하는 크리스퍼clustered regularly interspaced short palindromic repeats(CRISPR)라는 보다 영구적인 암 치료법을 추진해왔다. 내가 독일 소녀를 위한 보다 나은 치료법을 찾는 동안 몇 번이나 마주치게 된 방법이기도 했다.

크리스퍼는 DNA의 영구적 수정을 허용하는 21세기 최고의 과학적 발견이다. 문제가 있는 유전 물질은 영원히 제거될 수 있다. 암을 유발하는 유전자도 그냥 사라지게 할 수 있다. 크리스퍼는 놀라운 발전이지만 넘어야 할 기술적, 윤리적 장애물도 있다. 유전부호의 영구적인 조작은 인간이란 과연 무엇인가, 그 의미를 바꿔놓을 수 있다. 사람에게 토끼의 DNA를 삽입하는 건 그리 어렵지 않은 일이며 당사자의 동의 없이 그런 일이 벌어질 수도 있다. 연구자들은 그런 크리스퍼를 슈퍼버그를 물리칠 방안으로 탐색하기도 한다. 슈퍼버그의 약물 내성 유전자를 잘라내어 더는 위협이 되지 않을 정도로 약화시키면 될 것이다. 그렇다면 레미의 의사들은 톰 월시에게 전화할 필요도 없을 것이다. 사프로케테 클라바타가 자폭하도록 크리스퍼 메시지를 고안하기만 하면 될 테니 말이다. 하지만 그런 종류의 해결책은 몇 십 년 후는 아니더라도 몇 년 뒤에나 가능할 것이다.

좀 더 가까운 미래에는 크리스퍼가 약간 다른 방식으로 활용될 수 있을 것이다. 레미의 상태를 알게 된 후 나는 매사추세츠 공과대학의 합성생물학자인 티모시 루Timothy Lu의 연구에 대해 우연히 알게 되었다. 그는 슈퍼버그를 감지하는 진단 도구로 그리고 정확히 그것들을 죽일 치료 도구로 크리스퍼를 이용하고 있었다. 그는 내게 이렇게 말했다.

"분자 메스처럼 사용하자는 게 우리의 아이디어입니다. 크리스퍼를 이용해 약물 내성 대장균을 신속히 찾아내고 DNA 자이레이스DNA gyrase(미생물의 전사, DNA 재조합 및 복제 등에 필요한 효소로 이 기능을 저하하거나 억제할 경우 미생물의 성장에 치명적인 영향을 주므로 항생제 개발 연구에서 매우 중요한 표적 단백질이다-옮긴이) 같은 핵심 효소의 변이를 파악함으로써 의사들이 어떤 항생제가 효과가 있을지 알 수 있게 도와줄 수 있습니다."

분자 테스트로 가장 위험한 병원균과 무해한 균을 구분해줌으로써 의사들이 최선의 치료법을 선택하게 해주는 이것이야말로 정밀 의료precision medicine의 미래라고 그는 말했다. 레미의 감염을 무력화시킬 방법일 수도 있었다.

레미의 치료 방안들을 논의하는 동안 나는 그녀의 복잡한 상황에 대해 더 알게 됐다. 열이 나자 그녀에게 메로페넴meropenem이라는 항생제가 투여되었는데, 그래도 백혈구 수치가 증가하고 혈압이 떨어지고 불길한 감염 징후들이 계속 나타났다.

월시가 고개를 저으며 말했다.

"메로페넴은 올바른 선택이 아니야."

대다수 항생제와 달리 메로페넴은 항생제 분해 효소에 강한 저항력이 있어서 심한 감염에 가장 많이 사용되는 항생제 중 하나다. 박테리아는 우리가 가진 최고의 약들보다 한 수 앞서갔지만, 메로페넴은 예외였다. 한밤중에 아픈 환자에게 치료제를 주어야 하는데 진단이 확실하지 않을 때 나는 흔히 메로페넴을 썼다. 안전하고 효과적이며 그리 비싸지 않아서 대체로 항생제 관리자, 즉 불필요한 항생제 사용을 막기 위해 항생제 조제를 담당하는 의사나 약사를 설득할 수 있기 때문이다. 박테리아는 다른 항생제들을 분해할 효소들을 생성하는 법을 재빨리 배웠지만, 수년간 박테리아의 침투가 상대적으로 적었던 메로페넴은 믿을 만한 상비약이었다. 최근까지는.

문제는 2007년 11월, 59세의 스웨덴 남성이 인도로 여행을 가면서 시작됐다. 인도에 도착한 지 얼마 후 그는 골반 근처에 종기가 나서 입원했다가 뉴델리에 있는 한 병원으로 이송되어 수술을 받았다. 당뇨가 감염의 원인으로 생각됐다. 혈당 증가는 면역 체계의 손상을 가져오기 때문이다. 그런데 수술을 받은 지 몇 주 후, 환자에게 요로감염이 나타났다. 그 모두가 평범한 일이었다. 의사들은 이례적인 일이 벌어지고 있다고 의심할 이유가 없었으므로 그를 퇴원시켰고 그는 스웨덴으로 돌아왔다. 그러나 그의 소변에서 추출된 박테리아는 의사들이 한 번도 본 적이 없는 것이었다. 메로페넴을 파괴할 수 있는 효소를 가진 박테리아였다. 참담한 사태였다. 그건 박테리아가 환자와의 줄다리기에서 또다시 이기고 있다는 신호였다. 이 소식에 월시와 같은 연구자들은 재빨리 움직였다. 만약 박테리아가 메로페넴에 완전히 내성이 생긴다면 매년 수만 명이 죽을 것이다.

그 효소는 뉴델리 메탈로-베타락타마제-1 또는 NDM-1로 불렸다. 아무도 그것이 어떻게 나타났는지 또는 어디로 퍼질지 알지 못했다. NDM-1은 한 박테리아에서 다른 박테리아로 쉽게 이동할 수 있는 플라스미드plasmid라는 작은 DNA 조각에 의해 운반되는 것으로 밝혀졌기 때문이다. NDM-1이 퍼지려 하는데 우리는 그것이 어디로 갈지 알지 못했다. NDM-1에 관한 첫 번째 논문 저자들이 결론지은 대로 "항생제 처방이 제대로 통제되지 않는 나라에서 그런 플라스미드가 급속히 퍼진다면 걱정스러운 일이다." 3년 뒤 NDM-1은 미국에 도달했다.

월시와 내가 레미의 사례를 다시 논의하러 모였을 때 나는 그녀의 척추 종양이 더 커져서 걸을 수 없게 됐다는 소식을 들었다. 곧 마비가 올 것이다. 그녀의 담당의들도 긴장했고 나도 긴장했다.

"내게 한 가지 생각이 있어"라고 월시가 말했다. 그는 의사들이 거의 시도하지 않을 정도의 고용량으로 항진균제 세 가지를 쓰는 전략을 내놓았다. 그것은 지구 반대편에 있는 소녀를 구하기 위한 최후의 노력, 마지막 시도였다.

"약들이 서로 약효를 상쇄시킬 수도 있습니다."

나는 일부 항진균제가 다른 항진균제의 약효를 약화시킬 수 있다는 점을 지적했다. 그가 고개를 저었다.

"이 약들은 안 그럴 거야."

월시는 그의 시간이나 전문 지식에 대한 요금을 청구하지 않았다. 그것들을 자신의 사명으로 여겼다.

"우리가 낫게 해줄 수 있을 거야."

그는 내가 보여줄 수 없는 자신감을 보이며 말했다.

"나는 그렇게 믿어."

월시는 눈을 감고 얼굴을 찡그렸다. 이번에도 그가 환자의 고통을 그대로 느끼고 있음을 알 수 있었다. 나는 레미가 어떻게 백혈병에 걸렸는지 궁금했다. 무작위 변이 때문일까 또는 벤젠 같은 유독 화학물질에 노출됐기 때문일까? 아마 절대 알 수 없을 것이다. 월시는 가운을 집어 들고 내 등을 토닥이며 말했다.

"일하러 가지."

연구 경력을 쌓아가던 초반에 나는 월시처럼 세상을 보려고 애썼다. 그가 있는 자리에서는 시간이 늘어날 수도, 줄어들 수도 있었다. 그가 오직 자신만 이해할 수 있는 방정식을 도출해내기를 기다리며 지켜보는 고통스러운 시간이 길게 이어지고, 이어서 그가 불가능할 듯한 생각을 내게 이해시켜주거나 내가 포기한 문제의 해법을 알려주는 순간들이 짧게 찾아왔다. 그는 시간이 핵심이라는 이야기를 자주 했지만, 그의 세계에서 시간은 추상적 개념일 뿐이었다. 전혀 무관할 것 같은 동떨어진 상황들에 초점이 맞춰지면서 하나로 정리되고는 했지만 그러려면 무수히 많은 시간을 실험실 의자와 칠판, 외로운 병원 복도에서 보내는 노력이 필요했다.

그렇게 집중력이 강하고 단호한 사람과의 공동 연구는 때때로 버거웠다. 실험실에서 일찍 나가거나 학회에 불참하는 것은 우리의 임무를 위태롭게 하고 우리의 연구를 지연시킬 수 있었다. 그는 굉장한 책임을 지고 있었다. 레미는 그가 원격으로 관리해주는 많은 환자 중 하나일 뿐이었다. 그래서 그의 곁에 있을 때면 나도 그 무게를 느꼈다. 그는 레미의 담당 의사들에게 전화해서 어떻게 치료를 진행해야 할지 이야기해주었다.

"몇 시간 후에 다시 이야기합시다. 경과를 계속 알려주세요."

월시의 이야기를 들으면서 나는 그가 생각해낸 계획이 약간 바뀌었다는 것을 깨달았다. 그는 소녀를 위한 또 다른 치료 계획을 세우고 있었다. 나는 그의 책상에 놓인 "우리는 방어력이 없는 이들을 방어해준다"라는 글귀를 흘끗 쳐다봤다. 그 글귀가 내게 희망을 주었다. 그리고 우리 연구를 고귀한 일로 승화시켰다.

내가 이 길을 걷게 된 것은 하버드의대의 감염병 전문가인 폴 파머에게 감화를 받았기 때문이었다. 퓰리처상 수상 작가인 트레이시 키더Tracy Kidder는 그를 "세상을 치유해주는" 사람이라고 했는데, 그건 내 옆에 있는 남자에게도 적용되는 표현이었다.

결정의 순간들

　달바가 배달될 날짜가 다가오자 신약이 들어온다는 소문이 병원 주변에 퍼졌다. 미국에서 가장 건실한 원내 약국이 있음에도 불구하고 뉴욕 프레스비테리안 병원은 달바 같은 약을 가지고 있지 않았다. 호기심 어린 임상의들이 회의실이나 승강기 안, 구내식당에서 나를 불러 세우고 언제 달바가 도착하는지, 달바로 인해 상황이 어떻게 바뀔지, 왜 이렇게 오래 걸리는지 묻고는 했다.

　주요 병원에 임상시험용 약이 들어오는 것은 사소한 일이 아니다. 값싼 혈압약에서 값비싼 항생제에 이르기까지 모든 연구용 약은 임상시험 약국으로 보내지며, 그곳에서 임상시험 대상자 등록, 주문 입력 및 확인, 약의 준비와 분배를 책임진다. 약이 도착하는 즉시 담당자는 약의 보관 및 관리 방법을 교육받고, 약을 사용하기를 희망하는 의사는 승인된 제공자 목록에 이름을 올려야 한다. 그리고 그 약을 투약받을 환자의 동의서와 관련 등록 서류를 신청서와 함께 약국에 제출해야 한다. 달바는 엄격히 관리될 것이다. 보안 허가를 요청하는 것만큼 엄격할 것이다.

환자가 투약에 동의하면 약국은 환자의 담당 간호사에게 약을 내어준다. 약을 투여한 후에는 가려움증, 두드러기에서부터 스티븐스-존슨 증후군에 이르기까지 거부반응의 징후가 없는지 환자를 면밀히 모니터한다. 이는 지루한 과정이지만 꼭 필요한 과정이다. 효과적인 시스템이다.

달바 같은 신약이 들어오면 또 다른 문지기가 등장한다. 의사가 항생제를 처방하고 싶다면 항생제 관리자의 허가를 받아야 한다. 항생제 관리자는 사례를 검토하고 부적절해 보이는 요청을 거부한다. 이는 의사-환자 관계에 또 다른 복잡성과 잠재적 혼란을 더한다. 담당 의사는 요로감염에 시프로플록사신을 처방하겠다고 말했지만, 항생제 관리자는 아목시실린을 대신 권할 수도 있기 때문이다.

항균제 관리 프로그램은 수십 년 동안 존재해왔지만 지난 몇 년 사이에 환자 치료에 더 큰 역할을 하게 되었다. 항생제 관리자는 대개 감염 질환 전문의나 약사로서 그들의 소임은 항생제의 적절한 사용을 권장함으로써 슈퍼버그의 확산을 줄이는 데에 있다. 다음에 병원에서 항생제를 처방받는다면 항생제 관리자의 승인이 있었는지 물어봐야 할 것이다.

나도 수련의 기간에 항생제 관리자의 책무까지 맡아서 주말도 없이 밤낮으로 의사들에게 조언을 해주며 그들이 탐내는 항생제의 사용을 제한했다. 그것은 힘들기만 하고 생색도 낼 수 없는 일이다. 의사들이 정말 써보고 싶은 약을 못 쓰게 말리는 경우가 대부분이기 때문이다. 하지만 병원이 수만 달러를 절약하게 해주는 꼭 필요한 점검 절차다. 더 중요하게는 환자들이 불필요한 약을 먹는 일을 막아주는 제도다.

항생제의 사용은 이분법적으로 결정이 내려지지 않는다. 감염을 치료할지 말지의 문제가 아니다. 항생제를 투약할 때는 처방 기간을 줄이라는 압력이 거세다. 예를 들어, 내가 의과대학에 다닐 때는 세균성 폐렴의 치료에 8일이 걸렸지만, 레지던트 기간에는 7일이 걸렸다. 지금은 5일에 치료를 마치는 경우가 대부분인데, 최근 연구에서는 3일로 줄일 수 있다고 주장한다. 이런 변화는 항생제 관리자들이 수백만 건의 불필요한 처방전 발급을 막으면서 생겼다.

그러나 이런 노력은 의도하지 않은 결과도 낳았다. 항생제 관리자 제도는 항생제 투자를 억제하는 면도 있다. 신약 개발자들은 자신들의 비싼 신약이 대부분의 병원에서 사용이 크게 제한될 것이며 의사들이 요청 또는 간청해야 쓰일 수 있을 거라는 사실을 알고 있다. 제약회사로서는 승인을 요청할 필요 없이 매일 수년 동안 누구나 쓸 수 있는 약을 만드는 쪽이 수익성이 훨씬 높다.

뉴욕의 메모리얼 슬로언 캐터링 암센터의 감염병 전문의인 켄트 셉코위츠Kent Sepkowitz는 우리 분야의 이런 변화를 예리하게 묘사한다. 그는 《뉴잉글랜드 의학 저널》에 기고한 글에서 다음과 같이 말했다.

"이전에는 우리가 확고한 항생제의 옹호자로 동료들에게 일찍 감치 자주 항생제를 쓰라고 간청했다. 하지만 이제는 정반대로 항생제 과용과 남용을 공식적으로 질책하는 사람의 입장에 서게 되는 일이 점점 더 많아진다. 우리는 빅토리아 시대의 금욕적 태도를 보이기에 이르렀다."

긴장한 의사나 연약한 환자의 눈을 바라보며 항생제의 요청을 거부하기는 어렵지만, 점점 그것이 우리의 일이 되고 있다.

나는 달바가 슈퍼버그 퍼즐의 한 조각일 뿐임을 알고 있었다. 우리에게는 더 많은 치료법이 필요하므로 나는 계속 달바 임상시험 참여자를 찾아 등록하는 한편으로 신약 물질의 인체실험이 필요한 다른 제약회사들도 알아봤다. 이는 중개 연구translational research, 즉 실험실에서 나온 연구 결과를 환자에게 의미 있는 발전으로 연계해주는 연구에서 필수 과정이었다. 나는 끊임없이 원고를 찾아 헤매는 번역자였다.

적절한 신약을 고르는 일은 까다롭다. 문서상 훌륭해 보여도 실제로 위험할 수 있기 때문이다. 하지만 나는 신약 사냥이 즐거웠다. 신약에 대해 배우고 실험으로 점점 더 깊이 파고드는 것은 의사로서의 즐거움이었다. 나는 신약을 세계 최고 병원 중 하나로 들여와서 어떤 게 효과가 있고 어떤 게 효과가 없는지 알아낼 권한을 갖고 있었다. 충분히 입증되지 않은 약을 낯선 사람에게 투약하는 것은 세심한 주의를 요하는 일이므로 나는 학생이나 수련의 때와는 다른 자세로 의학과 과학에 임해야만 했다. 방어력이 없는 사람들을 방어해주는 일에는 큰 위험이 따르므로 나는 매일 병원에 들어설 때마다 자칫 실수하기가 얼마나 쉬운지 상기하고는 했다. 나는 생명을 구해줄 다음 신약을 찾느라 밤잠을 설쳤고, 의사 가운만

걸치면 발걸음도 바빠졌다.

어느 날 오후 월시가 후보 신약을 찾아냈다. 아직 이름도 지어지지 않은 새로운 항진균제였다. 이 약은 21세기 초 머크사에서 발견됐다. 하지만 머크사는 포트폴리오(투자에 대한 자세한 재무 분석) 검토 결과가 실망스럽게 나오자 2013년 출시를 포기하기로 결정을 내리고 뉴저지에 본사를 둔 시넥시스Scynexis사에 특허를 넘겼다. 이 신약 물질은 초기 연구에서 시험관 안의 모든 곰팡이를 죽일 정도로 효과를 보였다. 그러나 머크사는 사람에게도 효과가 있을지 또는 시장에서 높은 가격을 유지할 수 있을지 확신하지 못했다. 거대 제약사인 머크사는 언제든 FDA로부터 이 약을 승인받는다면 여전히 로열티를 받는 조건으로 계약을 했지만, 과연 그렇게 될지, 그게 언제가 될지는 불분명했다.

FDA는 이 항진균제를 희소 질환 치료제 또는 흔한 증상의 치료제지만 제조사의 이익이 크지 않으리라고 예상되는 의약품에 7년간 판매 독점권을 부여하는 희귀의약품orphan drug으로 지정해주었다. 그러나 그 후 1상 임상시험에서 건강한 피험자 여러 명에게 혈전이 나타났기 때문에 주사제 형태로는 임상시험을 하지 말라고 시넥시스사에 지시했다(일반적으로 임상 1상은 100명 이하의 지원자를, 임상 2상은 몇 백 명의 환자를 대상으로 하며 임상 3상의 대상자는 몇 천 명까지 될 수 있다). 엄청난 타격이었지만 회사는 단념하지 않았다. 시넥시스사는 병원 체류 시간을 줄여주면서 장기간 복용시킬 수 있는 경구제제에 진정한 장래성이 있지 않을까 생각했다.

월시는 임상시험 계획서를 작성하여 내게 검토해보라고 했다.

나는 세세한 부분까지 따져보고서 광범위한 추후 조사가 요구되는 점을 고려할 때 참여자에게 후한 사례를 해야 한다고 주장했고, 우리는 계획서를 다듬어 우리 병원의 임상연구평가위원회Clinical Study Evaluation Committee(CSEC)에 제출했다. 연구의 과학적 이점과 타당성 모두를 결정할 수 있는 임상 연구원들과 통계학자들로 구성된 CSEC 또한 일종의 문지기 역할을 했다. CSEC는 임상시험 과정의 첫 번째 허들이었다. 연구계획서를 IRB에 제출하기 전에 CSEC를 거쳐야만 했다. 이 항진균제의 시험관 실험 결과가 매우 좋았으므로 우리는 이 임상 연구가 승인을 받을 거라고 낙관했다. 그래도 나는 여전히 혈전 문제가 걱정스러웠다.

"CSEC는 어떻게 생각할까요?"

나는 CSEC 위원들을 만나러 가는 길에 월시에게 물었다. IRB 회의와는 달리 CSEC 협의회는 연구자인 우리가 참석해 제안서를 방어할 수 있었다.

"어쨌든 저는 싸울 준비가 되어 있습니다."

그 무렵 나는 달바 임상시험에 수십 명의 환자를 등록시킨 터라 추가 프로젝트를 맡고 싶은 마음이 컸다. 이 임상시험이 다음 연구로 적합할 듯했다.

회의석 상석에 앉은 종양학자가 심의를 시작하겠다고 했다. 그는 짙은 회색 재킷을 입고 있었고 그의 커피잔 옆에는 서류 뭉치가 쌓여 있었다. 월시가 우리 연구를 소개하는 동안 회의실에 둘러앉은 십여 명의 남녀 위원이 머핀을 먹고 커피를 마셨다.

"이 연구는 신약 물질의 임상 2상입니다."

월시는 현재 상황이 얼마나 심각한지 설명했다. 진균 감염 환자들은 기존 치료제에 더 이상 반응하지 않았고, 재발도 빈번했으며, 재발할 때마다 치료는 더욱 어려워졌다.

"사망률이 80%에 육박하는데, 이 약이 그들에게 희망을 줄 것입니다."

나는 레미를 생각하며 덧붙여 말했다. 우리 임상시험은 현재 쓸 수 있는 모든 치료제가 듣지 않는 남녀 환자들을 참여시킬 것이다. 60명의 환자만 모집하겠지만, 각 등록자에게 최소 12번의 추후 검진과 혈액 검사를 시행해 광범위하게 평가할 것이다. 그리고 혈전이 나타나지 않는지 면밀히 관찰할 것이다. 월시가 연구에 대한 소개를 마치자 종양학자가 목청을 가다듬고 말했다.

"먼저 임상시험 개요를 설명해주셔서 감사합니다. 하지만 여기에는 몇 가지 문제가 있습니다. 첫째, 미리 정해진 종료 시점이 없습니다."

나는 다른 위원들도 같은 생각인지 회의실을 둘러봤다. 몇 명이 고개를 끄덕였다.

"동의할 수 없습니다"라고 월시가 말했다. 종양학자는 그의 앞에 놓인 서류를 쳐다보며 말했다.

"제 분야에서는 효능의 기준을 미리 정해둡니다. 몇 퍼센트의 환자에게서 치료제가 반응을 보이면 효과가 있는 것이고, 그렇지 않으면 효과가 없는 거죠."

그가 서류를 가리켰다.

"이 임상시험은 그렇지가 않네요."

"맞습니다"라고 윌시가 대답했다.

"왜죠?"

종양학자가 물었다. 우리가 모두 바라보는 가운데 두 사람은 서로를 응시했다.

"확실히 해둘 게 있습니다."

윌시가 고개를 길게 빼서 회의실을 둘러보며 말했다.

"이것은 탐색적인 연구입니다. 환자들의 상황이 다르기 때문에 다른 연구들과는 다릅니다."

"하지만 효능 계산 방식도 제시되어 있지 않습니다."

또 다른 위원이 말했다.

"이건 단일군 연구single-arm study네요. 이 신약 물질을 다른 약과 비교하지 않을 거라는 건데, 왜죠?"

"저희에게는 선택의 여지가 없습니다"라고 내가 대답했다. 위원들이 내 쪽으로 고개를 돌렸다.

"비교할 약이 하나도 남지 않았거든요."

"맞습니다."

윌시가 고개를 끄덕이며 말했다.

"다른 의견 있습니까?"

종양학자가 물었다. 그는 손짓으로 다른 위원들에게 자유롭게 논평하라는 뜻을 표시했다. 다음 몇 분 동안이 이 임상시험에 곧바로 닥칠 운명을 결정지을 것이다. 우리는 CSEC도 통과하지 못할 수도 있었다. 객관성을 보장하기 위해서이긴 했지만 다른 분야의 전문가들이 우리의 추론을 삐딱하게 보는 듯했다. 임상시험 계획서를 검토하는 위원들을 바라보는 동안 속에서 조용한 분노가 차오르는 걸 느꼈다. 결국 나는 이렇게 말했다.

"저희가 쓸 수 있는 약이 이제는 없습니다. 그래서 이 환자들에게는 선택의 여지가 없습니다."

잠시 회의실 안이 조용해졌다. 상황이 어느 쪽으로 전개될지 알 수 없었다. 잠시 후 구석에 앉아있던 여성 위원이 말했다.

"알겠습니다. 이 연구에서는 종료 시점이 다르군요. 상황도 완전히 다르고요. 저는 승인하겠습니다."

종양학자가 서류를 쳐다본 후에 월시를 바라봤다.

"저도 동의합니다."

월시가 자리에서 일어나 "감사합니다"라고 말하고 회의실을 나갔다. 나도 그를 뒤쫓아 승강기에 타며 말했다.

"성공했네요."

우리는 승강기에서 내려 69번가로 걸어갔다. 거기에서 월시는 공항으로 가기 위해 택시를 잡아탔다.

"임무는 계속된다네."

파이퍼

월시는 시카고로 떠나고 나는 연구실로 돌아왔다. 나는 달바 임상시험의 첫 단계를 거의 마무리하고 있었다. 한 명만 더 등록시키면 됐다. 최근에 들어온 서류들을 꼼꼼히 살피던 나는 루스와 조지, 어윈, 도니 등, 이미 모집한 환자들에 대해 다시 생각해보았다. 각자 배경이 크게 다른 그들은 자신들이 별로 아는 게 없는 임상시험에 도움을 주겠다고 나섰다. 그들은 임상시험의 직접적 혜택을 받지 못할 수도 있었다. 그들 일부는 임상시험이 끝나기 전에 사망할 수도 있었다.

30분 후 나는 임상시험에 적합한 새로운 환자를 발견했다. 통증을 동반한 왼쪽 쇄골 근처의 붉은 혹 때문에 막 입원한 34세의 여성, 파이퍼 라슨이었다. 응급실 의사는 피부 감염을 의심하며 반코마이신 정맥 주사제를 처방했다. 나는 청진기를 집어 들고 그녀의 병실로 향했다.

파이퍼는 내가 태어난 노스캐롤라이나주 샬럿 근처의 도시에서 성장했고, 지금까지 뉴욕 웨스트빌리지에서 사진작가로 활동하고 있었다.

"진단을 받는 즉시 일을 그만뒀습니다. 그래야만 했죠. 건강에 집중할 수 있게 모든 일을 그만뒀습니다."

나는 그녀의 차트를 자세히 보지 않았으므로 그녀가 무엇을 말하는지 알지 못했다. 내가 아는 사실이라고는 그녀에게 피부 감염이 생겼을 가능성이 있다는 것뿐이었다. 파이퍼는 두꺼운 서류뭉치(주치의가 작성한 의료기록)를 내게 건네고 그녀의 병력을 알려주었다. 그녀가 이야기하는 동안 나는 '진단명이 뭘까?' 생각하며 의료기록을 읽었다. 내가 페이지를 넘기는 동안 그녀는 옴브레 염색을 한 머리카락을 손가락으로 쓸어 넘겼다.

"저는 아직도 믿기지가 않아요."

그녀가 이야기를 시작하는데 담황색 머리카락의 남자아이가 병실로 들어왔다. 아이는 6살쯤 되어 보였고, 슈퍼맨 잠옷을 입고 있었다. 아마도 아이는 엄마와 함께 응급실에서 병실이 나기를 기다리며 지루한 밤을 보냈을 것이다. 아이는 금속 테 안경을 썼고 앞니 하나가 빠져 있었다.

"안녕, 엄마."

나는 혹이 생겼다는 파이퍼의 가슴을 힐끗 보고는 다시 서류로 눈길을 돌려 진단명을 찾았다. 위암종gastric carcinoma. 위암이었다. 아이가 엄마에게 기대며 물었다.

"자판기에 가 봐도 돼요? 네?"

파이퍼는 몇 년 전 복통이 가시지 않자 병원에 왔다. 통증이 심해져 내시경 검사를 받았고, 조직검사로 병명이 최종 확정됐다. 파이퍼의 예후는 몹시 좋지 않았지만, 종양이 다른 장기로 퍼지지 않는 한 희망은 있었다.

"엄마?"

"조금만 있으면 아빠가 올 거야"라고 파이퍼가 대답했다.

"잠시만 기다리렴. 조금 있다 이야기하자."

나는 서류를 내려놓고 두 모자를 바라봤다. 아이는 이 상황을 어떻게 기억하게 될까? 나도 이 끔찍한 어린 시절 기억의 일부가 될까?

"괜찮으세요?"

파이퍼가 내게 물었다. 나는 나도 모르게 눈물을 글썽이고 있었다.

"네."

나는 마음을 진정시키며 대답했다.

"죄송합니다. 다른 생각을 하느라."

"저는 괜찮은 거죠?"

어색해진 우리 대화의 분위기를 바꾸려고, 그녀는 미소를 지으며 나를 바라보았다. 그 순간 나는 확신을 갖고 대답할 수 없었다. 나는 부어오른 혹이 림프절이나 뼈로 전이된 징후는 아닐까 걱정했다. 동시에 이 소년이 어머니 없이 자라게 되는 건 아닐까 하고 상상했다.

나는 "잠시 실례하겠습니다"라고 양해를 구하고 병실을 나와 그녀의 차트 파일을 열었다. 암은 차도를 보인다고 적혀 있었지만, 목 근처에 생긴 혹은 재앙의 전조일 수 있었다. 그건 단순한 피부 감염이 아니라 림프절 암, 비르효 전이Virchow's node일지도 몰랐다. 림프계는 몸 전체에 복잡하게 얽힌 조직망으로 감염을 막도록 설계되었지만, 종종 림프절에 종양이 생기기도 한다. 벌레에 물린 상처이거나 넘어져서 생긴 타박상에 불과할 수도 있었지만, 어쨌든 그녀의 림프절 문제가 파악될 때까지는 내 임상시험 대상으로 적합하지 않았다. 그녀의 혹은 연조직염처럼 보이지 않았고, 그런 불확실성으로 인해 그녀는 임상시험 대상에서 배제되었다.

나는 병실로 돌아가 파이퍼의 아들이 막대사탕을 들고 바닥에 누워있는 자리를 피해 그녀에게 다가갔다. 나는 주름 없는 그녀의 얼굴과 부어오른 혹을 바라보다 그녀의 아들에게로 시선을 돌렸다. 나는 엄마 없이 자라는 소년의 모습을 머릿속에서 떨쳐내려 애쓰며 평정을 잃지 않으려고 노력했다.

"환자분의 차트를 검토해봤습니다. 아무래도 환자분은 임상시험 대상자로 적합하지 않은 것 같습니다."

파이퍼가 고개를 끄덕이고는 아들에게 자판기에 사용할 동전을 건네는 모습을 보며, 이렇게 덧붙였다.

"지금은 아니라는 겁니다. 하지만 또 뵙게 될 겁니다. 시간 내주셔서 감사합니다."

나는 형광등이 켜진 복도를 고개를 숙인 채 걸어가다가 현대 의학의 소란에 휩싸였다. 환자들과 가족들이 복도를 지나다니고 의사들과 간호사들은 휴대전화와 컴퓨터의 자판을 바쁘게 두드렸다.

196

병원은 이상한 직장이다. 가끔 경이롭기도 하지만 황폐할 수도 있는 곳이다. 환자의 완치, 인간관계, 의학 발견 등 의사라서 멋질 때가 있는가 하면 그에 상응하는 힘든 순간들이 항상 뒤따라왔다. 그런 순간 나는 무너졌다. 그런 순간에 대비할 방법을 나는 알지 못했다. 어쩌면 시간이 흘러도 결코 알지 못할 수 있다. 긴 복도 끝까지 와서 문손잡이를 돌리려고 고개를 들었을 때, 누군가 어깨를 두드렸다. 돌아보니 그곳에 윌시가 서 있었다.

"왜 그래? 무슨 일 있어?"

그가 물었다.

"비행기를 타신 줄 알았는데요."

"계획을 바꿨어. 그런데 무슨 일이야?"

다른 사람들의 고통을 그대로 느끼는 사람이 내 고통을 떠맡으려 하고 있었다. 극도로 피로한 기색이 그의 얼굴에 새겨져 있었다. 언젠가는 내 얼굴도 그렇게 될 것이다.

"힘든 하루였어요."

그렇게 내뱉는 내 목소리가 갈라졌다.

"좀 힘들어서요."

그가 내게 팔을 두르며 말했다.

"알아."

그의 목소리가 좀 더 부드러워졌다.

"내가 어떻게 해줄까?"

"모르겠어요. 그냥 다른 생각을 하게 해주세요. 잠시 엉뚱한 생각을 하는 것도 좋겠어요."

나는 파이퍼가 그랬듯이 웃으면서 분위기를 띄우려고 애썼다.
월시가 잠시 생각에 잠겼다가 물었다.

"메릴랜드 연안의 친커티그 조랑말 알아?"

나는 눈을 문지르며 다시 웃었다. 이번에는 진짜 웃음이었다.

"잘 모릅니다."

그동안 나는 펠로폰네소스 전쟁(기원전 431년부터 404년까지 아
테네와 스파르타가 각각 동맹시를 거느리고 싸운 전쟁 – 옮긴이)에서부
터 페레스트로이카(1995년 4월에 선언된 소련의 사회주의 개혁 이데
올로기 – 옮긴이)에 이르기까지 그의 미니 강연을 수백 차례 들었다.
하지만 이것은 새로운 주제였다.

"조랑말이라고요?"

"신경 쓰지 마. 어차피 별 의미 없이 한 소리니까. 나랑 산책이나
하자고"라고 그가 말했다.

"감사합니다."

"그리고 잊어버리기 전에 전해줄 소식이 있어."

"그래요?"

"레미의 상태가 더 좋아졌대. 훨씬. 감염이 거의 완전히 사라졌
다는군."

그렇게 말하는 월시의 얼굴이 환했다.

슈퍼 곰팡이 치료제

항진균제 임상시험이 위원회의 심사를 받는 동안 월시와 나는 뉴욕에서 칸디다 아우리스*Candida auris*라는 새로운 진균에 감염된 환자들이 증가함에 따라 그 약의 투약 가능성을 앞당길 다른 방법을 모색하느라 바빴다. 이 진균은 2008년 70세 일본 여성의 귀에서 발견된 뒤로 전 세계로 빠르게 퍼져나갔다. 확산 패턴도 예측할 수 없었다. 영국의 한 중환자실에서 재사용된 겨드랑이용 체온계에서 발견됐던 이 진균이 이제 맨해튼에 나타났다. 칸디다 아우리스는 항진균제에 내성을 보일 때가 많았고 감염 시 사망률도 급증하고 있었다. 《뉴욕타임스》의 기자가 월시에게 전화해서 어떤 대책이 있는지 물었을 때 나도 그의 연구실에 있었다.

"매카시 박사와도 얘기를 해보시죠."

월시가 내게 전화를 건넸다. 우리는 새로운 항진균제가 시험관 실험에서 칸디다 아우리스를 죽일 수 있었다는 연구 보고서를 읽고 그 약을 환자들에게 쓸 수 있게 되기를 간절히 바랐다. 하지만 그건 위험한 행동이었다. 철저한 임상시험의 표준 관행을 무시하는 일이었다. 하지만 시간이 없었다. 나는 칸디다 아우리스에 감염된 환자들이 어떻게 되는지 지켜봤다. 어떤 환자들은 곰팡이의 확산을 막기 위해 특수 병실에 격리된 채 외과적 처치를 반복적으로 받아야만 했다. 그래서 더 나은 치료법을 찾고 싶은 마음이 간절했다. 월시는 그 약의 제조사인 시넥시스와의 회동을 주선했다. 그리고 얼마 뒤 우리는 그 약을 써보고 싶다는 주장을 관철시키러 뉴저지에 있는 시넥시스 본사로 날아갔다.

시넥시스는 2015년 머크사에서 분리되어 나온 직후 노스캐롤라이나에서 콘크리트 사무실들이 즐비한 저지 시티Jersey City의 익스체인지 플레이스Exchange Place로 이전했다. 그리고 그때 칸디다 아우리스가 뉴욕에 도달했다. 허드슨강과 맨해튼 남단을 굽어보는 익스체인지 플레이스는 길이가 60미터밖에 안 되는 평범한 지역이었다. 저렴한 사무실 공간과 아름다운 풍경을 찾아 회사들이 모여들면서 맨해튼의 금융 지구 같은 화려함이 전혀 없음에도 불구하고 월스트리트 웨스트Wall Street West라는 별명이 붙었다. 월시와 나는 허드슨강 서쪽 강둑의 짧은 콘크리트 지구를 걸어갔다.

"저 식물의 이름이 어디에서 유래했는지 알아?"

월시가 포인세티아 화분을 가리키며 물었다.

"초대 멕시코 주재 미국 대사인 조엘 포인세트Joel Poinsett는 의사이자 식물학자였지."

월시가 이야기를 끝내기도 전에 접수원이 36층의 회의실로 우리를 안내했고 그곳에서 월시는 고위 관계자처럼 환대를 받았다. 시넥시스의 모든 사람이 그의 연구에 대해 익히 알고 있었다.

"우리는 강력한 신약에 관해 이야기하러 이 자리에 모였습니다."

우리가 자리에 앉자 실비아라는 의사가 말했다.

"박사님의 관심이 크시니 저희가 신이 나네요."

여러 해 동안 다른 신약 개발 프로젝트에서 월시와 함께 일했던 실비아가 월시에게 마이크를 넘겼다.

"우리는 임상시험 계획서가 필요합니다."

월시가 자리에서 일어나며 말했다.

"칸디다 아우리스는 우리가 전혀 예상하지 못했던 곳에서 등장하고 있고 환자들은 죽어가고 있습니다."

배턴을 넘기듯, 월시가 나를 바라보며 왼손을 쭉 뻗었다.

"지난주에 환자 한 명이 생겼습니다. 그 전 주에도 한 명이 있었고요."

내 환자 중 한 명은 십여 차례 이상 내시경 시술을 받으며 감염 부위를 제거하기 위해 필사적으로 노력했지만, 칸디다 아우리스는 계속 번졌다. 14번째 시술을 받은 후 환자는 어린 딸의 면회를 허락해달라고 간청했지만 나는 그 부탁을 거절했다. 너무 위험했기 때문이다. 월시가 치료에 관여하고 나서야 그녀는 겨우 완치될 수 있었다.

"우리는 한계에 도달했습니다."

나는 시넥시스 팀에게 말했다.

"우리는 새로운 치료제를 제공해야만 합니다. 우리는 여러분이 그런 치료제를 갖고 있다고 믿습니다."

실비아가 파워포인트 슬라이드를 열었다.

"저희가 도와드리겠습니다."

그녀가 화면을 가리키며 말했다.

"저희는 이 진균 치료제의 임상시험 계획서를 수립했습니다."

그녀는 냉정하고 권위 있는 어조로 임상시험의 세부사항을 우리에게 설명했다. 그것은 엄격하게 설계됐지만 CSEC와 IRB의 승인을 받기까지 몇 개월이 걸릴 것이다.

"우리는 좀 더 신속한 방법이 필요합니다"라고 내가 말했다.

"동정적 사용compassionate use은 어떻습니까?"

그것은 다른 치료제가 없을 때 승인되지 않은 약을 죽어가는 환자에게 투여하게 해주는 메커니즘이었다. 나는 회의실 안을 둘러보며 내 아이디어가 어떻게 받아들여졌는지 살폈다. 대부분 멍한 표정을 짓고 있었다.

"환자들에게 신속하게 약을 줄 수 있고 규제도 피해갈 수 있을 것입니다."

회의석 상석에 앉은 남자가 고개를 저었다.

"연구계획서가 필요합니다. 그냥 약을 내줄 수는 없습니다."

"동의합니다"라고 월시가 말했다.

"누구에게 도움이 되고 누구에게 도움이 되지 않을지 알아내야 합니다. 그에 대한 조사가 필요합니다."

나는 반론을 제기했다.

"그건 시간이 걸립니다. 우리에게는 그럴 시간이 없습니다."

"저는 월시의 의견에 동의합니다"라고 실비아가 말했다.

"임상시험은 제대로 진행해야 합니다. 그리고 그건 시간이 걸릴 것입니다. 우리는 이미 연구계획서를 수립해서 인도에서 시험 중입니다."

인도 아대륙은 칸디다 아우리스의 맹공을 받아온 데다 인도의 규제 체제는 우리와는 근본적으로 달랐다. 인도에서 약을 신속하게 보급한다는 건 다른 유형의 도전이었다.

"여러분의 도움을 받아 우리는 응급 사용 절차도 밟을 것입니다."

실비아가 월시와 나를 바라보며 계속 말했다.

"미국의 발병 사례 중 80퍼센트가 대도시에 몰려 있습니다. 그리고 큰 병원에서만 발생하는 것도 아닙니다."

내가 이렇게 말하며 회의실을 둘러보자 사람들이 부드럽게 고개를 끄덕이고 있었다.

"모든 환자를 파악할 필요가 있습니다. 작은 병원들, 요양원, 어린이병원, 전부요."

월시가 거들었다. 우리가 방어력이 없는 사람들을 방어해줄 것이다.

"그렇다면 다음 슬라이드를 봐야겠네요"라며 실비아가 끼어들었다. 거기에는 전화기 사진이 포함되어 있었다.

"핫라인이 필요합니다. 그리고 책임 소재도 정해둬야 하고요."

"저희가 처리하겠습니다"라고 월시가 말했다. 반사적인 그의 반응이 내게는 놀랍지 않았다. 허리케인 구호 활동부터 명절의 당직까지 그는 자발적 지원 기회를 지나치는 법이 없었다. 복사(성당에서 사제의 미사 집전을 돕는 소년 – 옮긴이)이자 이글 스카우트였던 그는 국립보건원에서 코넬로 옮겨오기 전에 미국 공중보건국 국장이었다. 그러다 연방 공공보건서비스부대Commissioned Corps Readiness Force에 합류할 기회가 오자 망설임 없이 뛰어들어 허리케인 카타리나가 지나간 루이지애나에서부터 9·11 테러 후의 로어맨해튼까지 재난 현장들을 누비며 구호 활동에 나섰다.

"우리가 맡겠습니다."

월시가 나를 바라보며 말했다.

"일 년 365일, 주 7일, 24시간 가동되는 핫라인인 거죠?"라고 내가 붙었다. 월시가 학회 참석으로 자리를 비우면 누가 핫라인 책임자가 되어야 하는지 나는 알고 있었다. 바로 나였다.

"네"라고 실비아가 대답했다.

"전화를 받으면 바로 행동을 개시할 사람이 필요합니다. 사례를 검토하고, 환자가 칸디다 아우리스에 감염됐는지 판단하고, 약을 환자에게 투약할 사람이요. 지체하지 않고요."

나는 한밤중에 다급한 전화를 받는 상상을 했다. 의사들 대부분이 칸디다 아우리스에 대해 들어본 적이 없었고, 그 이름이 익숙한 의사라도 하나 혹은 기껏해야 둘 정도의 사례를 보았을 뿐이었다. 칸디다 아우리스 감염의 방지와 치료 방법에 대해서 아직 불확실한 점이 많았고, 생명이 오가는 결정을 즉각적으로 내려야만 했다. 병원에 따라 다른 진단 기법들을 사용하고 있어서 문제는 더욱 복잡했다. 어떤 병원은 특징적 DNA 배열로 진균을 밝혀내는 유전자염기서열분석에 의존하는 반면에 어떤 병원은 생화학 검사 방법을 사용했고, 이 진균이 잘못 식별될 때도 많았다. 우리 병원은 매트릭스 보조 레이저 탈착/이온화 비행시간차 질량분석기Matrix-Assisted Laser Desorption/Ionization Time-of-Flight Mass Spectrometry(MALDI-TOF-MS)(질량분석기는 물질을 이루는 원자와 분자의 질량을 측정해 그 물체의 내부 구조를 분석하는 장비로 박테리아마다 단백질 무게가 다르다는 점에 착안해 미생물의 진단 장비로도 개발됐다-옮긴이) 사용했다. 이는 의사 대부분에게 익숙하지 않은 장치였다. 핫라인 전화를 받는 건 간단한 일이 아닐 것이다. 누군가의 생명이 위태로운 상황에서 불완전한 정보를 다급히 주고받게 될 것이기 때문이다.

"휴가 때는요? 그때는 어떡하죠?"

턱수염이 약간 있는 남자가 질문했다.

"전화 받을 사람을 배치해놓을 것입니다"라고 월시가 대답했다. 그는 커피를 한 모금 마시며 회의석 맞은편에 있는 나를 바라봤다.

"맷과 제가 알아서 하겠습니다."

나는 수년간 월시가 특이한 사례의 환자들, 먼 곳에서 걸려온 다급한 전화 등, 응급 상황에 대처하는 법을 관찰하면서 그처럼 나도 상대가 안심되게끔 침착하고 신중하고 자신 있게 대응할 수 있을지 의문을 가졌다. 월시는 드문 만큼 가치 있는 자질, 자주 이야기되나 눈에 보이면 주목하게 되는 자질, 즉 용기를 갖고 있었다. 그는 내가 꿈도 꾸지 못할 일들을 자원해서 했고, 그가 아니라면 내가 시도하지 않았을 일을 하게 만들었다. 이것도 그런 일 중 하나였다.

"저희가 처리하겠습니다"라고 내가 말했다.

나는 윌시처럼 되고 싶었지만, 과연 그런 날이 오기는 할지 확신하지 못했다. 내가 압박감 속에서도 잘 해냈던 순간들, 정면으로 도전에 맞서 성공했던 때를 기억하려고 애썼다. 만루에 동점인 상황에서 투구했던 때가 떠올랐다.

"문제는 해결된 거죠?"라고 내가 덧붙였다. 우리와 시넥시스와의 회의는 신약 개발 과정이 얼마나 혼란스러울 수 있는지 보여주었다. 그들이 개발한 신약의 정맥 주입은 너무 위험해서 FDA에서 인체실험을 중지시켰다. 하지만 경구제제는 효과가 매우 좋아서 우리는 보다 신속한 보급을 위해 핫라인을 만들고자 했다. 우리는 전략을 정리하면서 남은 오후를 보냈다.

저지 시티 회의실에서의 협상 같은 건 윌시에게 익숙한 일이었다. 그는 28개국, 100여 개 병원의 환자들을 돌봐왔고, 다수의 어린이를 포함한 수많은 환자를 위해 신약의 긴급 배급을 주선해왔다. 그는 머크사의 협조로 치명적 곰팡이에 감염돼 위중한 상태였던 코스타리카의 아이들에게 항진균제 카스포펀진caspofungin을 투여할 수 있게 도움을 주었다(9명 중 8명은 살았다). 칸디다 아우리스 감염에 대한 대처는 단지 다음 프로젝트일 뿐이었다. 그는 이 모든 일을 자신의 사명으로 여겼다.

"제 전화는 항상 켜져 있습니다"라고 윌시가 말했다.

"아, 네."

실비아가 프레젠테이션 슬라이드를 끄고 물을 한 모금 마시고 혼자 킥킥거리며 대답했다.

"박사님 전화에 대해서는 잘 알고 있습니다."

'트로이 목마' 슈퍼 항생제

"회의가 잘 끝났네요."

시넥시스 본사에서 나와 저무는 햇살 속으로 걸어 들어가면서 나는 월시에게 말했다.

"저지 시티에 마지막으로 오는 게 아니면 좋겠습니다."

임상시험과 협업을 구상해보고, 독일의 레미에게 이 항진균제 신약을 투여할 수 있을지 질문도 해보고, 온갖 생각이 머릿속을 맴돌면서도 24시간 핫라인 설치안이 점점 편안하게 느껴졌다.

"진전이 있네요, 마침내."

나는 나직이 말했다. 맨해튼으로 돌아오는 길에 나는 항생제 레파무린lefamulin이 임상시험에서 폐렴에 기대 이상의 효과를 보였다는 소식을 들었다. 예상외로 레파무린의 용도가 광범위하다는 것을 시사했다. 레파무린은 2014년 FDA로부터 신속 심사 대상(신속심사 대상으로 지정되면 FDA와 개발 및 허가에 대해 상시 논의할 수 있는 자격을 획득한다. 또 연속심사를 통해 허가 자료를 단계적으로 제출할 수 있다-옮긴이) 지정을 받았지만, 폐렴에 효과가 있으리라고는 예상하지 못했다. 달바와 마찬가지로 애초에 피부 감염 치료제로 개발된 약이었기 때문이다. 레파무린은 초콜릿 공장 포장 라인에 투입된 루시 리카르도처럼(1950년대 미국에서 엄청난 인기를 끌었던 시트콤 〈아이 러브 루시〉에서 늘 실수 연발이었던 주인공 – 옮긴이) 박테리아의 단백질 생성에 오작동이 일어나게 했지만, 제약사들은 인체에도 효능이 있는 적절한 제형을 찾는 데 어려움을 겪었다. 그래서 몇 십 년 동안 개발이 보류되었는데 더블린에 본사를 둔 제약사, 나브리바 테라퓨틱스Nabriva Therapeutics에서 그 잠재력을 활용할 방법을 찾아냈다.

"드디어 순풍을 탄 기분이네요."

홀랜드 터널을 벗어나며 월시에게 말했다.

"거의."

그가 정체 차량 행렬을 가리키며 미소를 지었다. 레파무린만이 아니라 다른 신약들의 성공 소식도 줄을 이었다. FDA는 메로페넴에 내성을 가진 슈퍼버그를 비롯한 복잡성 요로감염의 치료제로 새로운 약물 조합 메로페넴-버보박탐meropenem-vaborbactam도 승인했다. 이상하게도 버보박탐은 그 자체로는 쓸모가 없다. 항생제로 가망이 전혀 없는 약이라는 사실은 모두가 알고 있었다. 하지만 버보박탐은 다른 약의 효과를 더 높여줬다. 나는 버보박탐이 메로페넴 같은 강타자를 명예의 전당에 올려줄 아나볼릭 스테로이드(근육 증강제) 같다는 생각이 들었다. 버보미어Vabomere라는 제품명으로 알려진 메로페넴-버보박탐의 승인은 선교사가 보르네오에서 찾아낸 반코마이신 이후 항생제 개발 분야에 날아든 가장 고무적인 소식이었다. 자연히 내 생각은 곧 착수할 우리의 임상시험으로 달려갔다.

나를 흥분시킨 또 다른 소식은 세피데로콜cefiderocol이라는 항생제의 개발이었다. 이 약은 세계에서 가장 위험한 박테리아 목록에 늘 등장하는 슈퍼버그 중 하나인 아시네토박터 바우마니*Acinetobacter baumannii*를 죽이는 것으로 입증됐다. 세피데로콜은 최초의 아시네토박터 바우마니 감염 치료제는 아니지만, 분자 속임수를 사용한 최초의 치료제 중 하나다.

우리는 박테리아가 철분을 좋아하고 이를 찾아내는 특별한 메커니즘을 갖고 있다는 사실을 알고 있다. 세피데로콜 제조사들은 그런 성질을 이용해 신약을 만들었다. 그들은 철분과 결합하는 분자에 항생제를 붙여서 병원균이 그것을 섭취하게 속였다. 우리는 이를 트로이 목마 접근법이라고 부르는데, 세피데로콜은 그런 방법이 효과가 있을 수 있음을 증명해줬다.

"모든 결과가 아주 좋네요."

나는 그 주 후반에 세피데로콜 데이터를 제조사의 대표와 함께 검토하며 말했다.

"솔직히 아주 인상적입니다."

나는 연구실에서 바람에 펄럭이는 깃발들을 바라보고 있었다.

"세피데로콜의 가격은 얼마입니까? 얼마가 됐든 절반으로 내리세요."

내가 세피데로콜 제조사 대표와 만난 이유는 그 약을 시험해보는 데 관심이 있었고, 더 중요하게는 그것이 잭슨의 감염을 치료해줄 수도 있을 거라고 생각했기 때문이다.

"가격을 얼마로 할지 결정하지 못했습니다"라고 대표가 말했다. 아직 FDA의 승인을 받지 못했으므로 가격도 정해지지 않던 것이다.

"하지만 산정 중입니다."

그가 도표로 가득한 종이뭉치를 내게 건네며 말했다.

"알다시피 전형적인 대답은 시장이 감당할 수 있는 가격이 될 겁니다라는 거겠죠."

나는 그 말을 너무 많이 들어서 무슨 뜻인지 빤히 알고 있었다. 시장이 감당할 수 있는 가격이란 받을 수 있는 최대 가격이라는 의미에 가까웠다. 환자들에게는 이런 약들이 필요했지만, 시장은 그것들을 감당하게 설계되지 않았다. 누가 한 알에 1,000달러 또는 그 이상을 지불할 것인가? 잭슨이 그럴 형편이 못 된다는 걸 나는 알고 있었다.

일반적으로 신약 제조사들은 특허권을 인디언 보호구역으로 이전하지 않는 한 복제약 제조사들과 경쟁하기 전에 12년에서 15년간 판매 독점권을 갖는다. 하지만 복제약 제조사들이 생산에 나서지 않는다면 특허가 만료된 후에도 가격이 오를 수 있다. 2013년부터 2016년까지 항생제 10종 중 1종이 경쟁 부재로 인해 가격이 90% 인상됐다. 다른 제약사들이 트로이 목마 항생제를 더 만들지 않는 한 세피데로콜의 가격은 급등할 수 있다. 나는 "가격이 너무 비싸면 우리는 안 쓸 겁니다"라고 말했다.

이런 문제를 연구하는 사람들은 국회의원들이 개입해 의약품 가격 급등의 광기를 막으라고 촉구하지만 그런 일은 좀체 일어나지 않는다. 시장에 개입하거나 다른 나라로부터 특허권이 없는 의약품을 수입하는 데 관심을 두는 국회의원은 거의 없다. 이는 대단히 획기적인 신약 발견이라도 주의를 기울여야 한다는 것을 의미한다.

그럼에도 불구하고 나는 세피데로콜 제조사 대표와의 만남을 끝내고 고무된 기분을 느꼈다. 그는 분명히 연구에 열의를 보였고 새로운 연구에 자금을 지원할 방안도 몇 가지 제시했다. 회의가 끝난 후 내 데이터를 포함해 성공적인 임상시험 데이터를 차례차례 검토하면서 많은 아이디어가 떠올랐다. 달바 임상시험도 순조로워서 사전 단계의 마지막 환자를 등록시켰고 첫 번째 환자에게 달바를 투약할 준비도 마쳤다.

그 후 며칠 동안 월시의 연구실은 미니 싱크탱크 역할을 했다. 우리는 달바가 환자들에게 어떤 영향을 미칠지 예측해보는 데 오랜 시간을 들였다. 그와의 공동 연구는 언제나 매력이 있었다. 무엇이든 가능할 것 같기 때문이다. 그는 나와 같은 냉소주의자도 신봉자로 만들 정도로 낙관론에 넘치는 현대판 허레이쇼 앨저Horatio Alger(목사직을 버리고 소설가가 된 미국의 아동문학가로, 성공담 형식의 소설을 다수 발표하여 오늘날에도 미국적인 성공의 꿈과 결부되어 자주 인용된다-옮긴이)였다.

레파무린, 버보박탐, 세피데로콜의 고무적인 결과도 충분히 축하할 일이었지만, 68번가의 우리 연구실에서 반대쪽으로 2블록 떨어진 록펠러 대학에서 조용히 일어난 놀라운 발견에 비하면 아무것도 아니었다. 아직은 아무도 이야기하지 않고, 아무도 들어보지 못한 것이지만, 슈퍼버그와의 싸움에 대한 나의 접근 방식을 전부 바꿔놓을 발견이었다.

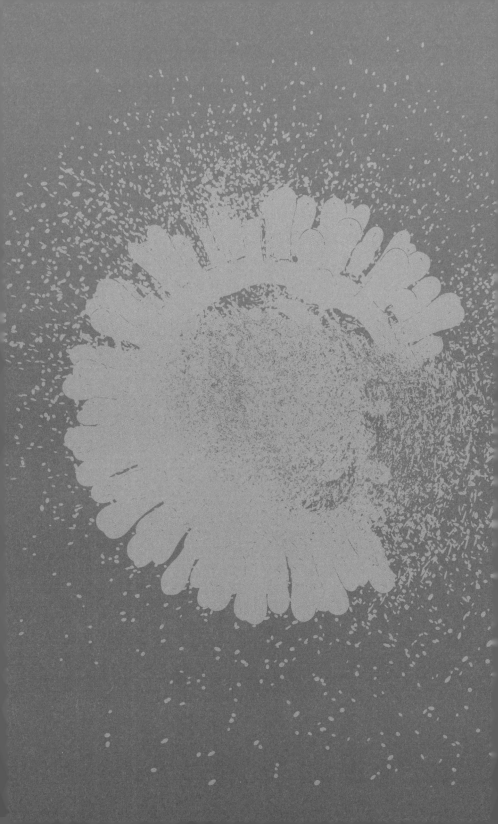

제4부

수면 아래의 연구들

록펠러 가^家

윌리엄 록펠러는 엉터리 약을 팔고 다니는 약장수로 종종 장애가 있는 척하며 손님을 속이기도 했다. 의학 교육을 전혀 받지 않았음에도 불구하고 자칭 록펠러 박사는 암 전문가라고 주장하며 전국의 아픈 환자들에게 물약과 시럽을 팔러 다녔다. 사기극의 그늘에서 자란 그의 아들 존 데이비슨 록펠러John Davison Rockefeller는 아버지와는 반대로 복음주의 침례교인이자 산업의 수장으로 성장했다. 그는 미국에서 가장 부유하며 때로는 가장 혐오스러운 시선을 받는 무자비한 석유 재벌이 되었다. 역사는 록펠러 가문이 방어력이 없는 사람들을 지켜주기는커녕 그저 따뜻한 집에서 가족을 먹여 살리고, 자식들을 치료해주고 싶어 하는 가난한 사람들에게서 마지막 한 푼까지 뜯어내며 착취했다고 말해준다.

세월이 흐르면서 과거 미국에서 가장 이야깃거리가 되었던 록펠러 가의 이미지도 좋아졌다. 이는 가문의 이름을 적극적으로 변호해온 록펠러 가 자손들 덕이기도 하며 적절한 자선 활동 덕분이기도 하다. 침례교도들, 특히 복음주의자들은 세례가 구원을 상징한다고 믿지만, 록펠러 가는 좀 더 구체적인 수단, 자선 활동을 통해 구원받을 수 있었다.

물론 대중의 인식이 항상 현실과 일치하지는 않는다. 존 데이비슨 록펠러는 돈에 쪼들렸던 십 대 시절부터 자선단체에 열심히 기부했던 쾌활하고 독실한 사람이었다. 그는 노예제 폐지 투쟁 등, 진보적 이념을 옹호했던 완벽주의자였으며 의학 혁신과 과학 연구에 열정을 갖고 있었다. 스포트라이트를 싫어했던 그는 혼자만의 시간을 더 좋아했고 정식 인터뷰도 거의 하지 않았다. 동시대 사람들이 그를 어떻게 생각했던 지간에 아마 그건 잘못된 생각이었을 것이다. 그에 대한 우리의 생각 역시 잘못된 것일 수 있다.

존 데이비슨 록펠러는 겨우 24세의 나이에 가짜 의사였던 아버지의 마수에서 벗어나 아마추어 정유 사업가로 석유 사업에 뛰어들었다. 그는 남북전쟁이 절정으로 치닫던 시기에 팽창하고 있던 도시로 펜실베이니아 서부 유정의 석유를 운반해주는 중개인으로 일을 시작했다. 그는 점차 동업자들을 밀어내고 클리블랜드에서 가장 큰 정유사를 장악했다. 곧 그 회사는 막대한 양의 석유를 미국과 유럽 전역에 수출해 큰 이윤을 남기게 되었다. 급성장하는 철도 산업 부호들과의 뒷거래를 통해 경쟁사들보다 훨씬 낮은 가격에 석유를 수송할 수 있었던 덕택이었다. 사기꾼의 아들이었던 말쑥하고 순진한 얼굴의 그는 곧 미국에서 가장 부유한 사람이 되었다.

20세기로 접어들면서 존 데이비슨 록펠러의 회사인 스탠더드 오일Standard Oil은 시장의 90%를 장악했고 경쟁사들보다 저가로 석유를 공급하며 그들이 폐업할 수밖에 없게 만들었다. 현대적 독점이 세상에 나타났지만, 록펠러의 적대적 인수에 기독교가 중요한 작용을 했다는 사실을 아는 사람은 거의 없었다. 록펠러는 돈을 버는 게 자신의 운명이며 그 돈을 나누는 건 신이 내린 의무라고 믿었다. 그는 중년으로 접어들면서 자선 사업에 전념하기 위해 회사의 일상적 업무에서 차츰 손을 뗐다. 알렉산더 플레밍이 불로뉴의 지하실에서 고군분투하고, 게르하르트 도마크가 우크라이나의 숲속을 헤매는 동안 존 데이비슨 록펠러는 자신의 막대한 재산을 나눌 방법을 구상하고 있었다.

존 데이비슨 록펠러는 대학을 설립하면 어떻겠냐는 제안을 받았다. 론 처노Ron Chernow가 록펠러의 전기《부의 제국 록펠러Titan》에서 썼듯이 록펠러에게 자선 활동에 대한 조언을 해줬던 고문 중한 명이 당시 최고의 의사였던 윌리엄 오슬러William Osler가 쓴《의학의 원리와 실제The Principles and Practice of Medicine》를 읽었다. 그고문은 미국에도 베를린의 코흐 연구소나 파리의 파스퇴르 연구소에 견줄 만한 세계적 수준의 연구소가 있어야만 한다고 록펠러에게 제안했다.

해외에서는 흔히 볼 수 있는 일이지만 미국에는 이런 종류의 기부가 사실상 전혀 없었다. 미국에서는 대부분 새로운 기관이 아니라 특정 대학이나 유명한 연구자와 연구소에 기부했다. 그러나 록펠러는 자신이 선구자라는 자부심을 안고 1901년 여름에 록펠러

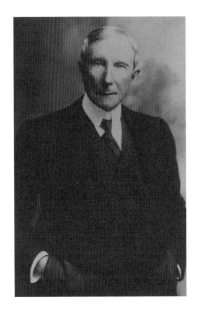

| 1897년경 미국의 자선가이자 기업가인 존 데이비슨 록펠러의 모습

의학연구소 설립을 위해 기부하기로 했다. 그는 의료 혁신과 독창성, 생산성을 장려하기 위해 10년 동안 20만 달러라는 거액을 유가증권으로 기부하기로 약정했다. 록펠러는 그 약정에 한 가지 독특한 조항을 포함시켰다. 바로 신탁 관리자나 행정가가 아니라 과학자가 재정을 관리하게 한다는 요청이었다.

맨해튼 어퍼 이스트 사이드의 렉싱턴 가에 있는 두 동의 갈색 건물에 자리한 과학자들의 환상이 실현된 록펠러 연구소는 연구자들을 초빙해왔다. 1903년 록펠러 연구소는 64번가와 68번가 사이에 있는 이스트강의 농지 13에이커(약 16,000평)를 매입했고, 현재까지 그 자리를 지키고 있다. 록펠러 연구소는 즉각적인 성공을 거두었다. 1904년 수막염이 맨해튼을 강타했을 때 록펠러 연구소의 연구원들은 그 치료법을 찾아내 수천 명의 생명을 구했다. 이를 자랑스러워 한 후원자는 수백만 달러의 기금을 더 기부했다. 사이비 과학을 팔았던 윌리엄 록펠러의 사기 행각에 대한 보상이 될 만큼 엄청난 투자였다. 록펠러 연구소의 연구원들이 최초로 매독의 원인 인자를 배양하고 포도상구균 감염에 어떻게 변이가 일어나는지 밝혀내면서 이 작은 대학(1965년 록펠러 대학교로 이름을 바꿈 – 옮긴이)의 위상과 명망은 높아졌다. 그동안 후원자인 존 데이비슨 록펠러는 그늘에 남아 자신이 그렇게 열렬히 지지했던 과학 발전의 공로가 고스란히 연구원들에게 돌아갈 수 있도록 했다. 록펠러는 그의 뉴욕 자택에서 불과 몇 킬로미터밖에 떨어져 있지 않은 이스트 리버에 있는 록펠러 대학 캠퍼스를 단 한 차례 방문했다.

리신

알렉스 채프먼은 별난 일을 하고 있다. 그는 평일 아침이면 맨해튼의 어퍼 이스트 사이드에 있는 초등학교에 자녀들을 데려다주고 록펠러 대학을 지나쳐 출근한 다음 가운을 입고 점점 수집량이 늘어가는 재료부터 챙긴다. 대다수가 그다지 생각하고 싶지 않은 재료다. 40세의 교수인 그는 젊거나 늙은 환자들에게 대변을 기증해보지 않겠냐고 부드럽게 묻는 일을 수년간 해오고 있다. 긍정적 대답을 얻으면 그나 연구보조원 중 한 사람이 특수 용기에 대변을 받아서 톰 월시 박사의 실험실 옆에 있는 거대한 냉동고에 안전하게 넣어둔다. 병원 4층 안쪽에 자리한 그 냉동고에는 세상에서 가장 소중한 대변 수집품들이 있다.

채프먼은 5년간 국립보건원의 지원금으로 레미나 도니처럼 백혈병에 걸렸거나 조혈모세포 이식 수술을 받은 환자들의 장에 사는 박테리아를 조사하는 연구의 책임연구원이다. 정부는 그가 일부 환자만 슈퍼버그에 감염되는 이유, 더 중요하게는 그에 대처할 방법을 알아낼 수 있으리라고 확신하고 있다. 종이에 베인 도니의 상처는 왜 그렇게 됐을까? 기이한 곰팡이에 감염된 사람이 왜 레미인 걸까? 채프먼은 한 번에 대변 샘플을 하나씩 검토하며 답을 찾으려고 노력하고 있다.

지금까지의 도박은 결과가 괜찮아 보인다. 그의 연구팀은 항생제를 바른 페트리 접시를 사용해 사람의 대변에서 위험한 박테리아를 가려내고 그것이 혈류 감염을 유발하는지 알아내려 한다. 대변을 갖고 씨름하는 일은 말처럼 매력적이지도 않고 힘들 뿐만 아니라 의미 있는 결과를 가져오리라는 보장도 없다. 하지만 학계에서는 채프먼이 무언가 큰일을 이루어낼 거라는 의견이 점점 더 강해지고 있다. 그는 미국 임상연구학회American Society of Clinical Investigation로부터 젊은 연구자상을 받았으며, 미국에서 가장 유망한 임상시험 연구자로 평가받고 있다. 그는 록펠러 대학의 과학자들과도 긴밀히 협조하고 있다.

유전자 염기서열 분석의 발전은 채프먼의 연구팀이 우리 안에 사는 다양한 미생물들을 이해하는 데 도움을 주었다. 머지않아 의사들은 환자들에게 몸속에 지닌 박테리아의 종류와 그것들이 유발할 수 있는 질병들을 알려주는 인쇄물을 나눠줄 수 있게 될 것이다. 보통 사람의 몸속에 사는 100조 개의 박테리아 중 하나는 슈퍼버그로 변이되는 경향이 있을 수 있다.

뉴저지에서 핫라인 문제를 논의하고 온 지 몇 주 후인 어느 날 오후, 나는 회진을 마치고 나오다 뉴욕 프레스비테리안 병원 복도에서 채프먼과 마주쳤다.

"내가 찾던 분이네요"라고 그가 말했다. 의학박사이자 감염병 전문의인 채프먼은 서류 뭉치를 들고 있었고 눈에는 강철 같은 결의가 담겨 있었다.

"선생님께 드릴 게 있어요."

"뭔데요?"

똑같이 슈퍼버그를 연구하고 짧은 갈색 머리를 가진 40대 백인 남성인 우리 두 사람을 사람들은 종종 혼동하고는 했다. 나는 툭하면 그에게 의학적 조언을 구했고, 그는 가족 중 한 명의 진료를 내게 맡긴 적이 있었다. 채프먼은 내가 의학에 종사하면서 찾고 있던 동지애를 느끼게 해줬다. 우리는 같은 팀 동료였다.

"새로운 연구요"라고 그가 말했다.

"제가 생각하고 있는 연구가 있는데 선생님도 함께했으면 해요."

그가 종이 한 장을 건넸다. 대부분 이해할 수 있는 내용이었다. 포도상구균 치료제를 검토하는 연구였다. 하지만 한 부분은 완전히 이해가 되지 않았다.

"CF-301이 뭐예요?"

그의 얼굴이 환해졌다.

"리신이요."

채프먼과 나는 둘 다 톰 월시의 멘토링을 받았지만 각자 다른 연구 프로젝트를 진행해왔다. 나는 그가 어떤 연구를 하고 있는지 전부 알고 있었지만, 연구를 함께 하지는 않았다. 우리는 팀 동료가 맞지만 다른 포지션에서 뛰었다.

"굉장한 겁니다. 한 번 보세요."

그는 펜을 꺼내 단백질 접힘folded protein(단백질은 아미노산의 선형 복합체이다. 하지만 단순한 선형 사슬 구조가 아니라 각각의 단백질마다 고유한 접힌 형태로 존재하는데 그 화학적 원리는 아직 정확히 규명되지 않았다. 체내 단백질이 비정상적으로 얽히거나 모양이 망가지면 질병으로 연결된다. 따라서 체내 단백질 구조를 정확히 모델링하여 질병을 이해하고 신약 개발의 새로운 장을 열고자 하는 노력이 최근 활발하다-옮긴이) 구조처럼 보이는 작은 분자 옆에 박테리아가 있는 그림을 그렸다. 채프먼은 연구자로서의 재능도 뛰어나지만, 교사로서의 재능은 더 뛰어났다. 그래서 나는 자주 그의 연구실에 들러 그가 무엇을 읽고 무엇을 생각하고 있는지 듣고 오고는 했다. 월시와 마찬가지로 그는 헷갈리는 데이터를 이해하기 쉽게 해석해줄 수 있었다. 또한 박테리아가 항생제를 견디기 위해 만드는 유출 펌프와 포린porin(세균의 세포막을 관통하는 단백질로서 분자들이 이동하는 통로다. 항생제가 세균에 침투하려면 포린을 거쳐야 한다 - 옮긴이) 돌연변이, 미세한 구멍 같은 복잡한 구조와 기제를 그림으로 설명해주는 재능도 갖고 있었다.

그는 내가 병원에서 가장 좋아하는 사람 중 한 명이었다. 함께 학회에 참석할 때면 술 한 잔 같이하는 쾌활한 친구였다(어째서인지 우리는 뉴욕이 아닌 다른 도시로 갔을 때만 시간이 나서 함께 어울리고는 했다). 우리는 학회에서 메모한 것들을 비교하고, 다음 발표와 흥미로운 신약에 대해 논의하고, 수다도 떨었다. 그는 다른 병원과

대학에서 정말 데려가고 싶어 하는 사람이었다.

"리신 임상시험을 해볼 생각인데 선생님이 도와줬으면 해요. 임상시험을 하게 되면 선생님 도움이 필요할 거예요."

"또 다른 임상시험이요?"

마지막으로 세어봤을 때 채프먼은 최소한 12개의 임상시험을 관리하고 있었다.

"선생님이 도와주면 되죠." 하고 채프먼은 말했다.

그가 구조도 몇 개를 쓱쓱 그렸다. 맨 위의 그림은 단백질이 박테리아 안으로 들어가는 모양이었다. 그가 무언가를 휘갈겨 쓰는 동안 나는 다른 생각을 했다. 누군가 눈길을 거두면 나는 그럴 때가 많았다. 채프먼과 마주쳤을 때 나는 MRSA 환자를 보고 나오는 길이었다. 낭패스럽게도 치료제를 써도 그는 호전되지 않았다. 나는 초조했고 환자도 이를 감지했다. 나는 윌시와 그 사례를 의논해 봐야겠다고 머릿속으로 메모해뒀다.

나는 계속 그림을 그리고 있는 채프먼에게 "계속 이야기해봐요"라고 말했다. 나는 그의 그림을 들여다보며 턱을 문질렀다.

"박테리아가 그냥 터지게 만드는 거예요?"

내가 오른손으로 주먹을 쥐었다 펴면서 "이렇게 그냥 터진다고요?"라고 물었다.

"네, 비슷해요."

"어째서 이제까지 그런 걸 한 번도 못 들어봤죠?"

"저도 얼마 전에 알았어요."

슈퍼버그 치료법이 있다는 요란한 주장은 드물지 않게 나왔다.

내가 가장 최근에 발견한 주장은 고대 영어로 쓰인《볼드 의서Bald's Leechbook》에 나오는 10세기의 안연고였다. 하지만 언제나 그런 과대 선전은 오래가지 못했다. 우리가 알렉산더 플레밍처럼 치료법을 우연히 발견하는 일은 없을 것이다. 리신이 실제로 효과가 있다면 나도 그 소식을 들었을 것이다. 내 생각은 그랬다.

"월시 박사님과 이야기해봤어요?"

"했죠"라고 채프먼이 대답했다.

"박사님도 함께하실 거예요."

"내가 조사를 좀 해볼게요"라고 내가 말했다. 그러고 나서 곧바로 말을 덧붙였다.

"아니에요, 나도 끼워줘요."

우리는 악수로 계약을 대신했다. 그 연구는 생명공학 회사인 콘트라팩트Contrafect에서 연구비를 댈 거라고 했다. 생명공학 회사들은 미생물의 생물학적 작용을 이용해 인간의 질병을 치료해줄 신약과 기술을 만든다.

"본사가 용커스에 있는 회사죠? 거기에 생명공학 부서가 있어요?"

그곳은 내가 매일 아침 맨해튼으로 출근하는 길에 지나다니는 곳이었다. 그런데 용커스가 혁신의 중심이 되고 있다는 건 알지 못했다. 채프먼은 자신이 그린 그림을 내게 건넸다.

"이 리신에 관한 연구 결과를 내놓은 데가 바로 우리 병원 근처에 있어요."

"그래요?"

"전부 록펠러에서 한 연구예요."

우리 병원은 인접한 록펠러 대학, 메모리얼 슬로언 캐터링 암센터와 공동으로 의사 겸 연구자들이 이런 종류의 발견을 할 수 있게 훈련시키고 있었다. 그리고 국립보건원이 전액 지원하는 그 연구직 몇 자리는 매년 500명 이상이 지원하는, 미국에서 가장 명망 있고 경쟁이 치열한 자리에 속했다.

채프먼의 휴대전화 진동이 울리자 우리 둘 다 말을 멈추고 문자 메시지를 확인했다. 이메일은 도무지 관리가 되지 않아서 많은 동료가 연락 수단으로 쓰지 않게 됐다. 이제 우리는 몇 분에 한 번씩 문자 메시지를 받는다. 나는 일과가 끝나면 다음 날 아침에 스트레스를 받지 않게 반드시 모든 문자를 지운다. 《GQ》 잡지에서 킴 카다시안의 프로필을 읽고 들인 습관이었다. "놀랄 만큼 정돈된" 사람으로 묘사된 그녀는 매일 밤 문자를 삭제할 필요가 있다고 했다.

"이 임상시험을 하게 될지 확실하지는 않지만 확인해볼 만한 것 같아요."

채프먼이 문자 메시지에 답장을 보내고 나서 말했다. 그가 몸을 뒤로 젖히고 한숨을 내쉬었다. 이제 가봐야 한다는 뜻이었다.

"대변 기증이에요?"

내가 그의 휴대전화를 가리키며 물었다. 그가 고개를 끄덕였다. 우리는 악수를 나누고 각자의 임상시험에 더 많은 환자의 동의를 얻으러 나섰다.

"장갑 꼭 껴요."

내가 말하자 그는 싱긋 웃었다.

획기적인 리신 연구

복도에서 채프먼과 즉석 회의를 한 후에 나는 연구실로 돌아와 리신에 관한 논문에 빠져들었다. 어떻게 이걸 놓쳤을까? 나는 이 연구의 책임자도 찾아냈다. 거의 50년간 록펠러 대학에서 연구해온 면역학자, 빈센트 피셰티Vincent Fischetti였다. 그는 자기 실험실에 와서 실험하는 것도 직접 보고 그곳에서 진행 중인 연구에 관해 이야기도 나누자고 나를 초대했다.

며칠 후, 안개는 끼었지만 상쾌한 아침에 나는 록펠러 테니스 코트와 철학자의 정원 분수를 지나 요크 거리를 걸어가면서 고층빌딩과 아이폰, 우버가 존재하지 않았던 한 세기 전, 미국 최고의 부호가 발을 들여놓기 전의 록펠러 대학 캠퍼스 자리는 어땠을지 상상해보았다. 나무가 없는 초지에서 소들이 풀을 뜯고, 바지선이 이스트강을 오르내리고, 퀸스버러 브리지Queensboro Bridge가 건설되는 광경이 멀리 보였을 것이다. 강과 도축장, 진흙 농지를 에워싼

그을음투성이 굴뚝들에서 사방으로 증기가 솟아올랐을 것이다. 항생제가 보급되기 전인 그때는 나 같은 남자의 평균 수명은 47세였다. 지금 내가 거의 그 나이였다.

피셰티의 실험실 건물 입구에는 '브롱크 연구소의 노벨상 수상자들'이라는 제목이 붙은, 나이든 백인 남자들의 흑백사진이 박힌 대형 포스터가 걸려 있었다. 제럴드 에델만Gerald M. Edelman, 랠프 슈타인만Ralph M. Steinman, 조지 펄레이드George Palade, 귄터 블로벨Günter Blobel, 프리츠 리프만Fritz Lipmann, 크리스티앙 드 뒤브Christian de Duve였다. 피셰티는 브롱크 연구소의 8층, 긴 복도 끝의 공간에서 비싼 장비들과 대학원생들에 둘러싸여 일하고 있었다. 그의 연구실은 모든 리신 연구가 이루어지는 실험실에서 복도를 가로질러 가야 하는 곳에 있었다.

내가 연구실 문을 노크하자 그가 벌떡 일어섰다. 그는 70대의 교수였지만 훨씬 젊어 보였다. 피셰티는 황갈색 피부와 백발, 그보다 흰 이를 갖고 있었다.

"시간 내주셔서 감사합니다."

나는 흰색 외투를 벗고 박테리아가 터지는 그림이 든 액자 옆에 앉으면서 말했다. 나는 코넬대학의 의사 겸 연구원이며 곧 있을 그의 리신 임상시험의 연구자가 될지 모르겠다고 내 소개를 했다. 그는 내가 보고 있던 그림을 가리키며 미소를 지었다.

"리신이 저런 작용을 합니다. 놀랍죠?"

빈센트 피셰티는 톰 월시처럼 청년 못지않은 열정을 갖고 있었다. 나는 박테리아의 파열 그림을 보면서 고개를 끄덕이며 메모지를 꺼냈다.

"환자에게 저는 임상시험이 어떻게 이루어지는지 설명할 수 있어야 합니다. 박사님 논문 몇 편을 읽었습니다. 파격적인 주장이던데요."

내가 조사한 바에 의하면 피셰티는 박테리아가 인간 세포와 상호작용할 때 일어나는 변화를 이해하려고 수십 년 동안 노력해왔다. 그가 이끄는 록펠러 대학 연구팀은 박테리아를 죽이는 바이러스(박테리오파지bacteriophage)에서 추출한 효소를 이용해 감염을 예방하고 치료하기 위해 현미경으로만 관찰할 수 있는 이 과정을 확인하고 개입하려 한다.

"솔직히, 위험한 주장 같았습니다."

나는 그의 연구실을 훑어보며 휴대전화의 벨소리를 진동으로 바꿨다.

"박테리아를 죽이는 바이러스를 사람에게 주사한다고요? IRB가 절대 승인하지 않을 것 같아서 걱정이네요. 저도 승인하고 싶을지 모르겠고요."

그가 고개를 저으며 말했다.

"그렇지 않습니다. 우리는 바이러스를 제거하고 단백질을 정제합니다."

피셰티는 기본부터 설명하기 시작했다. 그는 리신이 박테리아 세포벽을 분해하기 위해 수십억 년 이상 진화해온 효소라고 했다. 거의 박테리아 종류마다 다른 리신이 있을 정도로 고유하며 박테리아는 이에 대한 저항력이 없다. 항생제와 달리 리신은 시간이 지나도 효과가 약해지지 않는다.

피셰티는 오랫동안 리신의 효능을 활용하기 위해 노력해왔다. 그가 처음으로 리신의 정제에 성공했던 때는 닉슨 대통령 재임 기간이었다. 하지만 획기적 발견은 2001년에 일어났다. 그해에 그는 리신을 이용해 감염된 동물을 치료해서 완치시켰음을 보여주는 기념비적 논문을 〈미국 국립과학원회보Proceedings of the National Academy of Sciences〉에 실었다. 시험관 내의 리신 연구는 널리 행해졌지만, 동물이나 인간에게 효과가 있다고 보여준 사람은 그때까지 아무도 없었다.

"아무도 리신이 정말 효과가 있을 거라고는 생각하지 않았어요"라고 그가 말했다. 전장에서 플레밍의 병사들을 집어삼켰던 연쇄상구균 1,000만 개에 노출된 생쥐를 단 한 번의 리신 투여로 지켜줄 수 있음을 피셰티가 처음으로 보여줬다. 게르하르트 도마크의 실험과 유사한 그의 두 번째 실험에서는 감염된 쥐에 리신을 투여했을 때 연쇄상구균이 두 시간 만에 사라졌다.

"쥐 속의 박테리아를 죽일 수 있는지 리신을 조금 투여해보자 싶었죠."

피셰티가 요리를 장식하는 요리사처럼 손을 움직이며 말했다.

"그런데 효과가 있었어요!"

마치 페니실린이나 설파닐아마이드로 박테리아를 쓸어낸 듯했다. 언젠가는 리신이 항생제를 보완하거나 완전히 대체할지도 모른다는 것을 암시하는 결과였다. 하지만 문제도 있었다.

"제약사들이 우리 연구에 투자하게 하는 데 오랜 시간이 걸렸죠."

피셰티가 흥미로워하며 말했다.

"우리는 표적 치료에 초점을 맞췄지만, 대형 제약사는 그런 이야기를 듣고 싶어 하지 않았어요. 그들은 광범위 치료제를 원했죠!"

제약사들은 이윤을 내지 못하리라는 생각에 리신을 거부했다. 하지만 피셰티는 단념하지 않았다. 그에게는 록펠러 대학의 재원이 있었으므로 연구를 계속할 수 있었다. 그는 자신이 할 이야기가 있다는 것을 알고 있었고, 플레밍처럼 그 이야기를 글로 써야만 했다.

주요 학술지에 게재한 일련의 논문들을 통해 그는 리신 요법이 항생제의 대안이 될 수 있음을 계속 입증했다. 그는 온갖 종류의 리신을 정제, 복제, 분석하기 시작했고, 결국 콘트라펙트에 권리를 넘겼다. 이 작은 제약사는 리신에 CF-301이라는 이름을 붙였고, 2015년에 FDA로부터 신속 심사 대상으로 지정 받았다. 쥐를 대상으로 했던 피셰티의 초기 실험으로부터 15년이 지난 2016년, 콘트라펙트는 사람을 대상으로 한 임상 1상이 성공을 거두었다고 발표했다. 이 회사의 CEO인 스티븐 C. 길먼Steven C. Gilman 박사는 이렇게 발표문을 냈다.

"혁신 신약 리신 치료제 후보, CF-301의 인체 임상시험을 성공적으로 마무리했습니다. 이제 황색포도상구균 박테리아 환자를 대상으로 하는 CF-301의 다음 단계 시험을 신속히 진행할 것입니다."

그 단계에서 채프먼 박사와 내가 관여하게 된 것이었다. 리신은

233

건강한 지원자들에게 안전성을 검증했을 때 결과가 아주 좋았지만, 이 치료제를 절실히 필요로 하는 포도상구균 감염 환자들을 대상으로 하는 평가는 아직 하지 못했고 이제 의사들이 환자들을 모집하려는 단계였다. 어떤 임상시험이든 환자의 동의를 얻는 건 중요한 문제이지만, 정말로 아픈 환자일 때는 더욱 위험이 따른다. 혈중 포도상구균 감염 환자의 경우 약 1/4이 감염 때문에 사망한다. 내가 피셰티를 방문한 이유는 동의서를 받으러 심신이 약해져 있는 환자들을 찾아가기 전에 리신에 대해 철저히 알고 싶었기 때문이었다. 내게 충분한 정보가 없다면 충분한 정보에 근거한 사전 동의를 받기는 불가능할 것이다.

피셰티는 나에게 그의 대단한 경력을 요약해서 들려주고, 곧 있을 포도상구균 환자를 대상으로 한 임상시험을 위한 기초가 될 이런저런 실험들도 설명해주었다. 나는 계속 고개를 갸웃거렸다. 나는 왜 이런 이야기를 듣지 못했을까? 예과나 본과, 레지던트, 박사 후 과정에서 리신을 언급한 사람은 아무도 없었다. 그가 이야기하는 동안 내 눈은 어수선한 그의 연구실을 두리번거렸다. 그는 시대를 앞서간 사람이었다. 그는 획기적인 실험들을 해왔고, 이 분야의 거장이었음에도 불구하고 밖으로는 이름이 별로 알려지지 않았다. 그러나 마침내 합당한 명성을 얻게 될 듯했다. 피셰티는 록펠러 대학에서 개최하는 국제 리신 학회의 연사들을 모집하기 시작했는데, 그 자리에서 그가 평생 해온 연구들이 세계 최고의 과학자들에 의해 기념될 것이다. 나는 그 학회에 참석해야 한다고 메모해두었다.

나는 리신 연구의 기원을 생각해보며 감탄했다. 의학에 매료된 존 데이비슨 록펠러가 있었기에 일류 연구소가 설립됐고 피셰티 같은 천재들이 막대한 자금을 지원받아 여러 세대에 유용할 과학 발전을 이룰 수 있었다. 자선 사업을 통한 구원이 아닐 수 없었다. 이제 나도 그 일부가 될지 모른다. 나는 리신을 써볼 마음이 있는 환자들을 찾도록 도울 것이다.

록펠러 대학의 재력은 우리 분야의 곤궁을 경감시켜 주었다. 감염병 전문의가 미국 일부 지역에서 사라져가고 있을 정도로 이 분야는 현대 의학에서 소외되어 있다. 현재 의사 대부분은 자신이 행한 처치의 종류(그리고 비용)에 따라 보수를 받는데 감염병 전문의들은 실질적인 처치를 하지 않는다. 우리는 전문 자문을 제공하는 지적 전문의인데 의료수가제도는 우리의 자문에 대한 엄청난 수요를 쫓아가지 못하고 있다. 감염병 분야는 두뇌 유출을 경험하고 있고, 그 정도가 해마다 심해지고 있다. 동부와 서부 연안 지역에는 아직 감염병 전문의들이 모여들지만, 중부 지역은 변화하는 의료 경제로 인해 큰 타격을 입었다. 젊은 의사들은 전임자들보다 감염 질환에 관심이 덜하다. 리신이 승인받는 즉시 사용법을 아는 전문의가 필요한데 이런 상황이 문제가 될 것이다.

한 가지 문제는 연구 인력 양성 기금이 너무 제한되어 있다는 것이다. 신임 의사 겸 과학자는 실험실과 환자 기반 연구 중 택일하도록 요구받는데, 이는 공중 보건, 역학(질병의 분포와 결정 요인에 관한 연구) 또는 피셰티의 연구 결과를 환자에게 이어줄 중개 연구 같은 분야에 공백을 만든다. 톰 월시만큼 해낼 수 있는 사람은 많지 않겠지만, 지금 우리는 젊은 연구자들에게 시도해볼 기회도 주지 않고 있다.

그 뒤 한 시간 동안 피셰티는 백신과 항체와 관련된 그의 최신 연구를 내게 빠르게 설명했다.

"이것 좀 보세요."

그가 원고를 건네며 말했다. 얼마 전 그의 연구팀이 리신을 인간 항체(병원균을 무력화하기 위해 면역 체계가 방출하는 Y자 모양의 단백질)에 부착해 리신항체lysibody를 생성할 수 있으며, 이 리신항체는 MRSA를 포함한 다양한 감염으로부터 숙주를 보호해줄 수 있다는 걸 입증한 보고서였다. 그의 이야기가 이어졌다.

"우리는 화상 환자들을 위한 리신 스프레이도 개발하고 있습니다."

그 스프레이가 화상 환자를 아시네토박터 슈퍼버그로부터 보호해준다고 했다. 전염성 강한 클로스트리듐 디피실리균을 표적으로 하는 약도 개발 중이라고 했다. 그건 바로 내 임상시험 대상자 중 2차 세계대전 참전 용사였던 조지를 초주검으로 몰고 간 설사의 원인이었던 균이었다. 그는 손짓으로 나를 컴퓨터 쪽으로 부르더니 영상 파일 하나를 열었다.

"이게 박테리아입니다. 이게 물풍선이라고 생각해보세요. 리신은 물풍선에 구멍을 내듯 박테리아 세포벽에 구멍을 냅니다."

내 눈이 스크린을 좌우로 훑었다.

"그런데 구멍을 너무 많이 내면 안 됩니다."

그가 리신이 박테리아를 파괴하는 영상을 보여주면서 경고했다.

236

"구멍이 너무 많으면 염증이 생기니까 문제죠."

그가 컴퓨터 화면에서 고개를 들었다.

"임상시험에서는 몇 개의 구멍만 내줄 용량을 써야 할 겁니다."

오후 한나절 만에 피셰티는 이제 광범위 항생제 개념이 실용적이지 않게 되었음을 내게 이해시켰다. 위험한 새로운 박테리아들이 너무나 빨리 나타나고 있어서 우리는 그것들을 한꺼번에 없애줄 차세대 기적의 약이 등장하기를 기다릴 여유가 없다. 이 면역학자의 연구는 이제 박테리아를 하나하나씩 공격할 필요가 있다는 분명한 메시지를 보낸다. 각각의 리신이 FDA의 승인을 받아야 할 것이므로 이 치료제를 환자들에게 쓸 수 있게 되기까지 몇 년이 걸리겠지만 분명 그럴 만한 가치가 있다.

"인공 관절 감염에도 리신을 꼭 써보고 싶어요."

내가 돌아가려고 일어서자 그가 말했다.

"적당한 사람이…."

그가 말끝을 흐리면서 뺨을 긁적거렸다.

"모험을 해볼 용의가 있는 사람. 그러면서도 동물 연구를 할 줄 아는 사람이 있으면 좋은데 말이죠."

"그런 사람이 있을 것도 같습니다." 하고 나는 말했다. 피셰티와 톰 월시는 이상적인 공동 연구자일 듯했다. 두 사람을 연결해준다면 그날 내가 할 수 있는 가장 유익한 일이 될 듯했다.

"오늘 저녁에 톰 월시 박사님을 만날 겁니다. 연구계획서를 쓰기로 했거든요. 말씀하신 연구는 대단한 프로젝트가 될 것 같네요."

"동물 실험에서 확인한 모든 결과에 기초해볼 때 효과가 있을 것입니다. 그럴 거예요!"

그가 잠시 말을 멈추고 분자 그림을 응시했다.

"우리가 예측하지 못한 일이, 일어나지 않는다면 말이죠."

내가 얼굴을 찡그리며 물었다.

"어떤 일 말입니까?"

리신은 실험실에서는 효과가 있어 보였지만 사람에게도 효과가 있다는 보장은 없었다. 그래서 우리는 임상시험을 통해 다음과 같은 중요한 질문에 대한 답을 찾고자 했다. 리신이 엄청난 염증 또는 알레르기 반응을 일으킬 것인가? 그 물풍선에 너무 많은 구멍을 내면 어떻게 되는가? 우리는 잠시 불편한 표정으로 서로를 응시했다. 그러다 그의 책상 옆에 놓인 과학 학술지 《네이처》에 눈길이 갔다. 내 시선을 따라온 피셰티가 표지를 가리켰다.

"아, 저건 탄저균이에요. 내가 탄저균 이야기는 하지 않았네요."

탄저균

세계무역센터가 붕괴되고 3주 후, 플로리다에 사는 로버트 스티븐스는 몸이 불편해서 잠에서 깼다. 이 남자는 거의 잠을 자지 못했고 열과 오한에 시달렸으며 토하기까지 했다. 아내 모린은 웨스트 팜비치의 집 근처에 있는 병원 응급실로 남편을 데려갔다. 그녀는 의사들에게 63세의 사진 편집자인 로버트가 며칠 동안 몸이 찌뿌듯하다고 했고 근육통이 있었다고 말했다. 뭐라고 꼬집어 말할 수는 없지만, 이전에 아팠을 때와는 달랐다. 평소의 로버트가 아니었다.

그녀의 남편은 정신이 혼미해서 의사에게 정보를 제대로 줄 수 없었기 때문에 모린이 주로 이야기를 했다. 그녀는 응급실 근무자에게 로버트가 낚시와 정원 가꾸기를 좋아하는 전형적인 플로리다 사람이며 고혈압과 가벼운 심장 질환 외에는 건강 상태가 양호하다고 말했다. 그가 복용하는 약은 베타 차단제와 저용량 아스피

239

린뿐이었다. 로버트는 플로리다주 보카 라턴에서 《내셔널 인콰이어러National Enquirer》의 발행사인 아메리칸 미디어와 여타의 신문사를 위해 일했으며 업무 시간 대부분을 메일과 인터넷으로 보내온 사진들을 검토하며 보냈다.

의사들은 확실히 진단을 내릴 수 없었다. 감염이라기에는 환자의 백혈구 수치가 정상이었지만 열과 의식 혼란은 세균성 수막염을 의심하기에 충분했으므로 의사들은 그에게 반코마이신과 또 다른 항생제인 세포탁심cefotaxime을 쓰기 시작했다. 그들은 모린에게 병명을 확정하려면 CT 촬영과 요추 천자(척수액 검사)가 필요하다고 말했다. 그런데 그때부터 로버트의 상태는 내리막으로 치달았다.

응급실에 도착한 지 불과 몇 시간 만에 로버트는 심한 발작을 일으켰고 산소호흡기를 달아야 했다. 요추 천자 결과는 매우 비정상적이었다. 정상이라면 맑아야 할 척수액이 매우 탁해서 심한 감염으로 박테리아가 득실거리는 것으로 보였다. 하지만 척수 감염에서 볼 수 있는 전형적인 박테리아 종류처럼 보이지는 않았다. 길고 가는 모양의 이 박테리아는 그의 혈액 속에서도 헤엄치고 있었다. 그 후 24시간 동안 로버트의 상태는 더 악화됐다. 체온이 40℃까지 올랐고 신장 기능이 멈췄다. 입원한 지 사흘째 되던 날 로버트의 혈압이 급강하하며 심정지가 왔다. 심폐소생술을 실시했지만 소용없었고 그의 사망이 선언됐다. 그때 플로리다 보건부는 로버트의 의료진이 이미 알고 있었던 사실, 즉 그가 탄저균 때문에 사망했다고 공식 발표했다.

미국에서 탄저균에 의한 사망자가 발생한 것은 25년 만에 처음이었고, 역학자들이 이전에 보았던 사례들과도 달랐다. 지난 세기 동안 탄저균 감염 사례의 대부분은 직업상 오염된 동물 가죽에 노출된 사람들에게서 나타났다. 바실러스 안트라시스*Bacillus anthracis*라는 공식 명칭을 가진 막대 모양의 탄저균은 종종 염소 털을 만지는 일을 하는 사람들을 감염시켰다. 하지만 로버트 스티븐스는 온종일 사무실에 앉아 사진들을 분류했다. 증상이 나타나기 전에 노스캐롤라이나로 여행을 다녀오기는 했지만 특이한 일은 없었다. 사냥을 가지도 않았고 농장이나 체험 동물원을 방문하지도 않았다. 염소를 만진 일도 물론 없었다.

팜비치 카운티 보건국, 플로리다주 보건부 및 질병통제예방센터가 FBI와 합동으로 광범위한 조사에 착수하면서 역학자들이 로버트의 집과 사무실을 방문했다. 그의 사무실 건물에서 채취한 샘플 중 하나에서 탄저균 양성반응이 나타났으며, 얼마 후 로버트의 동료인 73세 남성의 코에서도 탄저균이 발견되었다. 보건부는 예방 차원에서 지난 60일 동안 그 건물에 있었을 수도 있는 모든 사람에게 항생제 치료를 제공했다. 탄저균에 노출됐을 수 있는 사람의 범위는 엄청났다. 로버트의 사망 이후로 1,000명 이상이 비강 분비물 검사를 받았다. 사람마다 탄저균에 노출됐을 때 나타나는 반응이 달라서 조사는 더 복잡했다. 어떤 사람들은 탄저균을 흡인해도 괜찮은가 하면 어떤 사람들은 즉시 몸에 이상을 느끼고 며칠 만에 사망했다. 그러므로 정말로 위험에 처해 있는 사람이 누군지 가려내기가 힘들었다.

로버트 스티븐스가 사망한 지 일주일 후 뉴욕시 보건부는 이상한 발진이 생긴 사람과 접촉했다고 질병통제예방센터에 보고했다. 괴사딱지라고 알려진 검은색 병변이었다. 이것은 종종 갈색은둔거미에게 물린 자국으로 오인되기도 했다. 단단하게 부어오르고 진물이 흐르는 괴사딱지가 생기는 원인은 오직 한 가지, 탄저균이다. 그 보고를 받은 얼마 후 질병통제예방센터는 한 영아의 왼쪽 팔에 검은색 발진이 빠르게 번지고 있다는 통보를 받았다. 탄저균은 오랫동안 생물학 테러의 무기가 될 수 있다고 여겨졌는데, 미국 내에서 가장 인구가 밀집된 도시에 탄저균이 나타난 것이다.

NBC에서 일하는 38세 여성의 가슴에도 괴사딱지가 나타났다. 그녀는 며칠 전 사무실로 배달된 수상한 편지를 만졌다고 했다. 편지에 가루가 들어 있었는데, 그 가루에 탄저균이 섞여 있었다. FBI는 NBC에 배달된 봉투와《뉴욕타임스》에 배달된 봉투에 플로리다주 세인트피터즈버그 소인이 찍혀 있었고 필적도 비슷하다고 발표했다. 며칠 후 상원 원내대표인 톰 대슐 의원이 자신의 사무실에서도 탄저균이 발견되었다고 발표했다. 그로부터 2주 후에는 워싱턴 DC 브렌트우드 우체국의 우체부 두 명이 탄저균 흡입으로 사망한 것으로 확인됐다. 수사관들이 용의자의 범위를 좁혀가는 동안 탄저병 발병자는 계속 늘어났다. 탄저균에 노출되었을 가능성이 있는 집배원의 수가 만 명 이상이었고, 즉각적인 치료가 필요한 사람들이 누구인지 알아낼 전문가들이 필요했다.

당시 워싱턴 DC에 있었던 톰 월시는 하던 일을 제쳐두고 우체국 직원들과 그 가족들을 진찰하고 시프로플록사신 치료를 받아야 할 사람들을 신중하게 결정했다.

"한 소년이 병원에 들어오더니 여기저기 토했어"라고 월시가 회상했다.

"예진을 담당하던 친구가 나를 한 번 보고 토사물을 한 번 보더니 '박사님 환자네요'라고 말했지."

그를 비롯한 긴급구조대원들은 결국 예방 차원에서 2,500명에게 항생제를 투여했다. 당시 탄저균은 치료를 받아도 치사율이 80~90%라고 여겨졌지만, 월시와 그의 팀은 그 수치를 절반으로 줄였다.

2001년 9월부터 10월까지 5명의 사망자를 낳았던 탄저균 공격은 메릴랜드주 포트 디트릭 기지의 미 육군 생화학연구소에서 탄저균 백신을 연구했던 과학자, 브루스 아이빈스Bruce Ivins가 불만을 품고 저지른 소행이었을 가능성이 크다(아이빈스는 로버트 뮬러 FBI 국장이 이끄는 수사가 종결되기 전에 자살했다). 그로부터 10년 후인 2011년, 모린 스티븐스는 정부가 위험한 병원균을 안전하게 관리하지 못했다며 소송을 제기해 승소했고, 250만 달러를 보상받았다. 그러나 뒤늦은 손해배상이 이 이야기의 끝은 아니다.

2016년 시베리아에서 탄저병으로 수십 명이 입원하고 아이 한 명이 사망하자 러시아 보건 당국이 대응에 나섰다. 조사관들은 외딴 마을의 주민들을 항공기로 대피시키고 사태 파악에 들어갔다. 탄저병 발병 원인으로 역학자들이 최종적으로 내놓은 가설은 기이했다. 수십 년 전에 탄저균에 순록들이 죽어 그 시체들이 영구 동토층에 묻혀 있었는데, 러시아 반도에 폭염이 강타하면서 치명적인 탄저균 포자가 지면 위로 나오게 됐다는 것이었다. 만약 그 가설이 옳다면 기온이 치솟을 때마다 인간이 위험에 처하게 된다는 것을 의미했다. 탄저균은 사라지지 않았다. 언제든 돌아올 것이다.

톰 월시가 탄저균에 노출되었을지 모를 우체국 직원들을 분류하는 동안 빈센트 피셰티는 실험을 구상하고 있었다. 록펠러 대학의 그의 연구팀은 탄저균을 감지하고 파괴해줄 리신을 개발했고, 그 발견으로 그는 지금 내가 그의 연구실에서 보고 있는《네이처》표지에 실리게 되었다.《네이처》는 그의 연구에 대해 이렇게 전했다.

"이 신약은 항생제 내성 탄저균을 생물학 무기로 쓰려는 테러리스트들의 시도를 막아줄 수 있다. 또한 오염된 장소를 빠르게 확인해줄 휴대용 탐지기로 만들어질 수도 있다."

피셰티는 컴퓨터에 영상 파일을 띄우면서 내게 보라고 손짓했다.

"이게 탄저균입니다."

그가 화면에 뜬 회색 직사각형을 가리키며 말했다.

"그리고 이건 리신입니다."

마우스 왼쪽 버튼을 두 번 클릭하자 탄저균이 물풍선처럼 터졌다. 영상이 재생되는 동안 나는 휴대전화로《네이처》기사를 훑어봤다.

그의 연구팀은 몇 주 안에 동물 임상시험을 시작할 계획이다. 피셰티

는 3년 안에 약을 비축할 수 있으리라고 예측한다.

"훌륭한데요. 이 약을 환자들에게 쓸 수 있나요? 아니면 임상시험에서요?"

나의 질문에 피셰티가 고개를 저었다.

"안 된다는 건가요?"

그 기사는 15년도 더 전에 쓰인 것이었다. 그동안 진전이 있지 않았을까? 피셰티는 말없이 영상만 재생할 뿐이었다.

달바의 도착

　나는 박테리아를 터뜨릴 안전한 방법이 있다고 동료들을 설득하면서 나눌 대화를 상상했다. 나는 피셰티의 연구실을 나와 월시를 보러 걸어가는 짧은 시간 동안에 리신 임상시험을 설명할 다양한 방법들을 고려했다. 물풍선 비유로 시작하면 적당할 듯했다. '구멍을 내되 너무 많은 구멍을 내면 안 된다'라고 말하는 장면을 생각하면서 연구실 문을 두드렸다.

　월시는 항상 내 노크 소리를 알아맞힌다. 나는 두 번 연속으로 세게 노크를 하는 특징을 갖고 있었고, 그는 소리를 듣자마자 "들어오게, 맷!"이라고 소리친다. 나는 흰 코트를 벗으면서 그의 연구실로 들어갔다. 월시는 연구로 보내는 시간이 대부분이라 직접 환자를 진료하지 못해 아쉬워할 때가 종종 있다. 그래서 나는 짬이 나면 내 환자의 사례, 특히 힘든 사례에 그를 관여시킨다.

　"또 다른 칸디다 아우리스 환자가 있어서 일단 미카펑긴micafungin을 쓰려고 합니다."

내가 회의용 탁자에 함께 앉으며 말했다. 우리 둘 다 곧 그 항진균제가 듣지 않으리라는 것을 알고 있었다. 이후 나는 시넥시스사에서 만든 새로운 항진균제를 쓸 준비를 하고 있었다. 나는 리신이야기를 꺼내기 전에 내 환자들부터 함께 검토하고 싶었다. 나는 목록을 꺼냈다.

"어디 보자, 연조직염 환자가 한 명 있어요. 달바 임상시험 대상자가 될 수도 있겠네요. 오늘 드디어 달바가 도착할 겁니다. 아! 호흡 곤란으로 입원한 소방관도 있어요. 뭔가를 흡입했겠죠. 그런데 그에게 굉장한 사연이 있더라고요."

월시의 눈썹이 꿈틀했다.

"그는 뉴욕 소방대 소속 소방관이었는데, 9·11 테러 때 뉴욕 소방대에서는 세계무역센터의 사무실에 있던 모든 사람을 로비로 내려가게 했답니다. 그리고 그 자리에 가만히 있으라고 했대요."

"오, 저런."

"하지만 21층에 있던 한 중년 여성이 건물 밖으로 데리고 나가 달라고 고집을 부리더랍니다. 그래서 그녀를 어깨에 들쳐 메고 북쪽으로 세 블록 밖으로 데려다주었대요. 그런데 그들이 나간 지 6분 후에 빌딩이 무너졌답니다."

나는 잠시 이야기를 멈추고 그 끔찍한 순간에 사람들이 어떻게 대응했는지에 대해 생각했다. 도니는 그의 장비를 챙겼고, 톰 월시는 스탠호프 호텔에서 자원봉사자들을 모았다.

"그 후 이 환자는 PTSD(외상 후 스트레스 장애)를 겪었죠. 로비에 있던 모든 사람이 죽은 게 자기 탓 같고 소속 소방대의 생존자가 자신뿐인 사실도 힘들었다고 합니다."

나는 물을 한 모금 마셨고 월시는 얼굴을 찡그렸다.

"3개월 후 그는 전화 한 통을 받았답니다. 그 여성의 전화였죠. 그녀는 '당신이 내 목숨을 구해줬어요'라면서 감사의 뜻으로 저녁을 대접하겠다고 했대요. 그는 그녀 역시 자신의 목숨을 구해줬다고 인사했답니다. 그가 약속 장소에 나갔더니 그녀의 온 가족이 감사 인사를 하러 와 있었고, 저녁을 먹는 동안 그 여성의 딸과 친해졌대요. 어떻게 됐을 것 같아요? 둘이 사랑에 빠져서 결혼했고, 자녀도 여럿 두었다고 해요."

"거짓말!"

"진짜예요!"

"믿기지 않는 일이군."

나는 목록을 훑어봤다.

"온몸에 벌레가 우글거리는 노숙자도 있어요."

그를 생각하면서 나는 반사적으로 팔뚝을 긁었다.

"귀에서도 한 마리 뽑아냈어요."

"진짜?"

월시의 얼굴이 반짝거렸다.

"벌레 가진 거 있어? 한 번 볼까?"

"벌레요? 조금 전에 미생물 검사실로 보냈어요."

그가 가운을 집어 들었다.

"가지."

잠시 후 우리는 현미경을 들여다보고 있었다. 뒤집혀 있는 죽은 벌레는 다리가 하나 없었다.

"뭐 같아?"라고 월시가 물었다. 그는 내가 답을 알기를 기대하며 두 손을 얼굴에 갖다 대고 조용히 응원했다.

"자세히 봐봐."

나는 다시 들여다보고는 고개를 저었다.

"진드기는 아니에요. 기생충도 아니고요. 잘 모르겠어요."

기회를 포착한 월시가 말했다.

"이야. 이에 대해서 알아?"

연구원 몇 명이 서성거렸다.

"어렴풋이 압니다"라고 내가 대답했다.

월시가 미소를 지었다. 이제 곧 즉석 강의가 시작될 것이다. 월시는 수가 늘어난 뒤쪽의 청중에게 말했다.

"한스 진서Hans Zinsser는 《쥐, 이와 역사Rats, Lice, and History》에서 발진티푸스가 1차 세계대전 중의 미군을 비롯해 역사 전반에 엄청난 영향을 미쳤다고 기술했지."

그가 부드러운 목소리로 이야기하는 동안 나는 펜을 꺼냈다.

"1차 세계대전 중에 의무장교로 복무했던 진서는 컬럼비아대학 졸업생이었어. 브릴-진서병Brill-Zinsser(재발성 발진티푸스 ─ 옮긴이)으로 기억되는 사람이지."

월시가 즉흥 강의를 시작할 때면 주위 사람들을 예상치 못한 미개척 공간으로 데려가기 위해 이륙하는 것처럼 느껴진다. 실내가 조용해지고 설명할 수 없는 현상을 설명하거나 의학적 수수께끼의 자물쇠를 여는 그의 나직한 목소리를 듣기 위해 모두가 한걸음 다가간다. 가끔 난기류를 만나기도 한다. 그에게는 너무나 명백하지만 다른 사람들은 이해할 수 없는 것들은 조금 천천히 설명하라고 내가 나서야만 한다. 하지만 언제나 그렇듯 그 여행은 가치가 있다.

나는 진서라는 이름을 급히 적어두었다. 그때 내 휴대전화의 진동이 울렸다. 내 환자 중 한 명인 브롱크스 출신의 스티븐이라는 남자가 미열로 응급실에 들어왔다는 문자 메시지였다. 그는 결합조직의 염증 질환인 루푸스^{lupus}와 아편 중독을 앓고 있었다. 대체로 옥시콘틴이 떨어지면 병원을 찾는 그를 지난해에 대여섯 번 내가 진료해주었더니 응급실에서 그의 방문을 내게 알려주고는 했다.

"나중에 계속해줘요."

나는 윌시의 어깨를 토닥인 뒤 자리를 떴다. 스티븐의 병실에 들어가 보니 젊은 의사들이 그를 둘러싸고 있었다. 그는 영양 부족에 지쳐 보였다. 볼은 홀쭉했고 목의 정맥이 뛰는 게 선명히 보였다. 그는 더 이상 내가 기억하던 활기찬 사람이 아니었다. 팔은 성냥개비 같았고 가슴은 한쪽으로 치우쳐 있었다. 스티븐은 세 가지 항생제를 투여 받았고, 의료진은 네 번째 항생제를 처방해야 할지 알고 싶어 했다. 지난 일 년 동안 그가 계속 담당 전문의와의 진료 예약을 지키지 않은 바람에 내가 실질적인 담당의처럼 되었고, 그가 약이 떨어졌다고 하면 다시 처방해주기도 했다. 나는 스티븐을 진찰한 뒤 청진기를 뺐다.

"항생제 처방은 더 하지 마. 감염이 아닌 것 같아."

나는 항생제를 주기보다는 항생제 사용을 말리는 관리자의 위치에 놓이는 일이 점점 늘어났다. 항생제 과용은 슈퍼버그의 발달을 촉진하고 있고 의사 대부분이 그 사실을 알고 있지만, 열이 나고 혈압이 급강하하는 환자를 보면서 항생제를 쓰지 않고 버티기는 힘들다.

"루푸스 때문에 열이 나는 거야"라고 내가 덧붙였다. 물론 스티븐 같은 환자에게 항생제를 주지 않는다고 해도 그 효과는 미미하다. 슈퍼버그의 확산은 주로 부적절한 가축 사육과 열악한 위생, 허술한 감염 통제 정책, 인구 과밀에 의해 발생한다. 뉴델리와 뉴욕에서 슈퍼버그가 종종 출현하는 이유가 그 때문이다. 그래도 가끔 항생제 처방을 말리면서 나는 작게나마 내 임무를 다하는 기분이 든다.

달바 임상시험에서는 정반대 입장이 될 것이다. 나는 환자들이 항생제 투약에 동의하도록 설득하려 애써야 한다. 어떤 환자에게도 써보지 않았던 항생제, 효과가 없을지도 모를 신약의 사용에 동의하라고 나는 설득해야 한다. 아픈 환자들과 그들의 담당의들에게 나를 믿어달라고 부탁해야 한다.

응급실에서 스티븐을 진찰한 지 몇 시간 후에 첫 번째 달바 공급분이 도착했다. 그 순간 떠올랐던 건 달바가 도움이 될지도 모를 환자들이 아니었다. 내가 수집한 데이터나 나중에 쓰게 될 논문들도 아니었다. 나는 그것을 복용한 사람들이 사망하는 바람에 승인 직후에 회수된 신약, 옴니플록스를 생각했다. 첫 번째로 입고된 달바를 손에 쥐었을 때 나는 솟구치는 깊은 불안을 억눌러야만 했다. 루스와 조지, 어윈, 도니 같은 환자들을 관찰한 지 반 년 만에 드디어 임상시험을 시작할 때가 되었다.

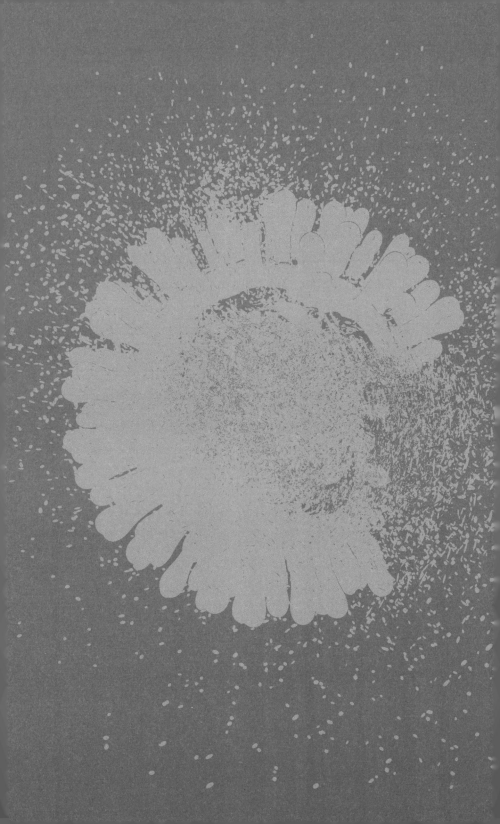

제5부

슈퍼버그 치료제를 찾아서

메건

달바 임상시험의 사전 연구 단계인 처음 6개월 동안 나는 피부 감염으로 입원해 통상적인 치료를 받는 환자들의 경과를 기록하면서 관찰하기만 했다. 입원 기간이 더 긴 환자도 일부 있었지만, 대부분은 4일간 입원해 있으면서 반코마이신이나 다른 항생제를 처방받았다. 조지처럼 경과가 좋은 환자도 있었다. 그러나 낙상 사고나 혈전, 뇌출혈, 병원 감염 등의 합병증이 있었던 환자도 당연히 있었는데 그런 경과까지 계속 파악하는 것이 내가 할 일이었다. 이 환자들이 퇴원하고 몇 주 후에 감염이 완전히 치료됐는지 알 수 있도록 검진을 했다. 상태가 나빠진 환자도 있고, 좋아진 환자도 있었는데, 그들 모두가 어떻게 하면 재발을 방지할 수 있는지 알고 싶어 했다.

나는 후속 검진을 통해 루스와 그녀의 가족들이 시한부 환자와 말기 질환자를 돌보는 완화치료palliative care 전문가로부터 위에 이

물질을 삽입할 때 발생할 수 있는 위험에 대해 들은 후에 영양 보급관을 쓰지 않기로 했다는 걸 알게 되었다. 진료실로 어머니를 모시고 온 앤은 어머니에게 잘게 자른 음식으로 자주 식사를 하게 하고, 매일 먹는 약들을 사과 소스와 함께 갈아서 복용하게 하라는 권유를 받았다고 내게 말했다.

"어머니께 영양 보급관을 달지 않아서 정말 다행이에요"라고 앤이 말했다.

"도움은 안 되고 아프시기만 했을 수도 있잖아요."

모녀는 검진 후에는 쇼핑을 하러 갈 계획이라고 했다. 후속 검진은 분절된 우리 의료 시스템에서 내가 추구해왔던 연속성을 제공했다. 나는 임상시험 지원자들이 내가 몇 년씩 조언하고 진료해줄 수 있는 담당 환자였으면 좋겠다는 생각을 했다. 조지는 애완동물로 키우던 앵무새와 재회했다고 했고 임상시험 참여 사례비는 사양했다. 반면에 의대생인 어윈은 그 돈으로 젖꼭지를 깨물린 자리에 기념으로 피어싱을 할 계획이라고 했다. 그리고 수술 받을 일이 생기면 자신을 찾으라고 했다.

그러나 그들 모두에게 행복한 결말만 있었던 건 아니었다. 파이퍼 라슨의 위암은 간과 척추뿐 아니라 림프절까지 전이되었다. 며칠 만에 다시 찾아갔을 때 그녀는 이미 호스피스 간호사를 만나고 와서 생애 마지막 몇 개월을 어떻게 보낼지 계획을 세우고 있었다. 나는 무슨 말을 해줘야 할지 알 수 없었고, 적당한 말을 찾으려 애쓰지도 않았다. 그냥 그녀의 손을 꼭 쥐고 그녀의 아들을 생각했다.

6개월의 관찰 기간에 나는 개선의 여지가 얼마나 많은지 알게 되었다. 환자들은 여전히 의문을 해소하지 못했고, 일부는 여전히 통증에 시달렸다. 그런 정보는 임상시험의 기준을 정하려면 필요했을 뿐 아니라 우리가 중재 단계interventional phase라고 부르는 사후 단계에서 달바가 현재 상황을 얼마나 개선해줄 수 있을지도 어느 정도 이해하게 해주었다.

내가 달바에 대해 이야기하려고 처음으로 만났던 메건 달링은 이해할 수 없는 가려움증으로 고생하고 있었다. 그녀는 퇴직한 지 2주 후부터 오른쪽 다리가 따끔거리기 시작했다고 말했다. 그녀는 뉴욕 프레스비테리안 병원 응급실 복도에서 간이침대에 누워 이렇게 설명했다.

"잠자리에 들려고 하는데 갑자기 다리가 욱신거리기 시작했어요. 그러다 바늘로 콕콕 찌르는 듯이 아파서 문질러주었죠. 양치질하러 갔다가 거의 넘어질 뻔했는데 남편이 잡아줬고요."

메건이 그런 통증의 답을 찾으러 다리를 절뚝이며 우리 병원을 찾았을 때는 달바의 첫 번째 공급분이 도착한 다음 날이었다. 메건은 30년간 출판업계에 종사하며 유럽에서 인기 있는 아동 도서를 미국 독자의 구미에 맞게 편집하는 일을 하다가 회사가 인수되기 전에 퇴사하고 뉴욕 근교인 웨스트체스터 카운티로 이사했다.

"퇴직 기념으로 바닷가로 여행을 갈 계획을 세웠는데 이런 일이 생겼지 뭐예요."

그러면서 그녀는 청바지를 걷어 올려 오른쪽 정강이를 내보였다. 구더기가 그녀의 살을 맘껏 뜯어 먹은 것처럼 보였다. 나는 덤덤하게 반응하려고 노력했지만, 표정을 끝까지 유지하지는 못했다.

"알아요. 정말 징그럽죠."

그녀가 고개를 흔들며 말했다. 나는 몸을 숙이고 그녀의 다리를 살폈다.

"이 상태로 지낸 지 얼마나 됐어요?"

나는 냄새가 감염의 종류를 알려주기를 바라며 숨을 깊이 들이쉬었다. 연쇄상구균은 버터 스카치 향이 날 수 있고 슈도모나스 pseudomonas 균은 포도 향을 풍겼다. 하지만 메건의 다리에서는 아무 냄새도 나지 않았다. 그녀의 다리는 죽은 피부와 흉터 조직 덩어리일 뿐이었다.

"아주 오래됐어요. 엄청."

그녀가 대답했다.

자세히 살펴보니 피부가 있어야 할 부분이 자주색으로 변해 있었다. 종아리 곳곳에는 혈관이 터져 작은 피딱지가 앉아 있었다. 어떤 부분은 노랬고 어떤 부분은 담자색이었다. 공포영화 〈나이트메어〉의 주인공, 프레디 크루거의 얼룩덜룩한 피부 같았다.

"아픈가요?"

내가 물었다.

"아플 때도 있고 가렵기만 할 때도 있어요."

나는 한 걸음 물러서서 라텍스 장갑을 집어 들었다.

"좀 만져 봐도 될까요?"

"얼마든지요."

나는 메건의 상처를 톡톡 쳤다. 그녀가 움찔하리라고 예상했지만 아무 반응이 없었다. 반응이 있기를 바라며 좀 더 힘을 주어 꾹 눌렀다. 여전히 반응이 없었다.

"아무런 느낌이 없어요?"

그녀가 고개를 저었다.

"전혀요. 오늘은 감각이 없네요. 지난주에는 가려웠는데 말이죠."

감각이 전혀 없다니 한센병이 떠올랐지만, 뉴욕의 사무실 빌딩에서 일했던 편집자에게는 가능성이 낮은 진단이었다.

"여행 다녀오신 적 있어요? 어디 외국에요?"

나는 브라질에서 온 여성에게 한센병을 진단해준 적은 있었지만, 미국인의 경우는 한 번도 없었다.

"디즈니밖에 안 갔는데요. 에프콧Epcot(디즈니월드의 테마파크 - 옮긴이)이요. 그걸 여행으로 친다면 말이죠."

그녀가 키득거렸다.

"그리고 데이토나비치."

메건은 그 후 10분 동안 내게 자세한 이야기를 들려줬다. 피부가 따끔거리기 시작한 직후에 그녀는 플로리다로 여행을 갔고 여행 중에 불편감은 더 심해졌다고 했다.

"밤낮으로 긁고 또 긁었어요. 어느 날 아침에 깨어 보니 손톱 밑에 진짜 살점이 박혀 있더라고요."

그녀는 손바닥을 펴고 손을 살폈다.

"손끝에는 피가 묻어 있고요."

"누군가에게 보여줬나요? 의사에게요?"

"바닷물이 상처를 씻어줄 거라는 무모한 생각으로 바다에 발을 담그고 몇 시간 있었어요. 효과가 없는 것 같아서 염소가 도움이 되기를 희망하며 풀장에 들어가 있었고요."

"도움이 되었나요?"

그녀가 다리를 내려다보며 말했다.

"어땠을 것 같아요?"

나는 고개를 끄덕였다.

"나중에는 남편이 베나드릴Benadryl(알레르기 약 – 옮긴이)을 먹으라고 설득했어요. 제가 너무 긁어대니까 미치겠다고, 제발 좀 어떻게 해보라고 사정했죠."

"그래서요?"

"베나드릴을 복용하고 더 심해졌어요!"

"놀랍네요"라고 내가 말했다. 간과 신장 질환, 몇몇 암 등 다양한 질환이 심한 가려움을 유발하지만, 대부분은 베나드릴 같은 항히스타민제를 복용하면 차도가 있다. 나는 불안해하는 메건의 얼굴을 살폈다. 지금은 한센병이나 악성 종양을 언급할 때가 아니었다.

"선생님뿐 아니라 저도 놀랐죠."

그녀의 이야기를 들을수록 달바가 효과가 있을 피부 감염이라는 확신이 줄어들었다. 나는 적합한 대상자, 즉 박테리아에 의한 피부 감염 환자에게 달바를 쓰고 싶었다. 하지만 나는 메건의 질환이 무엇인지 몰랐다. 임상시험 첫 단계로 관찰했던 환자들의 증상들과는 판이하게 달랐다. 메건은 나의 혼란을 감지했다.

"영화 〈에이리언〉 보셨나요? 제 다리가 꼭 외계인 피부 같아요."

우리는 함께 자색 궤양을 응시했다.

"이 문제로 의사를 본 적이 없다고요? 주치의에게도 이야기한 적이 없고요?"

메건은 숱이 많고 희끗희끗한 머리를 손으로 쓸어 넘기며 얼굴을 찡그렸다.

"이러니까 사람이 움츠러들더라고요. 이게 번질수록 위축이 되었어요. 그리고….."

갑자기 그녀의 눈에 눈물이 차오르더니 뺨 위로 흘러내렸다.

"남편이 11일 전에 저를 떠났어요."

그녀가 오른손으로 눈을 가리고 흐느끼기 시작했다. 잠시 후 그녀는 나를 올려다보며 깊은 한숨을 내쉬었다.

"죄송합니다."

나는 그녀를 안아주려다 멈췄다. 응급실은 잠시 위로를 해주기에도 힘든 장소였다. 나는 팔을 거두고 그녀 앞으로 한 걸음 다가가 그녀의 축축한 등을 쓰다듬어줬다.

"저는 단지….."

"괜찮아요. 안아주셔도 돼요."

메건은 미소를 지으려 애쓰며 팔을 내밀었다.

"그리고 미안해하지 마세요. 오래전부터 예견됐던 일이었어요."

나는 그녀의 간이침대 옆에 있는 세면대에서 종이 수건을 한 움큼 뽑아서 그녀에게 건넸다.

"원하시면 우리 병원에는 이야기를 들어드릴 사람도 있습니다."

메건은 눈물을 훔치고 다리를 내려다보며 말했다.

"이것만 없어지게 해주세요."

그녀의 증세에 대해 이런저런 이야기를 나누다 보니 동의서와는 거리가 먼 대화만 오갔다. 메건은 남편이 떠난 지 일주일 후, 다리에서 피가 흐르자 마침내 주치의를 만났다고 했다.

"그 선생님이 다리에서 진물이 흐르는 게 걱정스럽다고 했어요. 그 말을 듣는데, 갑자기 감정이 복받치더라고요. 눈에서는 눈물이 흐르고 다리에서는 진물이 흐르고. 하염없이 흘러내렸죠."

"많은 일이 있었으니까요. 겪지 않아도 될 일까지요."

"이건 너무 심하잖아요?"

이야기를 털어놓는 그녀에게서 슬픔과 동시에 부끄러워하는 마음, 자신의 몸 일부가 망가졌다는 깊은 당혹감이 계속 느껴졌다. 의사를 찾아가지도 않고 안으로 움츠러들었던 이유도 그 때문이었을 것이다. 나는 그녀의 어깨를 꼭 잡아주면서 힘주어 말했다.

"저희가 낫게 해드릴게요."

순간 병실이 고요해졌다. 사람과 사람의 관계는 소음도 가라앉히고 대화를 초월적인 무언가로 바꿔놓는 힘이 있었다. 메건은 입술을 깨물었다.

"그랬으면 좋겠네요."

나는 동의서를 꺼내 임상시험에 대해 자세히 설명했다. 그녀는 흔쾌히 참여하겠다고 했지만, 상황을 복잡하게 만드는 요인이 하나 있었다. 내가 메건에게 관심을 두게 된 이유는 응급실 의사가 박테리아 피부 감염의 치료를 위해 입원시킨 환자였기 때문이었다. 하지만 그녀를 살펴보니 그것이 적절한 진단인지 아직 확신이

들지 않았다. 그녀의 증세는 10만 명당 1명꼴로 발생하는 괴저성 농피증pyoderma gangrenosum에 가까웠다. 보통 한 해에 한두 명의 환자에게서 나타나는 질병인데 이렇게 심해지는 일은 결코 없으며 가려움증을 유발하는 사례도 드물었다. 괴저성 농피증에 의한 궤양 일부에서 포도상구균과 연쇄상구균이 발견됐으므로 달바가 도움이 될 수도 있겠지만 이 병을 완전히 뿌리 뽑지는 못할 것이다. 의사들은 괴저성 농피증의 치료법을 확신하지 못했지만, 스테로이드제를 써서 치료에 성공하는 이들도 있었다.

"솔직히 말해주세요."

메건이 눈물을 닦으면서 말했다.

"이 정도로…, 뭐라고 해야 하나…, 끔찍한 경우를 본 적 있나요?"

"그럼요."

나는 바로 대답했다. 그녀의 피부는 6개월 전 화상 병동에서 처리했던 사례를 떠올리게 했다. 그때 나는 병원의 의료 윤리위원회 일원으로서 브라질 여성을 만나 달라는 요청을 받았다. 그녀는 남편이 바람을 피웠다는 사실을 알고는 몸에 휘발유를 붓고 성냥을 긋는 바람에 전신의 80%에 화상을 입었다. 수술팀은 생명에 지장이 없는 선에서 죽은 피부를 최대한 제거했지만 결국 완화치료를 선택해야 할지 위원회에 문의해왔다.

"제 말에 기분이 나아질지 모르겠지만 이보다 심한 경우도 봤다고 분명하게 말씀드릴 수 있습니다."

"그런다고 기분이 나아질지 모르겠네요."

그녀는 잠시 생각한 뒤 말했다.

"생각해보니 나아질 수도 있겠네요."

"문제는 환자분의 다리를 들여다볼수록 감염이라는 확신이 줄어든다는 겁니다."

"그래요. 저를 임상시험에 참여시키고 싶으시다면 그렇게 할게요. 아니더라도 상관없고요."

그녀가 휴대전화를 꺼내 문자 메시지를 보냈다. 나는 동의서를 들여다보았다.

"하시는 일에 대해 정확히 말씀해주세요."

"그 이야기라면 선생님 귀가 아프도록 한없이 할지 몰라요."

"말씀해보세요. 시간은 많으니까요."

그녀는 지나가는 사람들이 들을 수 없도록 내게 가까이 오라고 손짓했다.

"영국 동화책은 인종 차별적인 내용이 많을 수 있거든요."

"그래요?"

"용서할 수 없을 정도로 인종 차별적이에요. 그들은 다른 나라 사람들, 주로 과거 식민지였던 나라에서 온 사람들을 두꺼운 입술과 뭉툭한 코에 엉터리 영어를 쓰는 이들로 묘사해놓죠."

"그걸 바꾸는 일을 하신 거예요?"

"맞아요."

나는 아프기 전에 성공한 편집자였던 예전 메건의 모습을 언뜻 볼 수 있었다.

"그리고 그냥 이상한 내용도 있어요. 제가 작업했던 독일 책 한 권은 발레리나들이 어지럼증을 방지하기 위해 머리를 둥글게 말아서 묶는다고 했더라고요. 아니죠! 머리카락이 눈에 들어가지 말라고 그러는 거죠. 그건 누구나 아는 사실이에요. 그런 사소한 내용도 수정했죠."

그녀는 이야기를 하면서 점점 더 활기를 띠었다. 하지만 몇 분 후에는 다시 다리를 빤히 쳐다보며, 한참 말을 멈추고 어디까지 이야기했는지 잊는 모습을 보였다. 긁고 싶은 충동을 참으려고 애쓰고 있다는 것을 알 수 있었다.

"제발, 제발 이것 좀 해결해주세요."

그녀가 궤양을 손톱으로 누르며 말했다. 그녀가 손을 뗀 후에 다리에서 작은 핏방울이 스며 나왔다.

"최선을 다하겠습니다. 금방 담당 의사를 불러드릴게요."

메건이 다시 가까이 오라고 내게 손짓했다.

"남편이 나를 어떻게 떠났는지 알고 싶으세요?"

정답이 있는 질문인지 확신할 수 없었다.

"꼭 그런 건 아닙니다."

"이메일로."

"말도 안 돼!"

나는 소리쳤다.

"그것도 한 단락으로."

나는 환자들이 자신의 삶 속으로 나를 끌어들이는 방식에 놀라워하며 천천히 숨을 내쉬었다. 이날뿐 아니라 많은 날 나는 생각했다. '나는 그럴 만한 사람이 아닌데. 그럴 자격이 없는데.' 의사

264

가운은 환자들에게 속내를 털어놓게 만든다. 사람들은 가장 친한 친구와 가족에게도 절대 털어놓지 않을 사연을 내게 들려준다. 나는 플로리다 근교의 가톨릭 가정에서 정기적으로 고해성사를 하며 자랐는데, 지금 나는 고해소의 반대쪽, 신부님의 자리에 앉아 있는 기분이다.

"저를 버리고 고등학교 때 여자친구에게 갔어요. 닉스 경기에서 우연히 만났다더군요."

감정의 상처는 아직도 생생했다.

"닉스 경기요?"

"그런데 말이죠, 이메일이 오타로 가득했어요."

메건은 고개를 저었다.

"그 남자에게는 편집자가 필요하다니까요!"

나의 만트라

나는 메건에게 작별인사를 한 후 그녀의 파일을 검토하러 연구실로 올라갔다. 외과에서는 다리를 압박하지 않는 특수 신발을 신으면 도움이 될 수 있다고 판단했다. 하지만 신발을 맞추더라도 감염 치료부터 해야 할 것이다. 잠시 후 나는 그녀를 담당하는 입원전담전문의를 만나러 갔다. 그는 나처럼 일반내과의 환자들을 주로 담당하는 감염 질환 전문의였다.

"어떻게 생각하세요?"

연구실로 들어서자마자 그가 물었다.

"선생님 생각은 어때요?"라고 내가 되물었다.

"흥미로운 사례네요."

"연조직염은 아닌 것 같습니다."

그는 응급실 의사나 외과 의사와는 상반되는 의견을 내놓았다.

"그분에게는 항생제가 아니라 상처 치료와 피부과 상담이 필요합니다. 아마도 스테로이드제를 써야겠죠."

"동감이에요"라고 내가 말했다.

"박테리아 중복 감염일 수도 있겠지만 말이죠."

"물론 그렇죠. 하지만 달바 임상시험 대상자로는 적합하지 않겠어요. 괴저성 농피증이 아닐까 하는데요."

나는 메건에게 소식을 전하러 응급실로 돌아갔다. 우리는 그녀를 돕겠지만 항생제를 쓰지 않을 것이며 달바를 쓰지도 않을 것이다. 나는 그녀에게 신약을 주고 싶은 마음이 간절했지만, 그녀는 적합한 대상자가 아니었다. 나는 시간을 허비하게 해서 미안하다고 그녀에게 사과했다.

30분 후 나는 텅 빈 내 연구실로 돌아왔다. 책상 위의 마우스를 슬쩍 누르자 컴퓨터 화면이 켜지면서 어두운 연구실이 환해졌다. 나는 유튜브를 검색해 베토벤의 월광 소나타를 재생한 뒤 가운과 청진기를 벗었다. 달바 연구는 좀 더 기다려야 할 것이다. 환자는 더 들어오고 있었지만, 달바를 투여하기에 적합한 환자는 아직 없었다. 음악이 울려 퍼지는 동안 나는 임상시험 데이터 스프레드시트를 열었다. 거기에는 조지, 루스, 도니 및 다른 환자들에 대한 여러 정보가 담겨 있었다. 그 아래에는 레미처럼 내가 원격으로 관리 중인 환자들에 관한 메모와 그들의 질병에 대해 공부하기 위해 써놓은 메모가 있었다. 도니 칸에는 "종이에 베인 상처?"라고 쓰여 있고 내가 읽으려고 하는 논문의 링크가 첨부되어 있었다. 그의 기이한 상태에 대한 통찰을 얻게 해줄지 몰라 찾아놓은 논문이었다. 해야 할 일들의 목록을 보고 있자니 부담감이 몰려왔다.

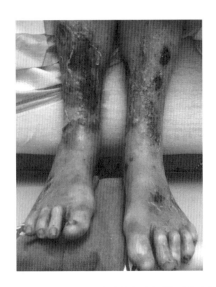

| 경구용 항생제로는 감염 증세가 개선되지 않았던 임상시험 대상자의 다리

나는 음악을 껐다. 여러 면에서 나는 나의 멘토와 닮아가고 있지만, 음악 취향은 그렇지 못했다. 내게 클래식 음악 대부분은 여전히 어려웠다. 월시는 몇 년 동안 내게 클래식 음악을 소개했지만, 나는 여전히 그처럼 음미하지 못했다. 〈월광 소나타〉는 죽음의 행진곡처럼 들려 기분이 가라앉았다. 나는 이글스의 〈테이크 잇 투 더 리미트Take it to the Limit〉를 틀었다.

때때로 나는 업무의 무게에 짓눌리고, 임상시험의 요구와 매일의 진료, 바쁜 가정생활의 균형을 잡기 위해 허우적거린다. 내 아내는 컬럼비아대학 어빙 메디컬 센터Columbia University Irving Medical Center의 신장이식 전문의다. 우리에게는 우리보다 훨씬 일찍 일어나곤 하는 어린 두 자녀가 있다. 어떤 날은, 아니 많은 날은 그 모든 스트레스가 나를 우울하게 만들기도 한다. 마치 내가 패배하도록 예정되어 있는 경기에서 계속 쫓기고 있는 느낌이 든다. 그럴 때면 이제 다 집어 치우고 다른 일을 할 때라고 결정해버리고 싶어진다. 정신은 거의 마비 상태가 된다. 환자들과 대화하다 더듬거리고, 회진 중에 의대생들이 환자의 병세를 알려줄 때 계속 하품을 해댄다. 끊임없이 통증에 시달리는 암 환자가 이야기하다 말고 무슨 일이냐고 묻는 일도 드물지 않다. 죽어가는 사람들이 내게 지쳐 보인다고 말하는 일도 흔하다.

직장에서의 꼴이 말이 아니라는 것을 알고 있고 그래서 불쾌하지만, 그렇게 보이지 않을 힘이 내게는 없다. 함께 아이들을 재운 후에 내가 "또 그러려고 해"라고 말하면 아내는 무슨 뜻인지 정확히 안다. 그런 날에는 모든 일과 사람에게서 벗어나 혼자 있고 싶은 마음이 간절하다. 그럴 때 나는 잡지의 같은 페이지, 같은 단락을 읽고 또 읽으며 병상에 홀로 누워 내가 도와주기를 기대하는 겁에 질린 환자를 생각해서라도 기운이 나기를 기다린다.

의사라는 위치는 남다르다. 나는 의료진의 극심한 피로에 대한 글을 써왔고, 그런 일이 자신에게 일어날까 봐 걱정하는 젊은 의사들을 대상으로 강의도 하고 있다. 나는 레지던트 교육 프로그램을 상담해주고, 의료 문화를 개선하기 위한 조언을 해주면서 의사들의 웰빙을 관리해주는 담당자를 고용하지도 말고 의사들에게 자기반성을 강요하지도 말라고 촉구한다. 의사들은 스트레스가 심하고 지쳐 있다고 사람들에게 말해준다. 의사들에게 정말 필요한 것은 다시 정상적으로 느끼는 것이다. 그들도 다른 이들과 마찬가지로 잠을 자고 제대로 된 식사를 하고 저녁에 친구와 어울리며 술도 한잔 할 시간을 가질 자격이 있다. 그들은 병원이 제공할 수 없는 것들을 필요로 한다.

나는 다큐멘터리를 즐겨 본다. 부모님의 영향 탓인지는 알 수 없지만(부모님은 두 분 다 형법 박사학위를 가지고 있다) 어쨌든 처음에는 범죄 실화 다큐멘터리를 즐겨 봤다. 그리고 시간이 지나면서 음악 다큐멘터리로 관심이 옮아갔다. 최근 나는 소설가, 시나리오 작가, 저널리스트, 지적 재산권 전문 변호사가 된 대학 시절 친구들과 함께 이글스에 관한 다큐멘터리를 보았다. 우리는 내가 밴드의 베이시스트이자 백보컬인 랜디 마이즈너Randy Meisner와 가장 비슷하다는 데 의견 일치를 보았다. 그는 온화한 사람이었고 스타인 돈 헨리Don Henley나 글렌 프레이Glenn Frey에 비해 잊히기 쉬운 멤버였다. 나는 곧바로 그와 묘한 동질감을 느꼈다.

마이즈너는 마약 중독, 심장병, 그를 사칭한 사기꾼 사건, 혼수상태, 반복적인 자살 시도 등 엉망진창인 삶을 살았지만 길이 남을 아름다운 곡, 〈테이크 잇 투 더 리미트〉를 작곡하고 노래도 불렀다. 그 노래의 코러스 부분은 내게 일종의 만트라, 내가 추구하는 생활의 지침 같은 것이다. 그 노래는 내가 병원에서의 긴 낮 시간과 논문을 쓰는 더 긴 밤 시간을 견디게 해주었다. 마이즈너의 고음 부분은 매번 나를 미소 짓게 한다.

이글스의 노래가 연구실 안에 울려 퍼지는 동안 그간 읽으려고 벼르고 있었던 논문을 훑어보았다. 그러다 의학 학술지에 계속 등장하는 문장 하나가 내 눈에 확 들어왔다. 항생제 내성 박테리아가 점점 공격적으로 변하고 있다는 문장이었다. 그건 도나나 그와 유사한 환자들에게 나쁜 소식이었다. 또한 종이에 살짝 베인 상처가 심한 감염을 유발하는 이유를 설명해주기도 했다. 경기의 규칙은 바뀌었고 한 가지 성공을 거두면 둘 또는 그 이상의 장애물이 나타나는 듯한 느낌이 들었다. 암울한 논문을 다 읽기도 전에 가볍게 문을 두드리는 소리가 났다. 새로 온 입원전담전문의가 천천히 문을 열며 헛기침을 했다.

"선생님이 찾는 환자가 있어서요. 연조직염 환자 같거든요."

나는 노래를 끄고 가운을 집어 들었다. 곧바로 기분이 밝아졌다. 몇 분 후 나는 루이스라는 노인의 병상 옆에 서 있었다. 퇴직 경찰인 그는 부스스한 백발에 성긴 콧수염을 가지고 있었다. 그는 오른쪽 다리가 붉게 부어오르고 참을 수 없을 만큼 아파서 병원에 왔다고 했다. 루이스는 여든의 나이에도 여전히 거구였고 나의 기본 질문들에 한두 마디로 답했다. 쉽게 마음을 터놓을 유형이 아니라는 인상을 받았다.

"뉴욕 경찰이셨네요."

내가 그의 병상 발치에서 차트를 살펴보며 말했다.

"그간의 노고에 감사드립니다."

루이스는 커다란 머리 뒤로 양손을 얹고 미소를 지으며 말했다.

"TPF. 차트에 뭐라고 적혀 있는지 모르겠지만 TPF였소. 그게 중요할지 모르겠지만."

나는 속으로 천천히 알파벳을 반복하며 무엇의 약자일지 머리를 굴렸다.

"전술순찰대Tactical Patrol Force"라고 그가 덧붙였다.

"우리가 불심검문을 만들었다고 할 수 있지."

"저는 처음 듣는 이야기네요"라고 내가 대답했다.

루이스는 수십 년 전 자신이 브루클린의 베드퍼드-스타이베선트와 브롱크스의 포트 아파치 같은 외곽 빈민가의 치안을 위해 범죄자, 마약 중독자, 부랑자, 위험인물을 체포했던 소수정예 부서의 일원이었다고 설명했다.

"우리는 '호각만 불면 싹 사라진다'라고 말하고는 했지. 수상해 보이는 사람이 있으면 연행해서 전부 가둬버렸어. 심문 같은 것도 없이."

"허!"

그가 미소를 지었다.

"우리 덕분에 선생 같은 사람들이 포트 그린으로 이사도 갈 수 있는 거요."

루이스는 자신이 지역사회를 위해 진정한 봉사를 했다고 여기며 TPF에서 근무했던 시절을 즐거운 추억으로 갖고 있지만, 다른 사람들은 TPF를 그렇게 너그럽게 보지 않았다는 사실을 알게 됐다. 그가 이야기하는 동안 나는 TPF 세 글자를 휴대전화 검색창에 입력했다. 《베니티 페어Vanity Fair》는 '전술순찰대'를 이렇게 묘사했다.

건장한 체격의 경찰들로 구성된(체격 조건을 충족해야 했다), 백인이 압도적 다수인 이 정예부대는 비상계단을 오르고, 지붕 위를 가로지르고, 무단으로 문을 부수고 들이닥쳤다. 1960년대 초반 흑인과 히스패닉 사회는 그들을 경멸했고, 특정 연령대의 뉴욕 흑인들은 흑인 사회에 공포심을 심어주기 위해 고안된 테러 부대로 기억한다.

내 앞에 누워 있는 남자는 민권운동 시대의 자유분방하고 기운 넘치는 경찰관과는 거리가 멀었다. 이제 루이스는 누군가의 도움 없이는 걷지도 못했다. 우리 병원에 고용된 다수의 유색인종 직원들은 그가 순찰 도중에 마주쳤던 사람들의 자녀나 친척일 수도 있었다. 현재 그는 약한 환자였지만 영웅적 행동을 기억하는 남자의 자신감을 보이며 이야기했고, 일화를 하나씩 이야기할 때마다 조금씩 경계심을 풀었다. 간호사 복장을 하고 강도를 유인해서 체포했던 일을 이야기할 때는 그의 얼굴이 환해졌다.

"인생 최고의 시간이었지. 우리 모두가 그랬어."

루이스가 왼손으로 가슴을 툭툭 쳤을 때 나는 그의 약지가 없다는 걸 알아차렸다. 나는 골목길에서의 언쟁이나 술집에서의 실랑이 장면을 상상했다.

"제가 여기 왜 왔는지 설명해드리겠습니다."

내가 드디어 말을 꺼냈다.

"임상시험을 하려 하는데 환자분이 적합한 대상자 같아서요."

나는 루이스의 다리를 가리키며 달바의 위험성과 이점을 설명한 후에 동의서를 건넸다.

"시간을 드릴 테니 꼼꼼히 읽어보세요. 나중에 다시 오겠습니다. 저는 종일 병원에 있으니까요."

"보아하니 나도 그렇겠네요."

그는 동의서를 쓱 훑어보더니 무릎에 내려놓았다.

"이 연구의 요지가 뭐요? 왜 나여야 하지?"

"간단히 말씀드리면 저희는 신약을 시험하고 있습니다. 항생제 신약이요."

"더 이야기해봐요."

"입원이 필요한 피부 감염 환자를 위한 약이죠. 다른 항생제가 안 들을 때 이 신약을 써보려는 겁니다."

나는 동의서를 가리켰다.

"제약사에서 약을 무료로 제공받아 약을 어떻게 써야 가장 효과가 있을지 저희가 판단하려 합니다. 이 약이 환자분들이 안전하게 더 빨리 퇴원할 수 있게 해주기를 저희는 희망하고 있습니다."

"하지만 내가 바라는 건 퇴원이 아니오. 다시 걷게 되는 거지."

나는 감염 부위에서 조금 떨어진 그의 무릎에 손을 얹었다. 피부에서 온기가 느껴졌다. 피부 아래의 검푸른 혈관에 내 눈길이 머물렀다. 그의 말랑한 다리가 휴지처럼 느껴졌다. 그가 다시 말했다.

"나는 튜닝이 필요하오. 빠른 퇴원이 아니라. 다시 걸을 수 있게 돼야지. 물리치료사와 사회복지사를 봐야겠소. 그때까지는 계속 입원시켜주시오."

내가 고개를 끄덕이며 말했다.

"알겠습니다."

그가 동의서를 보면서 한숨을 쉬었다.

"선생의 임상시험은 못 할 것 같소."

그가 내 손으로부터 다리를 가만히 빼내며 말했다.

"고마운 제안이지만, 안 되겠소."

"괜찮습니다."

나는 루이스와 악수를 하며(노인의 악력은 여전히 셌다) 유능한 의료진이 돌봐줄 거라고 안심시켜주었다. 내가 서류들을 챙겨 들 동안 그는 담당 심장 전문의가 그에게 책을 쓰라고 권한다는 이야기를 마지막으로 했다.

"어떻게 생각해요? 제목을 '호각이 울릴 때'로 할까 싶은데."

나는 잠시 그의 질문을 생각해봤다. 그 시간이 너무 길었던지 혹은 그의 기대보다 길었던지 그가 이렇게 말했다.

"됐어요, 대답하지 말아요. 선생은 자유주의자구면."

나는 팔짱을 끼며 물었다.

"왜 그렇게 말씀하세요?"

나는 그의 비난에 기분이 상하지 않았음을 보여주기 위해 미소를 지었다.

"뭐 때문에 그런 생각을 하셨어요?"

나는 내 가운을 내려다본 뒤 그의 반짝이는 초록색 눈을 올려다보았다.

"자유주의자들은 우리를 미워했지"라고 그가 말했다.

"우리가 마을을 마음대로 드나드니까 몹시 싫어했어."

"하실 말씀이 꽤 있으신 것 같군요."

"내가 이런 이야기를 하면 자식들이 질색하지만 재미있는 이야기가 꽤 있지. 카스트로가 UN을 방문했을 때 나도 그 현장에 있었소. 거기에서 암살기도범을 때려눕혔지. 아주 난리가 났었어."

나는 신발을 흘끗 내려다보고는 모든 경찰에게 묻고 싶지만 쑥스러워서 하지 못했던 질문을 했다.

"사람을 총으로 쏘신 적이 있나요?"

루이스는 씩 웃으며 오른손을 내게로 들었다. 그리고는 엄지를 위로 들고 검지를 쭉 뻗어 작은 권총 모양으로 만들어서 내 가슴을 겨눴다.

"노코멘트."

"아, 말씀해보세요."

"어림없소, 매카시 박사. 그건 책에서 밝힐 거요."

임상시험의 장애물들

　나는 루이스의 병실을 나오면서 좌절감과 함께 약간의 화도 났다. 전단도 붙이고 동료들에게 이메일도 보내며 새로운 항생제가 마침내 도착했고, 이 약은 사람들에게 정말로 도움이 될 것이며, 제약사에서 무료로 제공할 거라고 목청껏 외쳐왔지만, 이 약을 시도해볼 용의가 있는 적합한 환자를 찾는 데 어려움을 겪고 있었다. 후보 환자 중 일부는 내가 만나러 갔을 때는 평온했지만 며칠 지나지 않아 아프고 겁에 질려 동의서를 작성해줄 수 없었다. 동의서를 작성해줄 수 있는 환자들 가운데서도 일시적 혈압강하나 비정상적인 혈액 검사 결과 같은 세부 조건으로 인해 배제되는 이들이 종종 생겼다. 임상시험이 가장 필요한 환자들이 종종 참여 자격이 안 되는 역설적인 상황이 괴로웠다.

　나는 연구실로 돌아와 다시 감염 환자의 추적에 들어갔다. 적합한 대상자는 분명히 있었다. 우리 병원만 해도 매년 수천 명의 피부 및 연조직 감염 환자들을 진료한다. 그들을 찾기만 하면 됐다. 나는 환자 이름이 적힌 페이지를 계속 넘기다 적합한 대상자를 또 한 명 찾아냈다. 오른쪽 팔뚝의 감염이 번져서 다시 응급실을 찾은 잭슨이었다. 그는 항생제가 필요했으므로 당연히 임상시험에 적합한 대상이었다. 폐와 복부에 몇 종의 슈퍼버그가 잠복하고 있어서 다른 사람들에게 위협이 되므로 격리가 필요한 환자이기도 했다. 그가 퇴원할 수 있게 해준다면 모두에게 좋은 일이었다. 게다가 무료로 가능한 일이었다.

잭슨은 루이스의 옆 병실에 아내와 함께 앉아 있었다. 그의 아내는 전염을 방지하기 위한 일회용 노란 가운을 입고 있었다. 병실로 들어가기 전에 나는 그에게 뼈로 감염된 골수염osteomyelitis의 흔적은 없는지 차트를 통해 확인했다. 골수염이 있다면 임상시험에서 배제해야 하기 때문이었다. 엑스레이상에 골수염의 흔적은 없었지만 다른 문제가 있었다. 백혈구 수치가 위험할 정도로 낮았다. 의학 용어로 호중성 백혈구 감소증neutropenia(호중성 백혈구란 중성 염료에 염색되는 세포질 입자를 가진 백혈구로 운동성과 식세포 작용이 뛰어나 급성 염증에서 중심적 구실을 한다–옮긴이)이었다. 고위험 환자들을 위한 특수 병실인 준중환자실에서 면밀히 관찰될 필요가 있었다. 준중환자실에는 병세가 악화되는 환자들을 식별할 수 있고 중환자실 밖에서 집중 치료를 할 수 있도록 특별히 훈련받은 간호사와 간병인들이 있었다. 잭슨은 준중환자실에서 집중 관찰을 받아야 할 정도로 심하게 아팠다. 그건 내 임상시험에 적합하지 않다는 의미였다.

278

그의 옆에 놓인 나무 탁자 위에 작은 콜리스틴 주사액 봉지가 있었다. 그때 간호사와 시선이 마주쳤다. 그녀는 병실로 들어가 주사액 봉지를 집어서 그의 병상 바로 뒤에 있는 가는 금속 기둥에 매달았다. 내가 잭슨을 처음 만난 뒤로 몇 년이 흘렀다. 그의 검은 머리카락은 숱이 줄었고 이제 등도 약간 구부정해졌다. 그가 나를 기억할지 확신이 가지 않았다. 내가 살짝 손을 흔들자 그가 병실로 들어오라고 손짓했다. 그의 옆에는 산소통이 놓여 있었고 휠체어도 놓여 있었다. 잠시 후 나는 그가 계속 악화되는 감염으로 정비사 일도 할 수 없게 되어 몇 년째 실직 상태임을 알게 되었다. 아마다시는 일을 할 수 없을 것이다. 이제 그를 정비사가 아닌 다른 특징으로 기억해야 했다.

"다시 만나서 반가워요."

내가 장갑 낀 손을 내밀며 인사했다.

"다른 상황에서 만났으면 좋았겠지만."

그의 몸속으로 한 방울씩 들어가는 콜리스틴 주사액을 보고 있기가 쉽지 않았다. 계절에 맞지 않게 따뜻했던 몇 년 전 10월의 그날처럼 그의 불안이 느껴졌다. 그때 이후로 우리는 큰 발전을 이루었다. 몇 가지 항생제 신약이 승인을 받았고 더 많은 약이 승인을 기다리고 있었다. 하지만 그의 병세는 아직 가야 할 길이 얼마나 먼지 극명하게 일깨워줬다. 우리가 처음 만났을 때 겁에 질려 있던 그의 표정을 나는 결코 잊지 못할 것이다. 두 번째 만났을 때나 그 후로도 그의 표정은 크게 다르지 않았다. 나는 이번 연구에 왜 그가 적합하지 않은지 설명한 후에 말했다.

"행운을 빌어요. 잘 이겨낼 거예요."

그는 감염된 팔 부위를 쳐다보고는 나를 올려다봤다.

"그럴까요?"

임상시험 등록 절차를 간소화하기 위한 많은 조처가 있었지만 내 연구처럼 환자들이 어떤 실험적 약을 투여 받는지 알고 있는 공개 임상시험에도 장애물은 점점 늘어나고 있었다. 그즈음 나는 그 사실을 절감하고 있었다. 세계 각지에서 개최되는 회의에서 동료 의사들은 임상시험 대상자 배제 기준이 너무 엄격해졌고, 호중성 백혈구 감소증과 장기 부전, 패혈증 같은 배제 조건(잭슨은 이 모든 증상과 싸우고 있었다)이 임상시험이 필요한 환자들을 소외시키고 있다고 매번 불평했다. 임상 연구의 재정적 고려사항을 읽으면서 따분함을 느낄 때도 있지만 항생제 연구가 너무 복잡해지고 비용도 너무 많이 든다는 사실을 무시할 수는 없었다. 엘러간이 조만간 연구비 지원 분야를 보톡스와 안질환 치료제 같은 분야로 바꿀 거라는 은밀한 소문이 들려왔지만, 회사를 탓할 수만은 없었다. 런던 정치경제대학London School of Economics and Political Science의 한 연구는 새로운 항생제의 발견 당시 순 현재 가치가 마이너스 5,000만 달러라고 추정했다. 달바 임상시험은 보장이 되었지만 다른 임상 시험은 보장받을 수 없을지도 모른다.

나는 연구실로 돌아가 연조직염 환자를 다시 찾아보기 시작했다. 몇 분 후 노크 소리가 들렸다. 젊은 의사가 내 연구실 문을 조심스레 열고 종이 한 장을 건넸다.

"선생님이 찾으시는 환자 같아서 알려드리러 왔어요"라고 그녀가 말했다.

"반코마이신에 알레르기가 있는 환자인데 MRSA에 감염된 것 같습니다. 달바 임상시험 후보가 될 수 있지 않을까요?"

"어디 한 번 봅시다."

나는 재빨리 환자의 이름을 컴퓨터에 입력했다.

"한 가지 질문이 있는데요."

나와 함께 환자의 이름과 의료 기록 번호를 응시하면서 그녀가 말했다.

"달바가 실제로 효과가 있나요?"

"그럴 거라고 믿고 있습니다."

애매한 대답을 하자니 기분이 이상했지만 사실은 나도 확신하지 못했다. 그래서 덧붙였다.

"물론 효과가 있죠."

"지난 한 달 동안 응급실에 세 번이나 왔던 환자라서 헛된 희망을 품게 하고 싶지 않아서요. 저는…, 선생님께서 이해하시리라 믿습니다."

"내가 그 환자와 이야기해볼게요."

나는 청진기를 집어 들며 말했다.

"참여의 위험성을 설명해주면 되죠."

처음에 연구계획서를 작성하며 보낸 몇 개월이 떠올랐다. IRB는 이 연구가 얼마나 위험할 수 있는지 아주 자세히 설명하라고 나를 압박했다. 그리고 거기에는 이유가 있었다.

"참여에 따른 이득도 논의할 수 있고요."

나는 급히 승강기 쪽으로 걸음을 옮기며 이 새로운 환자에게 임상시험을 어떻게 제시할지 상상했다. 승강기 문이 닫히는데 문자 메시지가 도착했다. 좋은 소식이었다. 콘트라펙트 사이트에 들어가 보라는 메시지였다. 리신 연구계획서가 IRB를 순조롭게 통과했고, 포도상구균 감염 치료제로서의 임상시험을 시작할 준비가 되었다고 했다. 회사의 대표들이 임상시험 대상자 등록, 사전동의서, 리신 관리에 대해 논의하기 위해 우리 연구팀을 만나러 오겠다고 했다. 빈센트 피셰티의 비전이 곧 실현될 수 있을 것도 같았다.

달바 최초 투여자

　뉴욕 프레스비테리안 병원에서 가장 먼저 달바를 투여 받은 건 '나는 유사에 휩쓸려 가라앉고 있다'는 한 가지 생각에 사로잡혀 있던 마크 시몬스였다. 그는 화창한 2월의 어느 날 이스트강 위로 퍼지는 아침 햇살을 바라보며 병상에서 내게 그 말을 했다.

　"지난 6개월 동안 서서히 내리막이네요."

　그는 살짝 아랫입술을 빨면서 더 할 말을 찾았다.

　"소금 기둥으로 변해가는 느낌이에요."

　시몬스는 포춘이 선정하는 500대 기업의 이익을 대변하는 소송전문 변호사로 맨해튼에서 경력을 쌓아 오다 은퇴한 지 10개월 만에 증상이 시작되었다고 했다. 그가 말을 이었다.

　"하루는 자전거를 타고 가는데."

　"남편은 어디든 자전거를 타고 다녀요."

　그의 아내 자넷이 끼어들었다. 그녀는 소설책과 신문을 무릎에 올려놓고 반쯤 먹은 팬케이크가 담긴 쟁반을 들고 병상 옆에 앉아 있었다.

"남편은 믿기지 않을 만큼 활동적이죠. 예전에는 그랬답니다."

시몬스는 팔로 다리를 잡아서 침대 옆으로 내리고는 고개를 꼿꼿이 들고 똑바로 앉았다. 그는 환갑을 조금 넘긴 나이에 마른 체구와 담갈색 눈, 숱이 많은 백발을 가진 남자였다.

"어느 날 자전거를 타고 시내로 들어오다 갑자기 다리가 무겁게 느껴졌어요"라고 그가 말했다.

"그리고 일주일 만에 자다가 오줌을 쌌어요. 병세가 너무 빨리 나빠졌죠."

자넷이 거들었다.

"몇 개월째 기저귀를 차고 있습니다."

시몬스는 주치의를 찾아갔지만, 의사는 제대로 판단하지 못하고 단순히 노화의 과정이라고 했다.

"그 말을 못 믿겠더군요."

그가 음식 쟁반으로 손을 뻗으며 말했다.

"그래서 이리저리 조사해서 새 의사를 찾았죠."

운동 전문의인 그 의사는 시몬스의 증상이 파킨슨병이나 정상 압수두증normal pressure hydrocephalus(NPH) 같은 진행성 신경 질환의 초기 징후가 아닌지 걱정했다. 의대생들은 NPH 환자들의 증상은 3W, 즉 요실금wet, 보행장애wobbly, 정신 활동 저하weird로 기억하면 된다고 배운다. 환자들은 소변을 가리지 못하고, 걷는 데 어려움을 겪으며, 기이한 행동을 보이기도 한다. 3W 증상은 내가 거의 20년이 지난 지금도 잊지 않을 정도로 훌륭한 기억 방법이지만, 질병으로 품위가 박탈당한 사람 앞에 서면 그런 흐뭇한 기분은 사라지고 만다.

시몬스는 여러 가지 검사를 받은 끝에 날로 심해진 증상을 치료하기 위해 임상시험 중인 도파민의 변형 물질, 카비도파-레보도파 carbidopa-levodopa를 처방받았다. 그의 담당의는 그가 파킨슨병을 앓고 있을지 모른다고 생각했다. 그건 신경세포의 도파민 생성 부족으로 근육 경직, 떨림, 언어 장애, 때로는 무표정의 증상이 나타나는 병이다. 그러나 카비도파-레보도파는 효과가 없었다. 그는 여전히 스스로가 자신의 거죽 속에 갇힌 죄수 같았고 유사 속으로 점점 더 깊이 빠져들어가는 느낌에 휩싸여 있었다.

"때로는 비명을 지르며 잠에서 깹니다"라고 그가 말했다.

"곧 숨이 막힐 것 같아서요."

그의 아내가 고개를 끄덕였다.

"끔찍한 일이죠."

"계속 '맙소사, 내가 굳어가고 있어'라는 생각이 들어요."

그는 자넷을 힐끗 보고는 굳어간다는 말을 반복했다. 내가 감염 부위를 보여달라고 부탁하자 시몬스는 옆으로 몸을 굴려 환자복을 올리고 맨 엉덩이를 보여줬다. 꼬리뼈 바로 아래서부터 오른쪽 둔근 전체가 진홍색 발진으로 덮여 있었다. 살짝 건드리기만 했는데도 그는 볼기를 얻어맞은 듯이 움찔움찔했다.

나는 염증이 생긴 부위에서 작게 갈라진 부분에 주목했다. 밤에 그리로 오줌이 스며드는 게 아닐까 생각했다. 그때 그가 말했다.

"증상이 나타나는 부위가 계속 위로 올라가고 있어요. 처음에는 발, 그다음에는 다리, 이제 허벅지네요. 움직일 수도 없고, 일어나서 오줌을 누러 가지도 못하고, 아무것도 할 수가 없어요."

나는 달바를 쓰면 그의 감염이 얼마나 차도를 보일지 가늠해보려 했지만 아무것도 확신할 수는 없었다.

"남편이 다시 자전거를 탈 수 있을 것 같나요?"

자넷이 물었다. 그건 내가 대답할 수 없는 질문이었다.

"저도 모르겠습니다."

나는 불확실성을 인정한 후에 환자들이나 그의 가족들에게 항상 그랬듯이 그녀와 시선을 맞추며 말했다.

"하지만 이제부터 답을 얻어나가면 되죠."

자넷의 얼굴이 미세하게 밝아졌다.

"다음 주에 여기 신경과 선생님의 진료를 받으려고 예약해뒀어요"라고 그녀가 말했다. 그들은 전체적 병세에 초점을 두었지만 나는 더 세부적인 그의 피부 감염과 감염 부위에 스며들어 증세를 더 악화시킬 수도 있는 요실금 문제에 주목했다. 시몬스에게 입원은 위험한 일이 될 수 있었다. 그는 결국 방광 카테터를 삽입하게 될 것이며 그로 인한 감염이 생길 수 있기 때문이었다.

"제가 여기 온 건 임상시험에 대해 말씀드리기 위해서입니다."

나는 명함을 건네며 말했다.

"항생제 연구죠. 신약 임상시험."

충분한 정보에 입각한 동의의 미묘한 의미를 이해할 수 있는 환자가 있다면 그건 마크 시몬스였다. 나는 아무리 괴로운 상태라도 무턱대고 서류에 서명하는 변호사를 만나본 적이 없었다.

"이 약이 효과가 있을까요?"라고 그가 물었다. 그는 다초점 안경을 쓰고 동의서를 읽기 시작했다.

"글쎄요, 환자분이 여기서 처음으로 이 약을 쓰시게 될 겁니다. 이 병원에서는 첫 번째로요. 만약 동의하신다면 말이죠."

자넷이 얼굴을 찡그렸다.

"누구에게도 써본 적이 없다고요?"

"없습니다."

그녀가 팔짱을 끼며 물었다.

"그런데 왜 남편에게 쓰려고 하죠?"

나는 연습했던 대로 나와 동료들에게도 생소한 항생제라는 위험성과 잠재적 이점을 설명했다. 피부 감염으로 입원해 있는 동안 잘못될 수 있는 온갖 상황을 6개월 동안 관찰해온 나는 변화를 위한 촉매 역할을 하기를 열망했다. 달바를 쓰면 불필요한 검사를 받지 않아도 되고, 혈전이 발생할 위험도 없어지며, 온갖 종류의 위험한 박테리아에 노출될 일도 없었다.

"생각해볼 시간을 드릴까요?"

내 질문에 시몬스가 이렇게 말했다.

"내 질문은 딱 한 가지입니다. 선생의 어머니께 이 약을 쓸 건가요?"

그와 자넷이 나를 바라봤다. 나는 몇 해 동안 달바에 대해 생각하고 그와 관련된 온갖 상황을 고려해 보았지만, 스스로 그 질문을 해본 적은 없었다. 아주 좋은 질문이었다. 나는 이렇게 대답했다.

"그럴 겁니다. 네, 어머니께 쓸 겁니다."

시몬스는 동의서를 내려놓고 손뼉을 쳤다.

"좋아요. 해봅시다. 나는 여기에서 얼른 나가고 싶어요."

한 시간 후 병실로 들어오는 달바를 본 순간부터 내 심장 박동이 빨라졌다. 작고 투명한 봉지에 담긴 약을 임상약국에서 직접 가지고 왔다. 약을 가져온 사람은 마치 소중한 물건인 양 두 손바닥으로 받쳐 들고 들어왔다. 사실 소중한 약이었다. 뉴욕 프레스비테리안 병원의 환자에게 처음으로 투여할 달바였으니까. 투명한 주사액이 시몬스의 팔로 들어가는 동안 나는 숨을 죽이고 옴니플록스를 떠올리지 않으려고 애썼다. 달바의 주입은 30분 동안 이어졌고, 그동안 나는 그의 활력 징후를 모니터하면서 그의 아내와 한담을 나눴다. 비극적 사태가 벌어질 경우를 대비해서 내가 병실에 있어야만 한다는 이야기는 하지 않았다.

나는 이 모든 게 일상적인 일처럼 보이게 하려고 노력했고 그의 얼굴 근육 하나하나를 모니터하지도, 그가 심호흡할 때마다 움찔거리지도 않는 척 하려 애썼다. 시몬스는 아마도 그가 눈을 깜박거리는 빈도가 기록되고 있었다거나 그의 몸에서 일어나는 미묘한 징후의 소리들이 잘 들리도록 텔레비전의 볼륨을 죽였다는 사실을 몰랐을 것이다. 주사액이 주입되는 동안 그가 콧구멍을 두 번 벌름거렸고, 그때마다 내가 급히 다가갔다가 그의 코가 평소 모양으로 돌아오는 듯해 물러섰다는 사실도 몰랐을 것이다. 주사액이 다 들어갔을 때 나는 시몬스의 손을 흔들었다. 그는 여전히 체격이 건장했고 상체도 탄탄했다.

"끝났나요?"라고 그가 물었다.

"끝났습니다."

"집에 가도 됩니까?"

"담당의가 괜찮다고 하면 가셔도 됩니다."

그의 감염이 치료된다면 작은 승리가 될 것이다. 시몬스는 여전히 유사에서 허우적대고 있고 점점 깊이 빠져드는 듯이 느끼고 있었다. 그런 증상들을 되돌리기 위해 내가 해준 일은 없지만, 아마 다른 누군가가 그렇게 해줄 수 있을 것이다. 어쩌면 다른 누군가는 그가 다시 자전거를 타게 해줄 수 있을 것이다.

"이제 후속 검진에 대해 이야기해보도록 하죠"라고 내가 말했다.

"어떤 번호로 전화를 드리면 바로 연락이 될까요?"

앨리샤

나는 드디어 달바를 투여했다는 안도감을 느끼며 시몬스의 병실을 나왔다. 하지만 안도의 순간은 극히 짧았다. 그의 병세가 앞으로 어떻게 될지 생각하고 있을 시간도 없었다. 나는 임상시험에서 일반 병동에 있는 환자의 진료로 돌아와야 했다. 지난 1년 동안 악화되어 온 극심한 전신 통증을 호소하며 내원한 26세 여성 앨리샤를 진찰하러 가야 했다. 나는 그녀가 검사 결과들을 모아둔 서류철을 들고 낙담한 아버지와 함께 병원에 왔다는 이야기를 들었다. 예진 담당자는 "행운을 빕니다"라는 문자 메시지를 보내왔다.

나는 시몬스에게 전화하라는 메모를 한 다음 승강기를 타고 5층으로 가서 앨리샤의 진료 기록을 검토했다. 진료 기록은 짧았지만 염려스러웠다. 앨리샤는 피부가 불이라도 붙은 것처럼 화끈거리는 이유를 알아내기 위해 8개월 동안 병원을 6곳이나 다닌 것으로 나와 있었다. 그녀는 스트레스를 받으면 기절하는 이유도 알고 싶어

했다. 만성 국소 통증 증후군chronic regional pain syndrome, 루푸스, 근육 염증(근육염), 인격장애personality disorder 같은 병명이 고려됐지만, 어느 것도 맞지 않았다. 앨리샤는 또 다른 의견을 들으러 샌프란시스코로 날아갔다. 하지만 그곳의 의사들 역시 당혹스러워 할 뿐이었다. 그래서 그녀는 답을 찾으러 우리 병원으로 왔고, 그 답을 주는 것이 나의 과제였다.

내가 어두운 병실로 들어갔을 때 앨리샤는 분홍색 담요를 덮고 쉬고 있었다. 그녀는 제 나이보다 훨씬 나이가 들어 보였다. 긴 금발 머리와 큰 갈색 눈동자를 가진 그녀는 수척했고 이마를 가로질러 패인 주름 하나가 깊은 생각에 잠긴 사람 같은 인상을 주었다. 병실의 불은 꺼져 있었지만 텔레비전은 켜져 있었고, 뉴욕 버펄로 빌스 팀 운동복에 양키스 모자를 쓴 그녀의 아버지는 병상 옆의 플라스틱 의자에 앉아 있었다. 앨리샤는 담요를 젖히고 종이 한 장을 꺼냈다.

"질문이 세 가지 있어요."

그녀는 깊이 숨을 들이쉬었다가 천천히 내뱉었다.

"첫째, 제가 라임병Lyme disease(진드기에 물리면서 보렐리아균이 침범해 신체 여러 기관에 병을 일으키는 감염 질환 - 옮긴이)에 걸렸다고 생각하세요? 둘째, 제가 만성 진균 감염증인가요? 셋째, PET 스캔(양전자 단층 촬영)을 받아야 하나요?"

그녀는 종이 가까이에 있던 펜을 들고 내 대답을 받아 적을 준비를 했다.

"어떤 순서로 대답해주셔도 괜찮아요."

291

앨리샤의 아버지는 기대감에 찬 눈으로 나를 바라보며 부드럽게 말했다.

"선생님이 할 수 있는 건 전부 해주세요. 그럼 감사하겠습니다."

그녀의 질문에 어떻게 대답해야 할지 생각하는 동안 며칠 전에 들은 이야기가 떠올랐다. 톰 월시의 딸이 고등학교 1학년이었을 때 아이에 관한 정보를 한 단락으로 써서 학교에 제출해달라는 요청을 받았다고 했다. 아이에 관한 중요한 사실을 간략히 알려달라는 요청이었지만, 다 쓰고 보니 9장이나 되더라고 월시가 말했다. 앨리샤와 불안해하는 그녀의 아버지를 보면서 나는 월시의 편지와 부녀 간의 독특한 유대감에 대해 생각했다. 학교 총기 난사 사건 관련 보도 때문인지 최근에 나는 그 생각을 자주 했고, 아픈 자식을 돌보는 상상을 해보니 생각만으로도 너무 고통스러웠다. 나는 "최선을 다하겠습니다"라고 대답했다.

앨리샤의 아버지는 의자 밑에서 서류철을 꺼내 내게 건네주며 말했다.

"이 안에 다 들어 있습니다. 검사 결과들 전부요."

그는 걱정스러운 표정을 짓고 있었고 곧 내 표정도 그렇게 됐다. 전국의 전문의들에게 받은 검사와 진찰 기록이 수백 페이지나 됐으나 답은 거기에 없었다.

"분량이 좀 많습니다."

"제가 가져가도 될까요?"

내가 서류철을 들고 물었다.

"가져가지 않으시면 좋겠어요. 잃어버리면 곤란하니까요."

앨리샤의 대답이었다.

"알겠습니다."

나는 너덜너덜한 종이들을 휙휙 넘기며 말했다.

"괜찮으시다면 복사를 할 수도 있을까요?"

"그러세요."

그녀가 대답했다.

"마지막으로 갔던 병원에서는 어땠나요?"

나는 그녀의 병상 바로 옆으로 의자를 끌어당기며 물었다.

"안 좋았어요."

앨리샤는 손가락 마디를 꺾으면서 아버지를 쳐다보았다.

"손가락이 아파 죽겠어요."

"그리고 그 전 병원은요?"

"마찬가지였어요. 의사들이 결국에는 포기했죠."

그녀의 눈에 물기가 어렸다.

"매번 그랬어요. 그런데도 여기 와있네요. 여전히 아픈 채로요."

고개를 빼고 의자에 앉아 진료 기록을 계속 넘기던 나는 많은 검사를 여러 차례 반복해서 받았다는 점에 주목했다. 모든 병원이 비싼 정밀 검사를 처음부터 다시 받게 했던 듯했다.

"라임병과 진균 검사도 받았네요. 두 가지 다 음성으로 나왔고요."

"네, 하지만…."

그녀가 고개를 가로저었다.

"선생님은 만성 라임병에 대해 잘 아시나요?"

그것은 많은 환자에게 불필요할지도 모를 항생제 치료를 받게 했던 논란의 여지가 있는 진단명이었다. 나는 앨리샤가 앓지도 않은 듯한 질환으로 대여섯 가지 약을 처방받았음을 확인할 수 있었다.

"라임병 치료를 받았나요?"

"여러 번이요"라고 그녀가 대답했다.

"검사 결과는 항상 음성으로 나왔지만, 라임병인 것 같아요. 틀림없어요."

"그래서 치료를 받았을 때 어땠어요? 항생제가 도움이 되던가요?"

"솔직히 더 안 좋아졌어요."

그녀가 다시 아버지를 바라보며 말했다.

"그리고 진균은요? 그것도 치료를 받았나요?"

"네."

그녀의 아버지가 목을 가다듬었다.

"마찬가지였어요. 도움이 안 됐어요."

그가 작은 알약 병을 들고 흔들었다. 많은 진균 감염 환자와 그보다 많은 라임병 환자를 치료해 주었지만, 그중에서 앨리샤 같은 환자는 아무도 없었다. 두 질병에 양성 판정을 받은 환자들도 그녀만큼 쇠약해지지는 않았다. 나는 서류철을 덮으면서 상황을 어느 정도 명확히 해줄 수 있는 다른 진단명도 언급해야 할지 말지 고민했다.

"캘리포니아에서 정신과 의사에게도 진찰을 받았네요. 그분이 우울증에 대해 언급했군요. 그 이야기도 해보실래요?"

순식간에 병실 안의 분위기가 바뀌었다. 앨리샤의 입술이 떨리기 시작했고 그녀의 아버지가 일어섰다. 그는 내게서 서류철을 채가더니 텔레비전을 끄고 병실을 나갔다.

"그렇게 말씀하시다니 정말 화가 나네요"라고 그녀가 말했다.

"도움을 받으려고 여기 왔는데 선생님은 검사도 안 해주셨어요. 그러고는 하시는 말씀이….'

그녀가 말을 마치지 못하고 눈을 감았다. 난처해진 그 순간 그녀의 서류철은 그녀의 아버지가 쓴 9쪽짜리 편지라는 생각이 들었다. 거기에는 그들이 함께 이 병원, 저 병원을 찾아다니며 수다를 떨고, 검사 차례를 기다리고, 의사를 찾고, 병에 대한 설명을 갈구하면서 함께 보낸 수개월이 담겨 있었다. 딸에 대한 그의 애정 표현이었다. 그런데 내가 우울이라는 한 단어로 그들이 붙들고 있는 작은 희망의 불씨를 꺼뜨린 것이었다.

"환자분은 분명히 어려운 사례입니다."

나는 적당한 말을 찾으려고 말을 더듬거렸다.

"그래서 모든 병명을 고려해야만 합니다. 가능성이 적은 것까지. 전부 고려해봐야 합니다."

앨리샤가 고개를 저었다.

"이제 나가주세요, 매카시 선생님. 당장요. 가세요, 제발."

설득

달바 임상시험에 등록한 다음 환자는 인근 병원에서 근무하는 29세의 경비원이었다. 앨리샤의 병실에서 쫓겨난 직후에 만난 제라드 젠킨스는 "직장 사람들에게 이런 꼴 보이기 싫어서 여기로 왔습니다"라고 말했다. 그는 바짓가랑이를 걷고 커다란 붉은 발진을 보여주었다. 내가 감염 환자들을 추적 조사하는 동안 너무나 많은 환자에게서 봤던 그런 발진이었다. 응급실 의사가 발진 부위를 마커로 표시해놓아서 그걸 보고 경과를 관찰하면 될 것 같았다. 적절한 치료를 받으면 감염 부위는 파란 선보다 점점 작아질 것이다. 내가 임상시험의 목적을 설명한 후에 제라드가 던진 질문은 한 가지뿐이었다.

"진단서를 끊어주실 수 있나요? 한동안 집에 있어야 한다고 써주시면 좋겠는데. 좀 길게요."

제라드는 이런 상황을 잘 알고 있었다. 그가 입원해 있는 동안은 그가 경비원으로서의 직무를 수행할 수 없다는 것을 고용주는 안다. 그러나 집으로 돌아가면 출근하기를 기대할 것이다. 달바는 그의 퇴원을 앞당겨주겠지만, 스트레스가 심한 직장으로의 복귀도 앞당겨줄 것이다. 병원 경비원은 힘든 직업이며 어느 정도의 체력과 민첩성을 요구한다. 환자들이 공격적이고 호전적일 수 있으며 때로는 폭력적으로 돌변하기 때문이다. 아픈 다리로는 할 수 없는 일이다. 제라드는 동의서를 가리킨 다음 감염 부위를 가리켰다.

"일주일은 결근해야 하지 않을까요? 아니면 더?"

그가 벌어진 앞니를 드러내며 웃었다. 제라드는 거래를 제안하고 있었다. 만약 며칠 병가를 더 쓸 수 있게 도와준다면 임상시험에 자원하겠다는 것이었다. 그건 분명 옳지 않은 일이지만 그렇다고 내가 생각도 해보지 않은 건 아니었다. 그는 몸이 아팠고 회복할 시간이 필요했지만 얼마나 쉬면 될지는 논란의 여지가 있었다. 어떤 사람은 며칠이면 될 테지만 어떤 사람은 훨씬 긴 시간이 필요할 것이다. 그렇지만 내가 그 논쟁에 참여하는 건 부적절했다.

"아이 중 하나를 제가 집에서 봐줘야 해서요. 이해하실 거라고 믿습니다."

그가 덧붙였다. 내가 한숨을 쉬며 말했다.

"유감스럽게도 그럴 수 없습니다. 저는 진단서를 써드릴 수가 없어요. 하지만 담당 의사에게 물어보실 수는 있습니다. 분명 뭔가 방법이 있을 겁니다."

의료 행위와 연구 사이의 선명한 선이 흐려질 때도 많고, 임상시험 과정에서 이런 조심스러운 강요를 해오는 경우도 드물지 않다. 재정 압박이 증가하면서 연구자들은 때때로 예산에 맞추기 위해 동의서를 써주는 대가로 편의를 봐주는 등, 정도를 벗어나는 행동을 할 필요성을 느낀다. 진단서를 써준다고 돈이 드는 것도 아니지만 연구의 진실성이 훼손될 것이다. 내 시선이 그의 앞니 사이의 틈에 머물렀다가 턱이 살짝 들어간 부분으로 옮아갔다.

"미안합니다."

제라드가 내게 윙크를 했다.

"알겠습니다. 시도는 한 번 해볼 만하다고 생각했어요."

그는 자신의 다리를 한 번 보고는 다시 나를 바라보았다. 그의 눈꺼풀이 무거워 보였다. 17시간이나 응급실에 있었던 데다 운 나쁘게도 밤새 전구에 대해 불평하며 소리를 질러댔던 치매 환자와 같은 병실을 써야 했던 탓이었다. 제라드가 "그래서 어디에 서명하면 되나요?"라고 물었다. 그는 병상 옆의 리모컨을 집어서 채널을 돌리기 시작했다.

"임상시험, 할게요. 해보죠, 뭐."

최저임금을 조금 넘는 수입에 자녀가 셋인 제라드는 이용당하기 쉬운 힘없는 환자였고 나는 그를 보면서 마음이 불편했다. 그는 지쳐 있어서 임상시험의 세부사항이나 그를 치료함으로써 내가 달성하기를 기대하는 바를 완전히 이해했는지 확신할 수 없었다. 나는 내 의식에 영원히 각인된 마을과 그곳에서의 임상시험에 대해 생각하며 말했다.

"이 임상시험에 관한 모든 것을 확실하게 알려드리겠습니다."

터스키기 사건 이후 언어도단의 윤리 위반을 막기 위한 감시와 안전장치를 겹겹이 마련하는 진전이 있었지만 우리는 여전히 도전에 직면해 있었다. 조종당하기 쉬운 환자들과 그들을 이용하는 것일 수도 있는 야심 찬 임상시험은 여전히 존재했다. 하지만 그런 환자들을 배제하는 것도 불이익을 주는 처사다. 비영리 탐사보도 웹사이트 프로퍼블리카ProPublica의 조사에 따르면 신약 임상시험에 흑인 환자들이 충분히 포함되지 않고 있다. 심지어 흑인에게 특히 많이 나타나는 질병의 치료제도 마찬가지였다. 나는 제라드에게 "검토할 게 많지만 오래 걸리지는 않을 겁니다"라고 말했다. 소외층의 환자들도 다른 이들과 마찬가지로 임상시험에 포함될 필요가 있다. 인구통계학적인 근거로 제라드를 배제하는 건 그를 과학 발전으로부터 소외시키는 것이다. 지식을 창출하려면 데이터가 필요하며, 그것은 좋든 싫든 인체실험에서 나와야만 한다.

내가 페이지를 넘겨 가며 왜, 어떻게 임상시험이 진행되고 있는지 설명하는 동안 제라드는 귀를 기울였다. 내가 고개를 끄덕이면 그도 고개를 끄덕였고, 내가 미간을 찌푸리면 그도 미간을 찌푸렸다. 내가 설명을 마치자 그가 말했다.

"좋은 것 같네요. 해보죠, 뭐."

나는 동의서를 건넸다.

"여기에 서명하면 됩니다."

한 시간 후, 제라드와 나는 달바가 그의 몸속으로 들어가는 것을 묵묵히 지켜보았다. 처음 주사액 몇 방울이 떨어진 후 그가 낄낄거리며 말했다.

"제가 기니피그 같네요. 커다란 기니피그요."

나는 달바가 그의 혈류를 따라 다리로 내려가 피부 바로 아래 수백만 개의 박테리아에 대항하는 상상을 했다. 달바는 박테리아의 세포벽 생성을 막아 감염이 번지지 않게 할 것이다. 나머지는 그의 면역 체계가 처리할 것이다. 적어도 구상은 그랬다.

"이거 좀 흥분이 되네요"라고 그가 덧붙였다.

나는 그의 어깨를 토닥이고는 한 번 잡아줬다. 몇 분 후 제라드는 눈을 감았고, 곧 잠이 들었다. 그가 코를 골며 자는 동안 나는 루스벨트 섬이 내려다보이는 커다란 창문으로 걸어가 다른 환자들을 생각했다. 수십 통의 전화를 걸고, 진료 기록을 작성해야 하는 데다 앨리샤의 진료 기록을 전부 검토하는 데도 몇 시간이 걸릴 것이다. 그 일들을 마치려면 아마 〈테이크 잇 투 더 리미트〉를 50번은 들어야 할 것이다.

앨리샤에게 정신적 문제를 그렇게 빨리 언급한 것도, 진료 기록 서류철을 덮고 이야기한 것도 나의 실수였다. 그녀가 그토록 소중히 여기는 검사 결과들을 무시하고 그녀에게 정신적 문제가 있다고 암시하는 것처럼 보였을 것이다. 다시 찾아가 사과해야 할 것이다. 윌시의 눈앞에서 그가 쓴 9쪽짜리 편지를 찢는 것과 마찬가지인 잔인한 대응이었다.

무의미한 호의만 드러낸 만남이었다. 하지만 어디까지나 나는 앨리샤의 동지요, 확실한 그녀 편이었다. 나는 수백 쪽의 진료 기록들을 꼼꼼히 살피고 수많은 전문가와 상의하여 그녀의 상태를 평가하고 판정할 용의가 있었다. 그러나 그녀가 내 조언을 따르고 그 자문의들과 이야기할 의사가 없다면 무슨 소용이 있겠는가? 나는 그녀가 내 판단을 믿어주기를 원했다. 그렇지 않으면 우리의 동맹은 없을 터였다. 나는 사과하겠지만 나를 믿으라고 부탁도 할 것이다.

제라드의 병상 옆에서 주사액이 다 들어갔음을 알리는 알람이 울렸다. 그는 눈을 뜨고 소지품을 챙기고는 아내에게 전화를 걸었다. 그는 전화기에 대고 "일찍 갈 거야"라고 말했다.

"아니, 아니. 오늘."

그가 나를 바라보며 말했다. 30분 후 제라드의 담당의가 퇴원허가서를 발부해주었고 나는 그를 승강기까지 데려다주며 로비 쪽을 가리켰다. 그러자 그가 인사를 했다.

"2주 후에 뵙겠습니다. 잊지 말고 전화해주세요!"

나는 그에게 엄지를 들어 보였다.

"안 잊을게요. 절대로. 그때 봅시다."

내가 병동으로 돌아왔을 때는 이미 청소부가 다음 환자를 위해 제라드의 병실을 치우고 있었다.

활주

며칠 뒤 나는 일반 내과 병동에서 진료를 보는 의과대학 조교수에게서 "소식 들었습니다"라는 제목의 이메일을 받았다. 나는 아랫입술을 깨물며 이메일을 열었다. 그는 붉게 부어오른 왼쪽 발목의 통증 때문에 한밤중에 우리 병원 응급실을 찾아와서 항생제 세파트록실cefadroxil과 박트림Bactrim을 썼는데도 차도가 없는 26세 여성의 차트를 검토 중이라고 했다.

"환자는 진찰을 받으면서 입원하고 싶지 않다고 했습니다. 병원에서 나가고 싶어 했죠."

그는 내 임상시험에 대해 들은 적이 있어서 환자에게 달바를 언급했다. 그는 "임상시험에 적합한 환자로 보입니다"라고 썼다. 나는 그 대목을 읽으면서 미소를 지었다. 몇 년이 걸려서 반환점에 도달한 기분이었다. 겨우 두 환자에게 달바를 투약했을 뿐인데 내가 잘 모르는 의사들도 달바에 대해 알고 있으니 말이다. 그들은 어떤 환자가 임상시험에 지원할 자격이 있는지, 약물 대사가 어떻게 일어나는지, 어디에서 약을 찾아야 하는지 알고 있었다. 거의 일 년 동안 내가 환자를 찾으러 다녔는데 이제는 환자들의 담당 의사가 나를 찾고 있었다.

나는 월시에게 이 이야기를 해주고 싶었다. 나는 앨리샤와 그녀의 아버지와의 무너진 관계를 회복하려는 시도도 하고 아침 회진을 끝낸 후 이메일을 보여주려고 그의 연구실로 건너갔다. 하지만 그는 거기에 없었다. 나는 휴대전화를 꺼내 달력을 확인했다. 그의 달력과 연동시켜 놓았지만, 그래도 그의 행방을 놓치기 일쑤였다. 목요일. 나는 어디에서 그를 찾을 수 있을지 알고 있었다.

매주 목요일 아침 월시와 나는 미생물 검사실에서 그 주의 가장 흥미로운 사례를 검토하는 시간을 가졌다. 그 시간은 우리가 예전 방식대로 현미경으로 슈퍼버그를 직접 관찰하고, 늘 그 일을 하고 있고 슈퍼버그의 위험이 언제 닥칠지 그 누구보다 잘 아는 병리학자와 임상병리사들과 이야기할 기회였다. 항생제 내성 패턴의 미묘한 변화와 병원균의 전파 방식의 변화를 알아차리는 이들이 바로 미생물 검사실의 임상병리사들이다.

"우리는 이제 밀실의 연구원들이 아닙니다."

한 미생물학자는 내게 이렇게 말했다. 그의 말이 옳다. 현미경을 들여다보는 일이 직업인 부드러운 말투의 전문가들이 중앙무대로 떠밀려 올라왔다. 그들은 언제 유출 펌프가 출현했고, 언제 새로운 포린(단백질) 변이가 나타났는지 우리에게 알려준다. 그들은 다른 누구보다 슈퍼버그에 대해 많은 것을 알려준다.

"이 사람들은 우리의 친구야. 그들의 이름을 모르고 있다면 외우도록 해."

월시는 미생물학자에 대해 그렇게 이야기한다. 목요일 아침 우리는 눈알이 빠지도록 현미경을 들여다본 후에 월시의 연구실로 가서 우리가 관찰한 것들을 검토하고 그중 어느 것이 더 연구할 만한 가치가 있는지 토론한다. 서로 아이디어를 주고받고 메모지에 임상시험을 급히 스케치해본다. 수백 가지 아이디어를 제안하고 선별한 끝에(둘 다 주로 월시가 한다) 프로젝트를 정하고 연구비를 지원해줄 곳을 찾기 시작한다. 급히 이메일을 발송하고, 전화를 걸고, 책장에서 교재들을 꺼내 본다. 늘 우리의 회의는 예상치 못한 방문객, 음악의 간주 부분, 항생제와 아무런 관련 없는 여담에 의해 중단된다. 사실 어떤 것과도 관련 없는 여담들이다.

아니나 다를까, 이 목요일 아침에도 월시는 검사실에서 동유럽계 임상병리사들과 수다를 떨고 있었다. 그는 내 손을 잡아끌며 현미경을 들여다보라고 했다.

"뭐가 보여?"라고 그가 물었다.

"오른쪽 위 구석에 있는 거 보여?"

그는 관찰력이 대단히 뛰어나서 들판에서 네 잎 클로버를 찾아내는 유형이었고, 현미경 속 세상에 끌리는 사람이었다.

"자세히 봐봐."

마침내 내 눈이 작은 바나나 또는 카누처럼 생긴 것에 고정되었다.

"대분생자macroconidium인가요?"라고 내가 물었다. 그건 의과대학 시절이나 레지던트 기간에는 들어본 적이 없지만, 지금은 줄곧 사용하고 있는 단어였다. 바로 진균의 생식세포였다. 나는 현미경에서 고개를 들며 말했다.

"곰팡이 같네요. 검은 곰팡이는 아니고 다른 종류요."

월시가 고개를 끄덕였다.

"지금 보고 있는 건 AML(급성 골수백혈병) 환자의 손가락에서 나온 거야. 뭐라고 생각해?"

"푸자리움*Fusarium*이요. 틀림없어요."

내가 자신 있게 말했다. 푸자리움을 처음 본 건 2012년 월시와 함께였다. 그가 기억하고 있는지 궁금했다.

"푸자리움 솔라니*Fusarium solani*."

이 진균을 주로 암 환자에게 감염되며 혈류를 통해 이동해 상대적으로 체온이 낮은 손가락과 발가락 피부에 쌓인다. 의사들은 흔히 이 진균을 박테리아로 착각한다.

"정답!"

나는 휴대전화를 꺼내 진균의 사진을 찍어 기록으로 남겼다.

"이 진균을 치료하기가 상당히 어려워지고 있어."

그래서 두 가지 항진균제가 필요할 때가 많다고 월시는 지적했다. 우리 병원은 어떤 약이 효과가 있을지 알아내기 위해 이 진균을 다른 주로 보냈던 적이 있었다. 푸자리움은 아직 슈퍼버그로 등록되지 않았지만, 곧 그렇게 될지 모른다.

"환자 말로는 종이에 베인 직후에 염증이 생겼다는군."

종이에 베인 상처라는 말에 내 눈썹이 꿈틀거렸다. 세계무역센터가 붕괴된 직후 급히 장비를 챙겨 가장 먼저 현장에 나갔던 도니가 틀림없었다. 그의 피부 감염은 결국 박테리아 때문이 아니었다. 진균 때문이었다.

"제가 아는 환자네요. 좀 괜찮나요?"

내가 물었다.

"이제 훨씬 나아졌어"라고 월시가 말했다.

"비로소 제대로 된 치료제를 썼거든."

내가 도니 생각을 하고 있는데 감염병 전문의가 청록색 페트리 접시를 들고 안으로 들어왔다.

"흥미로운 사례예요"라고 그녀가 말했다.

"건강한 청년이 요통 때문에 왔는데 대동맥류aortic aneurysm로 밝혀졌지 뭐예요."

청년은 몸에서 가장 굵고 중요한 동맥인 대동맥이 비정상적으로 부풀어서 자칫하면 터질 정도로 약해져 있었다고 했다. 만약 대동맥이 파열되면 죽을 수도 있었다. 그녀가 페트리 접시를 우리 쪽으로 보이며 말했다.

"이건 조직검사에서 나온 거예요."

그녀가 사례를 좀 더 자세히 설명하는 동안 우리는 검사실에 들어온 박테리아들을 현미경으로 관찰했다.

"이 환자는 일로 출장을 많이 다닌대요. 주로 남서부로요. 현지 음식을 많이 먹었다고 하더라고요."

월시가 현미경으로부터 몸을 젖히며 말했다.

"살모넬라군. 페트리 접시 좀 봐도 될까요?"

그는 페트리 접시를 뒤덮고 있는 검은 박테리아에 주목했다.

"전형적인 경우야."

그가 이렇게 말하며 대동맥 같은 큰 혈관에 감염을 일으키는 미생물에 대한 논의를 시작했다. 최근 살모넬라균에 단일 염기 다형성single nucleotide polymorphism(SNP)으로 알려진 유전자 돌연변이가 일어나면서 슈퍼버그로 변해 매년 수십만 명의 아프리카인이 사망하고 있었다. 그리고 이와 유사한 광범위약제내성extensively drug-resistant(XDR) 살모넬라균이 파키스탄 전역에 번지고 있었다. 언제 다른 대륙으로 전파될지 알 수 없는 일이었다.

살모넬라는 식중독 원인균으로 빌 앤드 멜린다 게이츠 재단에서 해결하고 싶어 하는 열대 풍토성 소외 질환Neglected Tropical Disease과 동류로 분류되지만, 보통 다른 지역 사람들은 불안을 느끼지 않는다. 하지만 이제 곧 그런 상황도 바뀔 것이다.

"이건 치명적일 수 있어요. 절대 잊으면 안 됩니다."

월시가 그 말을 덧붙였다. 우리는 조혈모세포이식을 받은 환자에게서 변종 살모넬라균 감염의 치명적인 사례를 목격했었다. 애완 도마뱀이 귀를 핥게 두었다가 균이 옮아서 생긴 감염이었다.

"이 환자 상태는 어때요?"

나는 살모넬라균이 담긴 페트리 접시를 응시하며 물었다.

"수술을 받게 되나요?"

"막 수술을 끝냈어요"라고 의사가 대답했다.

"대퇴정맥 이식 수술을 했죠. 회복될 거라고 봅니다."

"이 균의 출처는 확인됐나요?"

월시가 물었다. 그녀는 페트리 접시를 불빛을 향해 들었고 우리는 그 가까이로 모였다.

"지금 콜로라도에서 집단 발병이 일어나고 있어요"라고 그녀가 대답했다.

"부리토 때문인 것 같아요. 부리토가 사람 잡을 뻔했죠."

우리는 모두 믿을 수 없다는 듯이 고개를 저었다. 미생물 검사실에서 연구실로 돌아오자마자 나는 월시에게 달바 관련 이메일을 보여주었다. 나는 이메일 제목대로 "소문이 나고 있나 봐요"라고 말했다. 나는 흥분을 참을 수가 없었다. 우리가 푸자리움과 살모넬라에 대해 논의하는 동안 담당 환자를 내 임상시험에 등록시키려는 의사들의 문자 메시지가 두 통 더 왔다.

"사람들이 달바를 달라고 줄을 서네요"라고 내가 말했다. 나는 시몬스와 제라드를 포함한 임상시험 등록 환자들이 집에서 안전하게 회복하고 있는지 긴밀히 연락을 주고받고 있었을 뿐만 아니라 그들의 담당의에게도 달바의 효과가 어떤지 반드시 알렸다. 이는 지역사회의 의사와 환자들이 새로운 치료법으로 달바를 거론하게 하는 파급 효과를 가져왔다. 며칠 만에 우리 병원에 와서 달바를 요청하는 환자들이 생겼고, 임상의들은 허가 범위 외의 사용Off-label use에 관해 문의하고 있었다. 월시는 미소를 지으며 손을 턱에 갖다 댔다.

"이제 소문을 내야겠군, 널리"라고 월시가 말했다. 나는 가운을 벗고 펜을 꺼냈다. 이어서 그는 "데이터를 제시할 필요가 있겠어"라고 말했다.

우리는 이 임상시험을 세계 최대 규모의 감염병 전문의와 연구자 모임에서 발표하기로 했다. 이런 콘퍼런스에 참석하는 며칠은 항상 정신없이 지나간다. 월시와 나는 오랜 친구들과 잠깐 만나기는 하지만 대형 제약사와 생명공학 회사 대표들과 많은 시간을 보내며 다음 프로젝트 기금을 확보하려고 노력한다. 그리고 나는 과학자들과 임상의들이 최근 연구 결과를 설명하는 세미나에도 참석한다.

하지만 이번에는 상황이 좀 다를 것이다. 월시와 나는 정말 효과적인 임상 연구 모델을 개발했다고 이야기하고 다닐 것이다. 월시와 나는 최소한의 연구비로 병원 체류 기간 또는 다른 경제적 지표에 영향을 미칠 수 있는 연구를 설계할 수 있었고, 신약의 가치를 실시간으로 평가할 수 있었다. IRB 심사는 괴로웠지만 나는 그 과정에서 배움을 얻었다. 나도 연구 계획을 수립하고, 규제의 장애물을 통과하고, 환자의 동의를 얻고, 약을 투여하고, 후속 조사를 할 수 있다는 것을 깨달았다. 나는 값비싼 항생제 신약이 그 값을 할 수 있음을 보여줄 수 있었다. 임상 연구가 쉽게 느껴질 정도가 되었다.

물론 이미 많은 학자가 엄격한 임상시험이나 수학적 모형을 통해 언제, 어떻게 약이 사용되어야 할지 추정하는 연구를 하고 있었다. 하지만 그런 분석이 항상 현실과 일치하는 것은 아니다. 지구온난화 모델과 마찬가지로 그 예측을 어떻게 해석해야 할지를 놓고 항상 의견이 엇갈린다. 그래서 일부 병원의 공식 위원회, 즉 신약의 안정성과 효능을 평가하는 전문가들은 모델이 아니라 실제

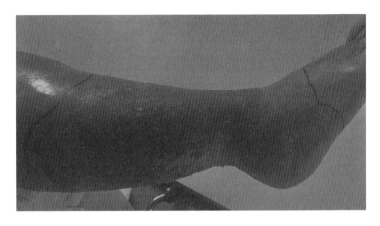

| 피부 감염을 앓는 한 환자의 오른쪽 다리

데이터를 보고 싶어 한다. 그들은 신약이 또 다른 옴니플록스가 아니라는 것을 확인하기를 원한다.

"놀랄 일이 아니겠죠."

나는 긍정적인 초반 결과에 쏟아지는 관심을 여전히 만끽하며 말했다.

"하지만 저는 장애물을 만날 줄 알았어요. 임상시험 전체를 궤도에서 벗어나게 할 장애물이요."

"왜 그런 생각을 해?"

월시가 물었다. 사실 나는 항상 재앙이 닥칠 것을 예상하면서도 겁에 질리고 불안한 환자들의 병상 옆에서 그런 감정을 억눌러야만 했다. 나는 자신감이 부족할 때도 자신 있고 능력 있는 사람의 분위기를 풍기려고 노력했다. 하지만 월시와 함께 있을 때는 내 모습을 솔직히 드러낼 수 있었다.

"모르겠어요."

나는 어깨를 으쓱하며 말했다.

"달바를 처음 공개할 때 뭔가 꼬일 거라고 예상했어요."

나는 IRB와 실랑이를 벌였던 몇 개월 전을 생각했다.

"뜻밖의 기쁨을 맛보는 것 같아요."

"손무(중국 춘추전국시대 전략가 – 옮긴이)라는 이름을 들어봤나?"

월시는 전쟁과 지도력을 다룬 고대 중국의 병서, 《손자병법》의 저자를 언급했다. 나는 미식축구팀, 뉴잉글랜드 패트리어츠의 빌 벨리칙Bill Belichick 감독이 그 책을 언급하는 것을 들은 적이 있었다.

"아주 약간요."

"손무가 했던 말 중에 내가 자주 생각하는 말이 있어"라고 월시가 말했다.

"임상시험을 할 때는 특히. 바로 '승리는 전투가 벌어지기도 전에 결정난다'라는 말이지."

투자

모든 시선이 윌시에게 쏠렸다. 내가 세 번째 환자에게 달바를 투여한 직후 우리는 그의 실험실 옆 회의실의 커다란 둥근 탁자에 앉아 있었다. 환한 회의실 안에 침묵이 내려앉았다. 매주 열리는 장기이식팀 회의 시간이었다. 교수들은 가장 까다로운 사례들을 놓고 논의했고, 난감해지면 윌시에게 의지했다. 그는 팔짱을 낀 채 회의석 상석에 앉아 있었다.

"어떻게 해야 할지 모르겠습니다. 환자에게 남은 시간도 많지 않습니다."

그의 반대편에 앉은 의사가 말했다. 문제의 사례는 막 조혈모세포이식 수술을 받고 중환자실에서 생명의 끈을 붙들고 있는 젊은 엄마였다. 엔테로코커스*Enterococcus*라는 박테리아가 그녀의 혈액을 감염시키고 이제 심장 판막에까지 침범해 혈압이 위험할 정도로 떨어졌다고 했다. 이 박테리아가 보르네오에 파견된 선교사에 의해 우연히 발견된 항생제, 반코마이신에 내성이 생기면서 반코마이신 내성 엔테로코커스vancomycin-resistant *Enterococcus*(VRE)라는 이름이 붙었다.

VRE는 1986년 영국과 프랑스에서 처음 발견됐다. 일 년 후에는 미국으로 건너와 노스다코타주 수랜드 지역부터 디트로이트 시내까지 전파됐다. 내가 의대생이었던 시절에는 VRE 감염을 거의 보지 못했지만, 지금은 격주로 보고 있다. 우리 병원은 항상 이를 경계해서 직장 면봉 검사를 통해 피부나 장에 VRE를 보유하고 있으면서도 자신이 다른 사람에게 쉽게 전염될 수 있는 치명적인 병원체의 보균자임을 인식하지 못하는 고위험군 환자를 가려내고 있었다.

"의견이 있으시다면 말씀해주십시오"라고 발표자가 말했다.

우리가 선택할 수 있는 VRE의 치료법은 줄어들고 있었고, 특히 면역력이 떨어져서 오류를 범해서는 안 되는 환자에게 쓸 치료법은 더 한정되어 있었다. 어떻게 VRE가 우리 병원의 조혈모세포 이식 환자에게까지 나타났는지는 불분명했지만, 발표자의 어조로 보아 죽음이 임박했음이 분명했다. 의료진에게는 월시의 도움이 필요했다.

"댑토마이신daptomycin?"

발표자가 의견을 내놓았다. 터키 아라라트 산의 토양 샘플에서 발견된 이 다용도 항생제는 VRE 감염에 쓸 수 있는 몇 안 되는 선택지 중 하나였지만 발표자는 그것이 효과가 있을지 확신하지 못했다.

"고용량 댑토마이신은 어떨까요?"

그가 회의실을 둘러보며 물었다. 월시가 고개를 저었다.

"그 약은 안 들을 겁니다. 그 약에도 내성을 보이고 있어요."

이전에는 상상도 할 수 없는 시나리오였지만 이 환자가 감염된 VRE는 댑토마이신에도 내성이 생겨 치료 방법이 거의 없는 슈퍼 버그로 변했다. 나는 다른 병원 전문의로부터 함께 쓰면 효과가 더 강력해지는 두 가지 항생제, 퀴누프리스틴quinupristin과 달포프리스틴dalfopristin의 복합제인 시네르시드Syercid로 치료를 했다는 이야기를 들은 적이 있었지만, 시네르시드는 FDA 승인을 받지 못한 약이었을 뿐 아니라 그 방법이 효과가 있으리라는 보장도 없었다. 게다가 우리 병원에는 그 약이 없었다. 회의실의 의사들은 월시의 판결을 기다렸다.

이런 때가 의료계를 가장 자극하는 순간들이며 전문가들을 당황스럽게 만드는 찰나다. 그리고 나는 눈앞에서 그런 순간을 지켜봐 왔다. 덴버의 스코풀라리옵시스 감염 사례, 독일의 사프로케테클라바타 감염 사례에 이어 이번 사례까지. 이번 사례의 조혈모세포 이식 환자는 어린 자녀가 셋이나 있고 남편은 야간 근무를 하는데 댑토마이신 내성 VRE로 인해 심장내막염에 걸렸다고 했다. 월시도 우리처럼 당혹스러운 건 마찬가지였다. 나는 빈센트 피셰티가 록펠러 대학 실험실에 VRE를 터뜨려줄 리신 여유분을 갖고 있을지 궁금했다.

"다시 검토해봅시다"라고 월시가 말했다.

"백혈구 수치가 얼마나 떨어졌습니까?"

나는 휴대전화를 확인했다. 그날 오후에 제라드 젠킨스의 검진이 있었다. 나는 진단서를 받아서 병가를 냈는지 그에게 물어보라고 메모해두었다. 그가 퇴원한 뒤로 우리는 두 번 통화했다. 그의 다리에 나타났던 감염은 사흘 만에 사라졌다고 했다. 그는 내가 자신의 직장으로 와서 진찰할 수 있는지 또는 그가 조퇴하고 검진을 받으러 와야 하는지 알려달라고 했다. 나는 곧바로 "병원으로 오는 게 제일 좋습니다"라는 문자를 보냈다. 월시가 헛기침을 했다.

이윽고 "이 환자는 심장내막염이 아닙니다"라고 선언했다. 그는 이식 전문의 한 명 한 명과 눈을 맞추며 회의실 안을 둘러본 후에 새로운 치료법을 내놓았다.

"호중성 감소증 환자에게 심장내막염 진단을 내릴 때는 항상 올바른 진단인지 의문을 가져봐야 합니다."

우리는 모두 그의 의견을 메모해두었다. 내가 처음 듣는 말이었다. 그리고 우리는 다음 사례로 넘어갔다(물론 그의 말이 옳았다. 연구자들은 심장내막염의 발생을 설명하기 위해 몇 가지 이론을 내놓았지만, 과학적으로 아직 정리되지 않았다).

회의가 끝나자 월시가 나를 한쪽으로 데려가며 물었다.

"무슨 말을 할지 정리됐어?"

회의 내내 그의 휴대전화에서 진동이 울려댔지만, 그는 한 번도 확인하지 않았다. 그가 늦은 밤 수백 통의 안 읽은 문자 메시지 목록을 스크롤 하면서 긴급한 것과 조금 덜 긴급한 것을 추려내려고 애쓸 모습이 상상됐다. 월시는 언젠가 메시지를 분류하는 동안은 심해로 들어가는 느낌이고 답장을 쓰는 동안은 숨을 쉬러 서서히 올라오는 느낌이라고 말했다. 그리고 긴급한 메시지에 답장을 보내고 나면 잠망경 심도(잠수함이 선체를 수면으로 노출시키지 않은 상태에서 잠망경으로 해수면을 관측할 수 있는 심도 – 옮긴이)에 도달한 것 같다고도 했다.

"정리됐습니다"라고 내가 대답했다. 우리는 진균 감염 진단을 위한 T2칸디다T2Candida 기계의 구매를 논의하기 위해 병원 재무위원회 위원들과 만나기로 되어 있었다. 월시와 나는 일 년 남짓 중환자실 환자들의 혈액 샘플을 이 기계로 분석해본 결과 지금까지의 표준 검사법보다 빨리 혈액 속 병원균을 검출할 수 있다는 것을 알게 되었다. T2칸디다는 MRI 스캐너에 쓰이는 것과 같은 기술로 원인 불명의 열에 시달리는 환자의 혈액에서 균류를 찾아내는 복잡한 기계였다. 그리고 값이 비쌌다. 이 기계의 구매가 타당한 투자라고 이사들을 설득하는 것이 우리 임무였다. 나는 "그들도 이해하게 될 겁니다"라고 말했다.

우리의 슈퍼버그 연구는 대부분 항생제 개발과 임상시험에 초점을 두지만, 진단도 그만큼 중요한 역할을 한다. 더 나은 검사는 더 정확한 진단을 의미하며 결국에는 더 정확한 항생제 처방으로 이어지기 때문이다. 환자들은 계속해서 불필요한 약에 노출되며, 이는 진단이 불확실할 때 주로 발생한다. 우리는 훌륭한 진단 장비를 사용함으로써 의문을 제거하고 의사들이 항생제가 필요하지 않을 때 항생제를 중단시킬 자신감을 느끼게 해주려는 것이다. 하지만 누군가는 그 비용을 대야 한다.

월시는 기간이 얼마가 되던 또는 돈이 얼마나 들던 환자가 나을 때까지 진료를 해줘야 한다는 보수적인 견해를 갖고 있었다. 그 임무에는 어떤 조건도 붙을 수 없었다. 나는 그에게 T2칸디다의 홍보를 병원 체류 기간이라는 세 단어로 시작하겠다고 말했다.

"환자들은 응급실에서 며칠씩 기다립니다. 저희가 그 문제에 도움을 줄 수 있습니다."

이식 전문의들이 회의실에서 열을 지어 나가는 동안 나는 나직이 프레젠테이션 연습을 했다. 잠시 후 재무위원회 위원들이 들어왔다. 월시가 자리에서 일어나 소개를 시작했다. 나는 서비스개선팀에 있다는 재무관 라이언의 옆에 앉았고, 그의 옆으로는 연구의 실질적 부분을 담당해주는 미생물 검사실의 대표들이 앉았다. 우리는 모두 악수를 나눴다. 우리가 명함을 교환하는 동안 라이언은 전화상으로 회의에 합류한 몇 사람에게 인사를 했다.

"시작하겠습니다"라고 그가 말했다. T2칸디다 프로젝트의 근거를 담은 1쪽짜리 요약문을 월시가 사람들에게 돌렸다. 나는 최선을 다해 기술적 용어들을 일상 언어로 풀어서 이 기계가 물 분자 구성의 미묘한 변화를 감지함으로써 혈액 속의 병원체를 확인하게 해준다고 설명했다. 나는 목소리를 조금 더 높였다.

"모두가 생각하고 있는 문제, 즉 병원 체류 기간에 대해 잠시 이야기해보도록 하죠."

그건 십 년 전만 해도 우리가 공개적으로 이야기하지 않았을 문제였다. 하지만 시대가 변했다. 그것이 얼마나 중요한 문제인지 달바의 인기가 증명해주고 있었다. 나는 곧바로 발언권을 월시에게 넘겨 T2칸디다의 기술적 측면과 그것이 다른 진단법에 비해 어떻게 엄청난 발전인지를 설명할 수 있게 했다.

"이게 병원 지침에 어떻게 들어맞는 거죠?"

남색 바지 정장을 입은 위원이 질문했다.

"이것이 새로운 진료 지침인가요?"

그녀는 납득이 가지 않는 듯했다.

"사람들은 병원 지침을 위해 이곳에 오는 게 아닙니다"라고 월시가 대답했다.

"이곳이 세계 최고의 병원 중 하나이기 때문에 오는 거죠. 최첨단 의료를 찾아서 여기에 옵니다. 그리고 우리가 제공하는 것이 바로 그것입니다. 그게 우리가 가장 잘하는 일이고요."

"T2칸디다는 FDA의 승인도 받았습니다"라고 내가 말했다.

"다음 주에는 T2박테리아T2Bacteria의 FDA 승인이 있으리라 예상합니다."

추측이었지만 나는 FDA가 곧 결정을 내릴 것이며 긍정적 결정이 되리라고 들었다.

"우리는 환자 중심의 진료에 대해 이야기합니다. 이 기계가 바로 그렇습니다."

"우리 재단의 어느 병원도 이 기계를 사용하고 있지 않습니다"라고 라이언이 말했다.

"그게 문제가 되는 것은 아니지만, 알아두어야 할 점이죠."

"병원 체류 기간뿐 아니라 훨씬 광범위한 영향이 있을 것입니다"라고 내가 응수했다.

"더 신속하고 정확한 진단은 항생제 사용의 개선을 의미하며, 그것은 생명을 구하고, 슈퍼버그의 출현을 방지하며, 병원의 비용을 절약해줄 것입니다."

스피커폰을 통해서 목소리가 들려왔지만, 연결이 잘 안 된 탓에 알아들을 수 없었다. 내가 덧붙였다.

"지금 사용 중인 기계는 대여해온 것입니다. 곧 돌려줘야 합니다."

월시가 요약문을 집어 들며 말했다.

"데이터가 명확히 말해줍니다. 이 기술은 생명을 구해줄 것입니다."

나는 방금 논의했던 사례를 기억하며 말했다.

"VRE에 혈액이 감염된 한 젊은 엄마가 있습니다. 감염으로 죽을 수도 있는 환자가 지금, 이 병원에 있습니다."

나는 천천히 회의실 안을 둘러보다 회의적인 태도를 보였던 바지정장을 입은 여성에게 시선을 고정했다.

"우리는 너무 늦기 전에 이런 환자들의 병인을 확인하려는 것입니다."

라이언은 메모를 해서 맞은편에 앉은 사람에게 건넸다. 그는 휴대전화에 뭔가를 입력하더니 나를 올려다보며 말했다.

"저는 좋다고 생각합니다. 우리에게도 좋고 환자들에게도 좋을 것입니다. 들여오도록 합시다."

항생제 발견의 어려움

　조혈모세포 이식 환자가 VRE에 감염된 골치 아픈 사례는 슈퍼버그와의 싸움에서 걸림돌이 되는 또 다른 문제를 부각시켰다. 바로 항생제의 발견이 굉장히 비효율적이라는 점이다. 반코마이신, 댑토마이신, 니스타틴을 포함한 최고의 항생제 다수는 운 좋게 적절한 장소를 들여다본 과학자들에 의해 토양 샘플에서 발견됐다. 그러나 우연에 의존하는 건 위험한 일이다. 거의 한 세기에 가까운 항생제 발견 경험에도 불구하고 우리는 여전히 어디를 찾아봐야 할지 또는 어떻게 하면 우리 발아래에서 신약 물질을 잘 분리해낼 수 있는지 모른다. 보르네오 섬이 보라보라 섬보다 나은가? 사막은 어떤가? 아니면 바다는? 우리는 하수, 오염된 호수, 곤충의 창자 속에서 항생제를 사냥하지만 일관된 결과를 얻지는 못했다. 걸러내야 할 먼지가 너무 많다. 차세대 주요 항생제를 찾아내려면 더 나은 방법, 적어도 집중적인 방식이 필요하다.

VRE에 감염된 여성에 대해 알게 된 날, 나는 좀 더 나은 답을 찾아보기 시작했다. 우리가 가진 선택지가 너무 적다거나 이식 전문의들이 앞으로 치료 방법을 월시에게서 구해야만 한다는 사실을 받아들이기가 힘들었던 까닭이었다. 대형 제약회사들은 감염 질환을 퇴치하기 위해 수십억 달러를 투자해왔지만 아무도 그녀를 살려줄 약을 발견하지 못했다. 그래서 이 젊은 엄마는 죽을지도 몰랐다.

몇 시간 동안 치료법을 찾던 나는 실제로 뭔가를 알아낸 듯한 과학자의 연구를 우연히 발견했다. 션 브래디Sean Brady라는 유기화학 박사학위를 가진 록펠러 대학 미생물학자였는데 실험실도 빈센트 피셰트의 연구팀 가까이에 있었다. 브래디의 연구팀은 브루클린 프로스펙트 공원의 흙에 24개 이상의 신약을 생산할 수 있는 유전자가 묻혀 있다는 것을 보여줬다. 그의 연구팀은 DNA 염기서열 분석과 생물정보학bioinformatics(유전체 정보 데이터베이스를 이용한 유전 암호의 해독이나 신약 개발 등을 일컬음 – 옮긴이)을 함께 사용하여 미국 전역에서 채취한 2,000개 이상의 토양 샘플에서 추출한 DNA를 검토했고 새로운 계열의 항생제를 발견하는 쾌거를 이루었다. 브래디는 그가 발견한 물질에 메타지노믹 아시딕 리포펩타이드 앤티바이오틱–시딘metagenomic acidic lipopeptide antibiotic-cidins의 줄임말인 말라시딘malacidins이라는 이름을 붙였고, 말라시딘이 MRSA를 비롯한 각종 박테리아를 죽일 수 있음을 입증해 보였다.

검색 범위를 좁힌 결정적 통찰력을 발휘한 덕이었다. 그는 한 번에 하나의 화합물을 살펴보는 대신 컴퓨터 프로그램을 이용해 여러 기후 지대 토양 샘플들의 칼슘 의존성 특성을 동시에 추적했다. 최고의 아이디어들이 대개 그렇듯이 돌이켜 생각해보면 너무나 간단해 보이는 명쾌한 접근법이었다. 나는 브래디의 논문을 읽는 동안 그의 실험 과정에 대해 더 알아보라는 메모를 해두고, 말라디신에 3주 동안 노출된 후 MRSA에 내성이 생겼다는 조짐이 전혀 없었다는 핵심 연구 결과에 밑줄을 그어뒀다. 브래디의 신약이 슈퍼버그를 꺾은 것이다.

그의 연구는 우리가 항상 알고 있었던 사실, 흙 속이 항생제를 찾기에 가장 좋은 장소라는 사실을 확인시켜 주었다. 그의 연구팀은 건초더미를 전부 뒤지지 않고도 바늘을 찾아내는 법을 알아냈다. 그들이 쥐의 MRSA 피부 감염에 말라시딘을 시험해봤을 때 부작용도 전혀 나타나지 않았다. 이 화합물을 사람에게 시험해도 안전할 거라고 암시하는 결과였다. 나는 그와의 공동 연구가 가능할지 궁금했다. 말라시딘은 박테리아가 세포벽을 형성하지 못하게 막지만, 인체 세포는 구조가 다르므로 그런 영향을 받지 않는다. 적어도 이론상으로는 환자에게 안전할 것 같았다. 어쩌면 VRE에 감염된 엄마에게 도움이 될 수 있을 듯했다.

프로젝트가 처음으로 구성이 되고 기회가 무한해 보이는 이런 순간에는 내 발걸음이 경쾌해진다. 그럴 때 나는 비관론에서 벗어나 끝없는 생각에 빠지고 온갖 아이디어에 취한다. 저녁 식사 자리에서 아이들이 나를 툭툭 치며 "아빠, 무슨 생각을 하고 있어요?"라고 묻는다. 내가 전적으로 확신하지 못할 때도 가끔 있지만, 이번에는 임상시험이 구체적으로 그려졌다. 브래디는 신약을 발견하는 힘든 일을 해냈지만, 월시와 나는 치료가 필요한 환자들을 수천 명은 아니라도 수백 명 접촉할 수 있었고 그들이 임상시험에 참여하도록 설득할 방법도 알고 있었다.

발견의 순간에 도달하기까지 브래디는 굴곡진 길을 걸어야 했지만 그 길은 아름답기도 했다. 각계각층의 사람들이 토양 샘플을 보내주었고, 브래디는 그 모든 샘플을 뒤져서 가장 귀중한 분자를 뽑아냈던 까닭이다. 말라시딘은 우연의 산물이 아니었다. 그것은 평범한 시민들의 팀워크로 만들어졌으며 응당 그들을 위한 것이어야 했다. 어쩌면 브래디 박사는 우리 환자들에게 도움이 될 약을 발견했을지도 몰랐다. 나는 월시에게 "가급적 빨리 말라시딘에 대해 이야기해보시죠"라는 메시지를 보낸 다음 브래디와의 만남을 주선하는 과제에 착수했다.

브래디의 연구는 내게 활력을 불어넣어 주었지만, 그 활기는 금방 사그라졌다. 앨리샤의 진단 검사 결과가 모두 음성으로 나왔고 이를 본인에게 알려주어야 했기 때문이었다. 라임병이나 진균 또는 다른 감염의 증거는 전혀 없었다. 그런데도 그녀는 통증에 시달리며 희망을 잃어가고 있었고 날이 갈수록 상황은 악화되고 있었다. 그녀의 병실까지 가는 길이 멀게만 느껴질 것이며 그녀의 아버지와의 대화는 더욱 길게 느껴질 것이다. 나는 여전히 답을 찾고 있었고 그들 역시 마찬가지였다. 그러나 그들에게 상황을 설명하기 전에 나는 중요한 환자, 제라드 젠킨스부터 확인해야 했다.

앵그리 버드

　병원 경비원인 제라드 젠킨스의 검진 시간은 단축됐다. 눈보라가 맨해튼을 향하고 있었고 그가 30분 안으로 다시 직장에 돌아가야 했기 때문이었다. 내가 임상시험에 필요한 정보를 수집할 수 있는 시간은 그 정도로도 충분했다. 그의 발진은 사라졌고, 활력 징후도 안정적이었으며, 무엇보다도 그는 통증 없이 직장에 복귀했다.

　"진단서는 못 받았어요."

　그는 어깨를 으쓱이며 말했다. 제라드는 남색 제복에 검은 가죽 장갑을 끼고 있었고 왼손에 무전기를 들고 있었다. 그는 내 기억 속의 모습보다 훨씬 건장해 보였다. 정말로 다른 이들을 지켜줄 수 있는 사람 같았다.

　"그거 유감이네요."

　나는 장난스럽게 말했다. 환자복은 생기를 앗아가고, 환자가 실제로 느끼는 것보다 연약하고 쇠약해 보이게 하는 경향이 있다. 제복을 입고 내 앞에 앉아 있는 제라드는 다른 사람처럼 보였다. 그는 왼손에서 오른손으로 무전기를 옮기면서 플라스틱 배지를 내게 보여줬다.

"직장에서 출근해달라고 해서요. 뭐, 괜찮아요."

그는 벌어진 앞니를 드러내고 씩 웃으며 고개를 저었다.

"사실 출근하고 싶기도 했고요."

나는 질문 목록대로 제라드가 달바에 알레르기 반응을 일으키지는 않았는지, 좀 더 치료가 필요한지 확인했다. 그는 이전에 감염되었던 다리 부분을 응시하면서 "아뇨", "문제없습니다", "괜찮습니다"라는 대답을 반복했다.

나는 일회용 장갑을 끼고 그의 종아리를 꽉 쥐고 압통을 느끼는지 살폈지만, 이상 반응은 없었다. 제라드는 정상으로 돌아왔다.

"다시 직장에 들어가야 합니다"라고 그가 말했다.

"온종일 여기 죽치고 있을 필요는 없잖아요?"

그는 결과에 만족했고 임상시험을 마친 대가로 200달러짜리 직불카드를 받게 되어 기뻐했다. 검진이 끝난 후 제라드의 정보는 보안 파일로 업로드되어 다가오는 콘퍼런스에 제출할 수많은 데이터에 추가됐다.

"전부 괜찮은 것 같습니다."

나는 검진 결과를 요약한 종이를 건네며 말했다.

"몇 주 후에 전화 드리겠습니다."

그의 치료는 성공이었다. 제라드는 안전하고 효율적인 치료를 받았고, 회복 속도도 내 기대 이상으로 빨랐다. 달바는 정확히 우리가 예상했던 대로의 효과를 보였다. 그는 직장으로 복귀했으며 예전의 모습으로 돌아갔다. 나는 다른 환자들도 그렇게 운이 좋기를 희망했지만, 일부는 그렇지 못하리라는 것을 알고 있었다. 나는 그날 다른 세 명에게 달바를 투여하기로 되어 있었다. 세 명 모두 피부 감염으로 고통 받고 있었고 경구 항생제를 복용한 후에 더 악화된 환자들이었다.

"따뜻하게 입으세요. 폭설이 온답니다."

내가 코트 없이 가운만 입고 있는 모습을 보고 제라드가 말했다. 우리는 악수를 나누고 헤어졌다. 그는 직장으로 돌아갔고, 나도 내 직장으로 돌아왔다.

달바 임상시험 대상자 목록에 있는 다음 환자는 브롱크스에서 온 23세의 클라라였다. 그녀는 낫형세포병sickle cell disease(적혈구가 쉽게 부서지고, 산소 공급이 원활하지 않게 되어 빈혈을 일으키는 유전병-옮긴이)을 앓고 있었고 지난 일 년 동안 통증위기로 우리 병원을 9번이나 들락날락했다. 말라리아로부터 그녀의 조상들을 보호해주었던 유전자 하나가 돌연변이를 일으켜 클라라의 적혈구를 작은 낫 모양의 기형으로 만들면서 때때로 숨을 쉴 수 없을 정도의 통증을 유발했다. 이번에는 오른쪽 다리의 압통으로 응급실에 왔다가 피부 감염으로 추정되어 입원하게 되었는데 MRSA 감염일 가능성이 높았다.

내가 병실로 들어갔을 때 클라라는 휴대전화로 앵그리 버드 게임을 하고 있었고 침대 위의 텔레비전에서는 필 박사(오프라 윈프리 쇼

출연으로 유명해진 심리학자 - 옮긴이)의 방송이 나오고 있었다. 그녀는 게임을 중단하고 텔레비전의 소리를 죽인 다음 들어오라고 손짓했다.

"무슨 일이시죠?"라고 그녀가 물었다.

"저는 매카시 박사라고 합니다."

나는 벽에 걸린 상자에서 일회용 장갑 한 켤레를 꺼내서 꼈다. 나는 2분으로 줄인 기본적인 내 소개를 하고 병상 발치로 플라스틱 의자를 끌어당겨 앉았다.

"혹시 관심이 있다면 임상시험 동의서를 함께 검토해봤으면 합니다."

그녀는 나를 빤히 쳐다보기만 할 뿐 아무 말도 하지 않았다.

"어떤 질문이든 제가 대답해줄 수 있습니다. 항생제에 관해서든 다른 것에 관해서든."

클라라는 고개를 저으며 다시 앵그리 버드 게임을 했다.

"생각해볼 시간을 좀 줄까요?"라고 내가 물었다.

"아니면, 나중에 다시 올 수도 있습니다."

나는 자리에서 일어나 문 쪽으로 천천히 걸어갔다.

"아니면, 다시 오지 말라고 해도 됩니다. 정말이에요."

나는 그녀의 다리 사이로 비죽 나온 방광 카테터를 보고 담당의에게 이야기해야겠다고 머릿속으로 메모해두었다. 그해 초에 클라라는 엔테로코커스 페칼리스*Enterococcus faecalis* 박테리아에 의한 요로감염을 앓았고, 이 박테리아는 대부분의 항생제에 내성을 갖게 되었다. 클라라의 차트를 훑어본 나는 그 박테리아가 얼마나 빨리 슈퍼버그로 변했는지 알 수 있었다. 카테터의 플라스틱 관은 상황을 악화시킬 뿐이었다. 또 다른 감염을 초래할 수 있기 때문이다.

"가보겠습니다. 만나서 반가웠어요."

나는 작별인사를 했다. 클라라가 휴대전화에서 고개를 들었다.

"그 약을 먹고 아픈 사람이 있었나요?"

"아주 좋은 질문입니다."

나는 가능성을 감지하고 그녀 쪽으로 두 걸음 다가갔다.

"두어 명에게는 발진이 생겼어요. 어떤 사람은 메스꺼움을 느꼈고요. 어떤 부작용이 발생할 수 있는지 알려줄 수 있습니다. 관심이 있다면 말입니다."

"선생님에게 무슨 이익이 있나요?"

"글쎄요. 환자분은 새로운 항생제를 투약 받게 되고, 우리는 환자분이 내준 시간에 대해…."

"아뇨."

그녀가 조용히 말했다.

"선생님께 무슨 이득이냐고요?"

"저는 신약을 연구하게 되죠. 항생제가 효과가 있는지 알게 되는 거죠. 그리고 저는…."

그녀가 뺨을 붉적였다.

"효과가 있는 약인지 선생님도 모른다고요?"

"얼마나 효과가 있는지 보려는 거죠."

클라라는 의심스러운 눈길로 나를 바라보았다.

"또요?"

그녀의 눈이 살짝 가늘어졌다.

"저는 임상시험을 진행하고 있습니다. 그래서 그 결과를 콘퍼런스에서 발표하게 될 겁니다. 어쩌면 여러 콘퍼런스에서요. 그럼 더 많은 연구로 이어질 수 있겠죠."

클라라의 초록색 눈이 내 눈을 빤히 바라봤다.

"돈도 받게 되나요?"

"그렇습니다."

나는 긴장하면 말이 빨라지는 경향이 있는데 점점 단어와 문장을 급하게 내뱉는 게 느껴졌다. 나는 동의서를 넘겨 4쪽을 가리켰다.

"제약사에서 제 급여를 지원해줍니다."

"얼마나요?"

나는 발을 까닥였다. 일 년 이상 환자들을 선정하고 인터뷰하면서 금전 관계나 이해 충돌 가능성에 대해 질문을 받는 건 처음이었다.

"제 월급의 2% 정도요."

"주식 같은 것도 갖고 있나요?"

"아뇨."

어색한 논의였지만 클라라가 캐물을수록 나는 긴장이 풀렸다.

"우리 병원에는 이 약이 없습니다. 제가 처음으로 사용하는 거죠. 많은 사람이 이 임상시험 결과가 어떨지 보고 싶어 하는데, 환자분이 도움을 줄 수 있습니다. 우리 두 사람이요. 싫으면 안 해도 됩니다. 부담 갖지 말고 이야기해요."

클라라는 휴대전화를 집어 들고 문자를 보내기 시작했다.

"저는 됐어요."

그녀는 나를 올려다보지도 않고 말했다.

“저는 관심 없어요. 그만 가주세요.”

나는 동의서를 겨드랑이에 끼고 장갑을 벗었다.

“알겠습니다.”

그녀의 말에 마음이 상했지만 그런 티를 내지 않으려고 애썼다. 나는 병실에서 나와 연구실로 돌아와 가운을 벗고 그녀와의 대화를 몇 번이고 되새겨보았다. 나는 환자를 만날 때마다 뭐든 배우려고 노력하지만, 그 교훈이 명백하지 않을 때도 가끔 있다. 그 환자에 대해서는 잊은 줄 알고 있다가 몇 주 후에 깨달음을 얻게 될 때도 가끔 있다. 우연한 눈길이나 이상한 한 마디에 갑자기 그 환자와 만났던 순간으로 돌아가게 된다. 다음에 앵그리 버드 게임을 하는 사람을 보면 아마 클라라가 생각날 것이다.

내가 어떻게 했으면 우리의 대화가 더 순조로웠을지를 나는 상상해보았다. 나는 클라라의 방어막을 깨뜨리지 못했고, 그녀의 중요한 질문에 대한 내 대답은 그녀를 안심시키는 데 전혀 도움이 되지 않았다. 상황을 고려한다면 내가 할 수 있는 최선의 대화를 이끌고 갔다고 할 수도 있겠지만 그 결과는 실망스러웠다. 나는 그녀의 힘든 삶에 불필요한 침입자에 지나지 않았다.

나는 기운을 내기 위해 〈테이크 잇 투 더 리미트〉를 틀었다. 곧 나는 나와 동류인 랜디 마이즈너에 대해 생각했다. 그는 불안이 심한 사람이어서 때때로 청중 앞에서 자신의 대표곡을 부르는 것을 불편해했다. 그 노래는 밴드의 앙코르곡이었고 오직 그만이 안정적으로 고음을 낼 수 있었다. 하지만 랜디는 종종 그 노래를 부르지 않겠다고 버텼다. 예상대로 그때마다 이글스 멤버들은 격분했고, 이는 그의 탈퇴 이유 중 하나가 되었다.

마이즈너는 재능 있는 음악가들에 둘러싸여 20세기 가장 인기 있는 밴드의 일원이 되는 행운을 얻었지만 그들의 기대를 충족시키지 못했다. 나는 그가 자신의 재능을 마음껏 발휘하는 주변의 천재들에게 압도당하고 그런 부담 때문에 심적으로 무너져 버렸을지도 모른다고 생각했다. 확대 해석 같기도 했지만 나는 랜디의 기분을 알 것만 같았다.

마이너리그 선수 시절, 마운드에 오르면 상대가 나보다 한 수 위라는 생각에 종종 자기 회의에 빠지곤 했다. 윌시의 연구실에 들어설 때도 그가 기대하는 만큼의 결과를 내지 못한다는 생각이 강하게 들곤 했다. 그리고 앨리샤나 클라라 같은 환자의 병실을 나올 때도 그런 자기 회의가 강하게 나를 휘감았다.

잠시 후 나는 음악을 끄고 가운을 벗어놓고 산책을 나섰다. 나는 센트럴파크로 걸어가 이런저런 생각에 빠진 채 비둘기와 연못, 핫도그를 먹는 사람들을 멍하니 바라보며 그날 남은 시간을 보냈다. 클라라 생각도 했다. 이 임상시험은 누구를 위한 것일까? 결국에는 나를 위한 것일까? 그렇지 않으면 뭔가 다른 것을 위해서일까?

나중에는 공원의 저수지 옆에 앉아 지나가는 사람들을 바라보며 그들과 나의 발아래에서 발견되기만을 기다리고 있는 수백만 개의 분자들을 상상했다. 션 브래디의 팀은 칼슘을 출발점으로 삼았지만 어쩌면 신약을 발견할 더 나은 방법도 있을 것이다. 가장 강력한 항진균제 암포테리신 B$^{amphotericin\ B}$는 칼륨과 다른 이온의 급속한 누출을 유발해 진균과 일부 기생충을 죽인다. 비슷한 작용을 할 수 있는 다른 물질들이 분명히 있을 텐데 그것들을 어떻게 찾아낼 수 있을까? 그리고 그 탐색 과정에 드는 비용을 지원할 사람이 있을까?

첫눈이 뉴욕에 내려앉는 동안 나는 발견되지 않은 항생제가 눈 속에 있을지도 모른다는 생각을 했다. 뉴욕에 떨어지는 눈이 아니라 단단히 다져진 북극권의 얼음층에 말이다. 툰드라에는 온갖 흥미로운 미생물이 묻혀 있다고 알려져 있다. 순록 사체에 무엇이 숨어 있는지 여러분은 알지 못할 것이다. 그리고 박테리아가 있는 곳에는 의심할 여지없이 신약 물질도 있다. 나는 휴대전화를 들고 션 브래디에게 전화를 걸었다.

의료 윤리

나는 수요일 오전에는 의료 윤리에 관한 학부 세미나를 진행한다. 뉴욕시립대학교 맥컬리 아너스 칼리지에서 개설한 강좌이지만 맨해튼은 물론이고 뉴욕시 외곽 자치구의 학생들까지 와서 수강한다. 나와 함께 젠더 연구 전문가인 엘리자베스 레이스Elizabeth Reis가 강좌를 진행하는데, 우리는 한 학기 동안 우리 두 사람이 상상할 수 있는 가장 논란이 될 쟁점들을 다룬다. 의료 윤리는 내가 달바 연구를 시작한 직후부터 관심을 두게 된 문제였다. 충분한 정보에 입각한 동의, 제약회사의 후원을 받은 신약 임상시험, 치료와 연구 간의 흐릿한 경계 같은 윤리적 난제와 씨름하기 시작했기 때문이었다.

연구를 개시하고 첫 몇 주 동안 나는 중요한 윤리 교재에 눈을 돌려《생명윤리학의 탄생The Birth of Bioethics》,《생명의학 윤리의 원칙Principles of Biomedical Ethics》같은 두꺼운 책을 읽기 시작했고, 곧 항생제에 관한 의학 논문만큼 그런 책들을 읽는 데 많은 시간을 할애하게 되었다. 의료 윤리 책들은 병동에서의 내 경험과 항상 일치하지는 않는 새로운 어휘와 추상적 개념들을 접하게 해줬고, 그런 내적 갈등으로 인해 의료 윤리 강좌까지 맡게 되었다.

수강생 대부분은 의예과 학생들이었고 많은 수가 노동자 계층 출신이었다. 그들의 부모들은 택시 운전사와 청소부였고, 그들은 델리와 어린이집에서 아르바이트를 했으며, 대부분이 1세대 또는 2세대 미국인이었다. 부모의 욕심에 의해 의대에 온 학생도 있었고 스스로 의학을 선택한 학생도 있었다. 우리는 매주 출석해 환자 진료를 개선할 방법에 대해 논의하고 어째서 의료체계가 앨리샤 같은 환자를 살리지 못하고 있는지 검토했다.

나는 첫날 강의에서 성공한 의사 거의 모두는 강인함과 친절, 이 두 가지 자질을 지니고 있다는 이야기를 한다.

"두 가지 자질 중 한 가지를 가진 사람은 많지만 날마다 두 가지를 다 보여주기는 어렵습니다. 특히 지칠 대로 지치고 스트레스가 심할 때는 말입니다."

나는 화이트보드 앞에 서서 말한다. 그런 다음 내가 수련의나 주치의로서 두 가지 자질을 보여주지 못했던 때를 들려준다. 나는 의료 행위를 육아에 비유하며 첫 강의를 조금 가볍게 마무리 짓는다.

"여러분에게 그다지 신경을 쓰지도 않고 만약 처지가 바뀐다면 똑같이 해주지 않을 수도 있는 사람들을 돌봐주기 위해 한밤중에 깨야 할 때가 많을 것입니다."

이런 주제를 논의하며 보내는 매주 수요일의 90분이 내게는 한 주 동안 가장 중요한 시간 중 하나다(다른 하나는 월시가 문자 메시지들을 보내오는 동트기 전 시간이다). 우리는 터스키기, 뉘른베르크, 헨리 비처의 보고서 등 의료 윤리의 중대 사건들을 다루기도 하지만 대부분은 의학이 어떤 식으로 변해가는지 그리고 그 변화가 의사와 환자, 기타 의료 서비스 제공자들에게 어떤 의미를 지니는지에 초점을 맞춘다. 많은 주제가 나 자신의 경험에서 도출된 것이며, 어떤 경우에는 학생들이 나를 괴롭히거나 좌절감을 안기는 쟁점을 해결하는 데 도움을 주기도 한다. 한 CEO가 항생제 가격을 올려야 하는 윤리적 필요성을 들먹였을 때가 그런 경우였다. 그래서 수업이 집단 치료처럼 느껴질 때가 많다. 때로는 학생들이 나의 접근 방식에 동의하지 않거나 서로 의견이 갈리지만, 대부분 사려 깊은 대화가 오간다. 내가 병원에서 까다로운 사람들과 소통할때나 뉴스의 해설자들을 볼 때면 학생들과의 대화를 기억하려고 노력할 정도다.

정신과에 있는 동료를 초청해 거식증 환자에게 강제로 음식을 먹이는 문제에 논의하기도 한다. 입원전담전문의에게 병원 체류 시간과 의사가 환자와 고용주 양쪽에 지고 있는 성실성 문제를 이야기하게 하기도 한다. 때로는 내가 담당하고 있는 환자들을 만나서 병원에서의 경험을 듣는다. 많은 질문과 여담이 오가고, 강의계획서에 있는 책들이 빈번하게 언급된다. 우리는 건강에 관한 지식이 많지 않을 수 있는 힘없는 환자들에게 복잡한 개념을 전달하는 어려움과 충분한 정보에 입각한 동의서에 대해서도 논의한다. 나는 제라드 젠킨스를 예로 들어 요점을 설명한다. 환자가 동의했더라도 충분한 정보에 근거한 동의가 아닐 수 있다. 우리는 첫 번째 대화, 특히 환자가 서명할 용의가 있을 때 충분한 정보를 주기 위해 얼마나 노력을 기울여야 하는가? 그리고 임상시험 지원자가 진단서 같은 작은 부탁을 해오면 어떻게 해야 하는가? 나는 임상시험 지원자들이 내준 시간 혹은 어떤 경우 체액에 대한 보상 방법을 결정하는 데 연구자가 지침으로 삼을 체계가 여전히 없다는 사실을 학생들에게 상기시킨다. 현재로서는 옳아 보이는 방식을 채택하려고 노력할 뿐이라고 이야기하면 학생들은 옳음이 다양하게 해석될 수 있다고 상기시킨다.

한 번은 수업이 끝난 후 한 젊은 여성이 내 임상시험과 항생제 발견에 관한 보충 질문을 몇 가지 했다. 그녀는 히잡을 쓰고 수업에 출석한 몇몇 학생 중 한 명이었고, 수업 중에는 무슬림 환자와 의사들이 직면한 윤리적 문제에 관한 토론을 주도했었다. 그녀는 가장 예리한 수강생 중 한 명으로 내가 골치 아픈 문제에 직면했을 때 나의 편견에 대해 고민하도록 항상 압박했다. 이제 그녀는 항생제를 만들기가 왜 그렇게 어려운지 알고 싶어 했다.

"왜 병원은 신약을 취급하려 하지 않나요? 더군다나 효과가 있는 약을?"

곧 우리는 션 브래디, 말라시딘, 벤처 투자자들 그리고 실험실에서 찾은 신약 물질을 환자에게 사용하는 어려움에 대해 이야기를 나누게 되었다. 그녀는 브래디의 연구에 큰 흥미를 보이며 비슷한 연구를 하는 사람이 있는지 물었다.

"왜 다들 그런 연구를 하지 않는 거죠? 대단한 차세대 항생제가 나올 듯한데요."

그녀가 진정으로 궁금한 표정을 지었다. 가르치는 즐거움을 느끼게 해주는 그런 표정이었다. 하지만 나는 그녀에게 만족스러운 대답을 해줄 수 없었다.

"한 번 알아봐야겠네. 그런 연구를 하는 연구자가 또 있을 수도 있겠지."

그렇게 대답해준 나는 연구실로 돌아와 검색하기 시작했다. 얼마 후 나는 노스이스턴 대학Northeastern University의 생물학자인 킴 루이스Kim Lewis가 실제로 중요한 신약 물질을 발견했다는 사실을 알게 됐다. 루이스의 발견은 박테리아가 거친 환경에서 자라도록 속인 독특한 실험의 산물이었다. 그의 독특한 실험 방식은 1세기 전 유리 공예로 시험관을 만들었던 플레밍을 떠올리게 했다. 어쨌든 그의 실험은 메인주의 목초지 아래에서 테익소박틴teixobactin이라는 항생제를 발견하게 해주었다. 며칠 뒤, 나는 루이스의 연구에 대해 더 알아보기 위해 전화를 걸었다.

탐색

킴 루이스는 그의 항생제가 어디에서 왔는지 실은 모른다고 말했다.

"신문에서는 메인주의 풀밭에서 찾았다고 보도하던데, 사실 우리는 잘 모릅니다."

그는 보스턴의 노스이스턴대학 항균제발견센터Antimicrobial Discovery Center에 있는 연구실에서 그렇게 말했다. 사실 그의 연구팀은 굳이 알아보려 하지 않았다고 했다.

"우리가 아는 사람이 휴가 중에 발견했어요. 흥미로운 이야기죠."

그 이야기는 10여 년 전 킴 루이스와 러시아에서 이민 온 동료 생물학자 슬라바 엡스타인Slava Epstein이 '왜 대부분의 박테리아가 페트리 접시에서는 자라지 않는가?'라는 수수께끼를 고민하면서 시작된다. 두 과학자는 이 질문을 주고받던 중 흙에서 나온 박테리아의 99%가 실험실의 일반 배지에서는 자라지 못한다는 점에 주목하고 조사해볼 가치가 있겠다고 판단했다. 자연적인 환경에서 미생물을 키우는 게 이치에 맞겠지만 그들은 실험실이라는 제한된 환경에서 자연환경을 복제할 방법을 정확히 알지 못했다. 1887년 페트리 접시가 발명된 이후로 과학자들을 난처하게 만든 문제였지만 별다른 진전을 본 사람은 아무도 없었다. 과학자들은 작은 페트리 접시에서 성장할 수 있는 1%의 미생물만 연구해왔고 나머지는 포기했다. 새로운 은하를 찾는 천문학자처럼 루이스와 엡스타인은 그 외에 무엇이 존재하는지 알고 싶어 했다. 어느 날 루이스에게 아이디어 하나, 아니 단편적 생각이 떠올랐다.

"아주 단순한 생각이었어요. 단백질에서 염분을 제거하기 위해 고안된 투석 백dialysis bag을 사용하면 어떨까 하는 생각이었죠. 투석 백에 박테리아를 채우고 흙 안에 넣어두고 어떻게 되는지 보자 싶었어요."

혈류에서 독소를 제거하는 데 사용되는 투석 백에는 반투과성 플라스틱 막이 들어 있어서 화학물질을 선별적으로 통과시킨다. 투석 백을 흙 속에 놓아두면 실험실에서 섭취할 수 없는 영양분을 박테리아에게 줄 수 있으므로 인위적인 환경에서도 무성히 자랄 수 있을 듯했다. 그 방법이 효과가 있다면 루이스와 그의 연구팀은 이제껏 발견되지 않은 수많은 미생물, 더 중요하게는 새로운 미개발 신약 물질에 접근할 수 있을 것이다.

처음에 설계한 투석 장치는 효과가 없어서 그들은 더 얇은 투석막을 새로 만들었고, 그 연구 결과를 2002년《사이언스》지에 발표했다. 루이스는 사람들의 반응이 신통치 않았다고 했다.

"아무도 관심을 보이지 않았어요. 별난 연구였으니까요."(빈센트 피셰티도 그 무렵 획기적인 리신 연구를 발표했고 그의 연구 역시 무시당했다.)

루이스와 엡스타인은 그들의 기술로 노보바이오틱Novobiotics 사를 설립하고 자신들의 장치를 개선해나갔다. 엡스타인은 실험실에서 쓰던 장치를 소형화한 엄지손가락 크기의 분리 칩isolation chip, 일명 아이칩iChip을 발명했다.

"기본적으로 작은 구멍이 많이 난 플라스틱 조각이었습니다"라고 루이스는 설명했다.

"그걸 박테리아 부유액에 담갔다가 반투과성 막으로 덮은 다음 박테리아가 있던 환경에 다시 집어넣는 거죠."

아이칩은 무기질과 영양분이 풍부해서 이전에 발견되지 않은 수많은 미생물이 번성할 수 있는 적절한 환경을 조성할 수 있게 해주었다. 그 플라스틱 조각 덕분에 메인주 토양에서 얻은 테익소박틴을 포함해 총 30여 종의 화합물을 발견할 수 있었다.

테익소박틴은 실험실에서 배양할 수 없어서 아무도 몰랐던 박테리아에서 만들어졌다. 루이스는 이 박테리아에 엘레프테리아 테레Eleftheria terrae라는 이름을 붙였다. 이 미생물은 스스로를 보호하기 위해 테익소박틴을 만드는 것으로 추정되며 테익소박틴은 MRSA뿐 아니라 결핵균 같은 세균을 파괴할 수 있다.

루이스와 그의 연구팀은 2015년 자신들의 연구 결과에 "내성이 감지되지 않은 새로운 항생제"라는 제목을 붙여《네이처》에 발표했다. 이 논문에서 주목할 점은 간결함이다. 그들은 머리가 어질어질하게 복잡한 실험 설계를 단 몇 단락으로 진술해 놓았다.

나와 대화를 나누는 동안 루이스는 테익소박틴에 대해서도 약간 이야기했지만, 발전이 느리거나 정지된 병목 현상이 나타나고 있는 연구 부분에 대해 주로 이야기했다. 이 생물학자가 그의 에너지를 주로 쏟아 붓고 큰 기회를 엿본 것이 그런 부분이었다. 최근 그의 연구팀은 국립 알레르기 및 감염 질환 연구소National Institute of Allergy and Infectious Diseases로부터 5년간 900만 달러의 연구비를 지원받아 그런 병목 현상을 완화하고 항생제 파이프라인을 개선하기 나섰다.

"가장 큰 문제는 토양 샘플에 새로운 화합물이 들어 있는지 알아내는 디레플리케이션dereplication입니다."

그는 내가 익숙하지 않은 용어로 말했다.

"흥미로운 화합물이 있을지, 새로운 화합물인지, 이미 아는 건지, 쓰레기인지 알아내는 거죠."

과학자들이 흙에서 발견하는 분자의 대부분은 활용할 수 없다. 사람에게 독성이 있거나 우리가 이미 아는 효능을 갖고 있기 때문이다. 그런데 기존 연구 결과를 똑같이 얻는 건 상당한 자원 낭비다. 그럴 때 연구자들은 무너진다.

"현재의 방식을 개선만 했다면 이번 연구비를 받지 못했을 것입니다"라고 루이스는 말했다.

"우리는 기존 방식을 근본적으로 바꾸고 있습니다."

루이스는 션 브래디의 연구뿐만 아니라 벤처 투자자와 일하는 어려움에 대해서도 잘 알고 있다. 그는 겁이 많은 투자자들의 특성을 알고 있으므로 아이칩을 이용해 모든 질병의 치료제를 찾으려는 신약 사냥을 계속하고 있다. 그의 회사는 암에서부터 결핵에 이르기까지 각종 질병을 치료해줄 수 있는 새로운 화합물 수천 종을 토양에서 추출했다. 그는 그 이유를 이렇게 말했다.

"이미 상당한 자금이 신약 개발에 투입되었지만 병목 현상이 나타나고 있는 것이 현실입니다. 우리는 그 부분에 집중했습니다. 이 문제를 해결하기 위해 구체적으로 노력하는 곳은 우리 실험실뿐입니다."

나는 흥분이 일면서 습관처럼 피펫(소량의 액체를 정확히 재는 데 쓰이는 눈금이 붙은 유리관 – 옮긴이)을 잡고 싶은 충동을 느꼈다. 나는 루이스와의 대화를 끝낸 후 연구실 맞은편에 있는 할랄푸드 트럭으로 점심을 사러 나갔다. 나는 소독약 냄새가 나는 병원을 나와 현미밥과 핫소스를 생각하면서 이른 봄날의 쨍쨍한 햇빛 속으로 걸어 들어갔다. 병원을 나설 때면 늘 한낮에 영화관을 나서는 듯한 이상한 기분이 들었다. 작은 새들이 가로등 위에서 지저귀고 있었고 68번가의 흙을 뚫고 올라온 민들레가 우리 병원과 록펠러 대학 사이를 구분해주는 선을 만들고 있었다.

나는 몸을 숙여 노란 꽃잎을 더 자세히 들여다보며 그 아래 흙속에는 무엇이 숨겨져 있는지 상상했다. 콘크리트와 사이렌, 고층 빌딩에 둘러싸인 이 축축한 흙도 생명체로 가득할 것이다. 나는 킴 루이스와의 대화를 떠올리면서 호기심 많은 의료 윤리 수강생에게 무슨 이야기를 해줄지 생각했다. 신비한 메인주의 벌판에 관한 이야기는 꼭 해줄 것이다. 내가 제대로 이해할 수 있다면 루이스의 실험 장비에 대해서도 약간 이야기해주게 될 것이다. 박테리아를 속인 장비!

나는 점심을 먹으러 나왔다는 사실도 잠깐 잊고 민들레 주위의 흙을 손가락으로 눌렀다. 내게 스트레스를 주는 일들도 전부 잊었다. 부드럽게 흙을 헤집는 그 순간 나는 원기가 회복되는 느낌을 받았다. 예상치 못한 방식으로 세상이 내게 열리고 있었다. 나는 우리가 발견하지 못한 약에 둘러싸여 있다는 단순한 현실에 경이를 느꼈다. 미생물은 우리 주위에서 생물학전을 벌이고 있었고 우리 발밑에서도 훗날 수백만 명의 생명을 구해줄 새로운 화학물질을 만들고 있었다. 나는 환자들에게 닥친 치명적인 감염에 대해 생각하는 데에 익숙했지만, 이제 그 치료법도 그릴 수 있었다. 겉흙 바로 아래에는 질병을 완화해주고 감염병의 유행을 막아줄 미세한 분자들이 있었다. 다만 계속 찾아야 했다.

애나

샐러드를 먹고 있을 때 전화벨이 울렸다. 우리는 독일의 레미 담당의들과 전화 회의를 하기로 되어 있었다. 나는 레미의 최근 경과를 놓치지 않고 듣기 위해 점심을 사서 월시의 연구실로 왔다. 소녀의 척추에 나타난 사프로케테 클라바타 감염을 치료해주겠다는 결의가 대단했던 뮌헨의 의료진은 몇 개월 동안 월시가 권해준 급진적인 치료법을 따르고 있었다. 우리는 지난번 통화에서 레미가 더는 죽음의 문턱에 있지 않다는 소식을 듣고 이제는 감염이 퍼지지 않을 것 같다고 생각했다. 감염이 번지지 않는다는 것은 차도가 있다는 중요한 징조였다. 레미와 그녀의 가족은 그녀가 한두 해 늦어지더라도 고등학교를 졸업할 수도 있겠다고 생각하기 시작했다.

"레비 박사입니다."

스피커폰에서 목소리가 흘러나왔다. 그는 레미의 검사 결과와 영상들을 월시와 공유하면서 레미의 치료를 지휘해왔고, 치료법의 변경도 책임지고 있는 의사였다. 그는 레미가 재활센터로 옮겼고 열은 내렸지만 척추의 무지근한 통증은 여전하다고 우리에게 알려주었다.

"요추 천자가 필요하지 않을까 생각하고 있습니다"라고 레비 박사가 말했다.

"그녀의 CRP는 어떻습니까?"

월시가 물었다. CRP는 염증의 지표인 C반응성 단백 검사C-reactive protein의 약자로 월시는 이를 준거로 척추 감염 환자의 임상 반응을 평가했다. CRP는 1930년대에 개발된 구식 검사로 나는 그 검사를 크게 신뢰하지 않았지만, 월시는 유용한 검사라고 나를 설득했다. 나는 그들의 대답을 기다리며 스티로폼 용기에 든 밥과 닭고기를 섞었다.

"떨어지고 있습니다"라고 레비 박사가 말했다.

"레미의 컨디션은 어떻습니까?"

"더 좋아졌습니다. 이제 걸을 수 있고 빨리 학교에 가고 싶어 합니다. 여전히 통증이 있습니다만."

"걷는다고요? 그거 기쁜 소식이네요."

월시는 레미의 최근 MRI를 컴퓨터에 띄워 놓고 와서 보라고 내게 손짓했다. 우리는 감염 부위가 전보다 많이 줄었음을 볼 수 있었다. 그녀의 백혈병이 차도가 있는 것 같았다.

"이제 치료 종료점을 이야기할 필요가 있겠군요"라고 월시가 말했다.

"어떻게 하면 병이 다시 진행될 위험 없이 치료도 계속하고 삶의 질도 개선할 수 있을까요?"

레미는 여전히 감염 치료를 위해 세 가지 정맥 주사를 맞고 있어서 퇴원해서 정상적인 생활을 하기 힘들었다. 월시는 머릿속으로 약의 적정 용량을 계산하면서 비발디의 현악 G 단조를 틀었다.

"암포테리신 B 용량을 체중 1kg당 하루 5mg에서 일주일에 3번 7.5mg으로 줄이도록 합시다."

독일 의료진이 그의 권고를 받아 적느라 수화기 저편이 조용해졌다.

"그럼 레미가 조금 수월해질 겁니다. 그리고 통증도 해결해줘야죠."

월시가 레미의 주사제를 차근차근 줄여서 나중에는 경구제 몇 알만 집에서 복용할 수 있게 하는 치료 단계를 설명하는 동안 나도 천천히 계산을 해보았다. 다시 월시가 말했다.

"목표는 레미가 원래 생활로 돌아가게 해주는 것입니다. 동시에 안전하게 해야겠죠. 요추 천자를 또 할 필요는 없습니다."

그는 레미를 만난 적이 한 번도 없지만, 아직 어린 그녀의 인생에서 가장 중요한 결정을 내려주고 있었다.

"레미가 이 소식을 들으면 아주 좋아하겠네요."

레비 박사가 소리쳤다.

"또 요추 천자를 하게 될까 봐 겁먹고 있었거든요."

월시는 레미의 통증 해결 방안으로 어떤 진통제와 비마약성 약들을 쓸 수 있는지도 간략히 알려줬다.

"레미가 다음 주에 척추 외과 의사에게 진료를 받게 되어 있습니다. 그가 박사님께 전화하게 해도 될까요?"

레비 박사가 물었다.

"그럼요."

윌시는 주저하지 않고 대답했다.

"저도 동료들도 감사하고 있습니다, 윌시 박사님. 레미의 부모님도 감사해하고요. 저희 모두 감사드립니다."

윌시는 전화를 끊고 나를 바라보았다.

"자, 다음은 뭐지?"

그는 양손으로 깍지를 끼고 기대에 찬 눈길로 나를 올려다보았지만, 나는 화제를 바꿀 준비가 안 됐다. 함께 원고 몇 편도 검토해야 하고 새 연구계획서도 의논해야 했지만, 조금 있다 해도 됐다.

"한 번도 여쭤본 적이 없는데 가장 기억에 남는 사례는 뭐였어요? 40년이 넘는 긴 세월 동안 가장 기억에 남는 환자는 누구인가요?"

그가 10여 명의 환자를 원격으로 진료해주고 있고 그들 모두 이상한 감염을 앓고 있다는 것을 알고 있었지만 어떤 환자가 특히 놀라웠는지 또는 치료하기 몹시 힘들었는지 물어본 적이 없었다.

"바로 떠오르는 사례가 있나요?"

나는 앨리샤와 있었던 일들을 생각하며 그라면 어떻게 해결했을지 상상해보았다. 윌시가 잠시 생각에 잠겼다.

"모든 환자가 기억에 남는 것 같아. 각각 그 나름대로."

나는 눈을 굴리며 말했다.

"그러지 말고 대답해보세요. 특히 기억에 남는 사례가 분명 있을 거예요."

그가 내게서 시선을 돌려 컴퓨터 화면에 띄운 레미의 MRI를 한참 동안 응시했다. 내가 불편해질 정도로 오래 말이 없어서 그가 화제를 돌렸다고 생각했다. 그러다 그가 입을 열었다.

"글쎄, 하나가 있긴 하네. 애나 이야기를 알고 있나?"

2007년 2월 위스콘신에 사는 애나라는 6세 여아가 희소암인 고위험성 급성 림프구 백혈병 진단을 받았다. 병명이 암시하듯이 치명적인 암이었지만, 화학요법과 방사선 치료를 병행하면 치료될 가능성이 있었다. 애나는 즉시 학교도 빠지고 치료를 시작했다. 머리카락이 몽땅 빠지고 메스꺼움으로 고통스러워했지만, 치료법이 효과가 있는 듯이 보였다. 그런데 일 년 후 애나의 좌반신에 감각이 없어졌다. 느닷없어 보이는 일이었다. 위스콘신 어린이병원의 의사들은 그녀의 뇌에 커다란 농양이 생겨서 심각한 뇌졸중이 왔음을 알게 됐다. 화학요법은 암세포도 약화시켰지만 그녀의 면역계도 손상시켜 그녀를 감염에 취약한 상태로 만들었다. 뇌 정밀 검사 결과를 검토한 후에 한 의사는 애나의 아버지에게 "사망 선고는 아니지만…"이라고 말했다.

신경외과 의사들이 달걀 크기의 고름 주머니를 제거하기 위해 그녀를 수술대에 눕혔지만, 두피를 절개해보니 농양이 여러 개였다. 의사들은 아스페루길루스*Aspergillus*라는 진균에 감염돼 생긴 농양을 퍼내는 섬세한 시술에 들어갔지만, 뇌 조직을 제거하지 않고 농양만 전부 제거할 수는 없었다. 마취에서 깨어난 애나는 여전히 왼쪽 다리와 팔을 쓸 수 없었고 시력도 잃었다. 남아 있는 감염이 다시 퍼져서 그녀가 죽게 될 거라고 믿을 만한 상황이었다.

그런데 한 의사가 애나의 우측 뇌를 완전히 제거하자는 극단적인 방안을 제안했다. 반구절제술hemispherectomy로 불리는 이 수술은 진균이 다른 장기에 퍼지는 것을 막기 위해 아주 드물게 쓰이는 방법이었다. 아이가 수술에서 살아남더라도 성격이 바뀔 수도 있고 추상적 사고 능력을 잃을 수도 있는 위험한 방법이었다. 하지만 아이의 생명을 구할 수 있는 유일한 방법일지도 몰랐다. 애나를 담당한 종양 전문의는 가진 패가 바닥나고 희망이 거의 사라졌을 때 찾고는 했던 의사에게 연락했다.

"그 어린 소녀의 뇌 절반을 제거하려 한다니 믿을 수가 없었어."

마지막 밥알들을 긁어먹고 있던 내게 월시가 말했다.

"우리는 애나의 감염을 내과적 치료로 고칠 수 있다고 입증해주는 데이터를 갖고 있었지. 극단적인 수술은 불필요했어. 정말 불필요했지."

그는 애나의 아버지 알렉스와 처음 나눴던 대화를 기억하며 미소를 지었다.

"그는 세상의 소금과 같은 사람이었어. 말은 용접공처럼 하지만 MIT에서 학위를 세 개나 취득한 사람이었지."

알렉스는 월시와 같은 유형의 사람이었다. 대단히 똑똑하지만 이를 과시할 필요를 느끼지 않는 그런 사람 말이다. 월시는 위스콘신의 의료진에게 반구절제술을 하지 말라고 했다. 대신 그는 미세수술의 일종인 미세혈관 감압술을 한 후에 그가 실험실에서 시험 중이었던 항진균제를 섞어서 쓰도록 권유했다. 미세혈관 감압술은 3차원 좌표계를 이용해 주변 뉴런을 다치지 않게 하면서 감염 물질을 찾아내고 제거하는 수술이다. 아이의 뇌를 살리기 위한 최후의 노력이었지만, 그것이 효과가 있을지는 아무도 몰랐다. 나중에 알렉스는 "수술이 끝나고 신약을 투여한 후에 기적이 일어나기 시작했다"라고 썼다. 월시의 지도 덕에 애나는 왼쪽 다리와 팔을 다시 움직일 수 있게 되었고 얼마 후부터 매주 월시에게 전화하기 시작했다.

"토요일 아침마다 6살 아이가 전화해서 최근 혈액 수치를 알려줬어. 반가운 전화였지."

애나의 상태는 계속 좋아져서 40일 후에는 퇴원했다.

"아이는 아버지의 손을 잡고 병원을 걸어서 나갔네"라고 월시가 말했다. 애나에게 뇌졸중이 왔던 나이가 월시가 암으로 어머니를 잃었을 때의 나이와 거의 같다는 생각이 문득 떠올랐다. 물론 우연의 일치였을 뿐이지만 어울리는 상황 같았다. 월시처럼 진료에 개입하고 환자 가족을 도울 수 있는 의사는 많지 않다. 그 자신의 어릴 적 트라우마가 어느 정도 작용했던 게 아니었을까 하는 생각이 들었다.

"애나는 이제 괜찮죠?"라고 내가 물었다.

"곧 고등학교를 졸업해."

그가 컴퓨터에 보관한 사진을 열며 대답했다. 그는 애나의 사진을 레미의 MRI 영상 옆으로 끌어왔다.

"요즘 그 아이는 자신이 치료받았던 병원에서 자원봉사를 하고 있어."

월시가 활짝 웃었고 내 얼굴에도 저절로 미소가 지어졌다.

"지난번에 그 아이가 아버지와 함께 뉴욕에 왔을 때 만나서 같이 피자를 먹었지."

그가 남들보다 10년 앞서서 애나에게 썼던 치료법을 자세히 설명하는 동안 나는 알렉스의 블로그 "가슴에서 우러나는 사명감: 토머스 J. 월시 박사에 대한 감사와 지지-희망과 치유의 사연들"을 열었다. 블로그에는 내 맞은편에 앉은 남자와 연락했던 의사들과 환자들의 증언으로 가득했지만, 그는 그런 이야기를 한 적이 한 번도 없었다. 월시가 애나와의 피자 데이트에 대해 이야기하는 동안 나는 애나의 아버지가 쓴 글을 읽었다.

월시 박사의 연구 결과가 애나의 생명을 구했다. 아내와 내가 박사님이 해주신 모든 일에 얼마나 감사하고 있는지 말로는 다 표현할 수 없다. 월시 박사님, 당신의 헌신과 열정에 감사드립니다. 나는 월시 박사와 그의 동료들이 궁극적으로는 인간의 수명을 늘리거나 치명적인 감염에서 살아남도록 해줄 발견과 개발을 계속하여 의학 발전을 가져오기를 진심으로 희망한다.

역할 역전과 그 대가

　병원에서 기다림으로 그렇게 많은 시간을 보낸 건 나에게는 새로운 경험이었다. 나는 한 환자를 진료하고 바로 다음 환자를 진료하고, 연속으로 회의에 참석하고, 급히 점심을 먹으면서 전화 회의를 하는 데 익숙했다. 그러나 임상시험에 환자를 등록시키는 일은 크게 다르다. 그 과정은 느리다. 텔레비전 드라마의 세트장에서 자신이 출연할 장면을 기다리는 단역 배우처럼 행동에 들어가지 못하고 맴돌며 흘려보내는 시간이 대부분이다. "액션!" 소리가 들리기만 고대한다.

　나는 달바 연구 기간에 환자들이 거의 알지 못하는 신약을 써볼지 말지 고민하는 동안 그들의 병상 옆에서 조용히 기다리면서 수백 시간을 보냈다. 맞은편의 환자가 '과연 할까? 안 할까?'라는 생각을 종종 하며 침묵 속에서 시계의 분침이 재깍거리는 모습만 응시하고 있는 나 자신을 발견하고는 했다. 이런 역할 역전의 아이러니는 내 기억에 남았다. 이때만은 의사가 환자를 기다렸다.

임상시험 기간 내내 같은 패턴이 반복됐다. 환자가 동의서에 곧 서명하겠다고 생각하는 순간 그 또는 그녀는 동의서를 되돌려주면서 다시 생각해보겠다고 말했다. 나는 한두 시간 후에 다시 오겠다고 하며 항생제에 관한 유용한 웹사이트 몇 개를 알려주고는 했다. 나는 "천천히 생각해보세요"라고 말하며 병실 문을 닫고 나왔다. 내가 다시 돌아왔을 때도 환자는 여전히 마음을 정하지 못한 채 이제는 가족이나 친구의 의견을 들어보아야겠다고 말했다. 그러면 나는 "그러세요. 필요한 만큼 시간을 갖고 생각하세요"라고 말하고는 했다.

이런 순간들로부터 한 가닥 희망이나 귀중한 지혜를 얻을 수는 없었다. 그건 아무도 말하지 않는 임상 연구 과정에서 재미없지만 필요한 일면일 뿐이었다. 더 주어진 시간과 정보가 어떤 이들에게는 복잡한 결정을 명료화하는 데 도움이 되었고, 어떤 이들에게는 혼란을 더할 뿐이었다. 환자의 병실로 돌아왔을 때 임상시험 지원자를 등록하게 될지 아닐지 결코 예측할 수 없었다. 그리고 어떻게 보면 그런 불확실성은 그 나름의 전율을 선사했다.

내가 마지막으로 등록시킨 환자 중 한 명은 초등학교 교사인 제니퍼였다. 그녀를 만났을 무렵 나는 이미 수천 명의 환자를 추려내고 수백 명의 환자에게 동의서에 관해 이야기를 한 후였다. 그래도 똑같은 대화는 한 번도 없었으며, 그 모든 대화에서 나를 놀라게 하는 말을 하거나 들었다. 제니퍼의 병실에 들어가기 전에 나는 허벅지에 커다란 발진이 생겨 입원한 환자를 진찰했다. 왼쪽 눈 옆에 작은 눈물방울 세 개를 문신으로 새긴 과묵한 남성이었다. 눈물방울은 살인 미수 또는 장기 징역형을 상징한다는 소문이 있었으므로 나는 그 문신을 보고 남자가 전과자는 아닌지 염려가 됐고 그를 참여시킬지 말지 갈등했다. 하지만 우리는 전과 여부에 대해 논의하지 않았고 그가 등록을 원했으므로 달바 임상시험에서 배제한다면 잘못일 듯했다. 그래서 그에게 이렇게 말했다.

"문제 될 건 없을 겁니다. 환자분도 자격이 되는지 확인해보겠습니다."

그는 자격이 됐다.

제니퍼의 병실로 들어섰을 때 이른 아침 햇살이 눈을 찔러 오른손으로 눈을 가렸다. 그 순간이 좀 유치하지만 적절한 상징 같다는 생각이 들었다. 몇 년간 준비해온 내 프로젝트가 마침내 끝나가던 그때 아침 햇살은 터널 끝에 보이는 빛 같았다. 나는 병실 문을 닫고 명함을 꺼내며 내 소개를 했다. 제니퍼는 웨스트체스터 카운티의 우리 동네 근처에서 4학년을 가르쳤다. 그녀의 증세는 특별히 주목할 만한 게 없었다. 팔에 생긴 통증과 붉은 발진이 경구 항생제로 낫지 않자 주치의가 그녀를 응급실로 보냈다고 했다.

"학교에 다시 출근하고 싶어요."

내가 그녀의 피부를 살피는 동안 그녀가 말했다.

"어떻게 된 건지 모르겠어요. 벌레에 물린 걸까요?"

그녀는 MRSA 감염을 앓고 있었으므로 나는 그녀에게 입원해서 반코마이신 정맥 주사를 맞거나 달바 주사를 한 번만 맞거나 두 가지 선택지가 있다고 말해주었다. 전자는 며칠간 입원이 필요하지만, 후자는 몇 시간 만에 귀가할 수 있다는 이야기도 해주었다. 내가 임상시험을 진행하면서 알게 된 사실이 있었다. 많은 환자가 매일 치료를 받는 데 위안을 느끼고 항생제 한 병 없이 퇴원하는 걸 반드시 기뻐하지만은 않는다는 것이다.

"한 번만요? 그게 다예요?"

어떤 환자들은 그렇게 물었다. 내가 동의서를 건네자 제니퍼가 안경을 고쳐 썼다. 그녀가 동의서를 훑어보면서 말했다.

"제가 궁금한 건 우리 반 아이들을 보호하기 위해 제가 무엇을 할 수 있는가예요."

그녀가 다홍색으로 부푼 팔뚝의 발진을 바라보았다.

"학생들에게 옮기고 싶지 않아요."

그 말이 내 가슴에 꽂혔다. 그녀는 당연히 자신의 안녕에 신경을 썼지만, 자신의 교실을 가득 채운 학생들에게도 마음을 쓰고 있었다. 뜻하지 않은 결근 후에 돌아온 선생님을 반기며 왁자지껄 떠드는 학생들의 모습을 그려보았다. 어쩌면 케이크도 있을 것이다.

"그럼 그 이야기를 해볼까요?"

나는 병상 가장자리에 앉으며 말했다.

"제가 몇 가지 조언해드릴 수 있습니다."

제니퍼는 내 이야기를 들으면서 피부 감염으로부터 학생들을 보호할 방법들을 주의 깊게 기록했다. 우리는 벌레와 거미, 개에 물린 상처, 라임병은 물론 플레밍과 행운의 척탄병 게르하르트 도마크의 일화에 관한 이야기도 약간 했다.

"아!"

나는 허벅지를 치며 말했다.

"니스타틴이 어떻게 발견되었는지도 학생들에게 이야기해주세요. 특별한 이야기거든요. 1950년대에 뉴욕의 두 과학자, 엘리자베스 헤이즌과 레이첼 브라운이 토양 샘플을 우편으로 주고받기 시작했어요."

제니퍼는 메모지에 니스타틴이라고 적고 밑줄을 그었다.

"아이들에게 가르쳐주면 좋을 이야기네요"라고 그녀가 말했다. 그녀의 걱정스러운 표정은 사라졌다.

"제가 낫고 나서 말이에요. 감염이 어떻게 발생하는지, 왜 항생제가 효과가 있는지도 가르쳐주고요. 아이들이 아주 재미있어 할 거예요!"

오랜 시간의 지루함과 간헐적인 잠깐의 흥분, 이것이 임상 연구의 흐름이었다. 그런 흥분의 순간은 의사와 연구 대상자 간의 짧은 대화 이상의 의미가 있었다. 임상시험을 하는 보람을 느끼는 순간들이었다.

"어쩌면 제가 도울 수 있을지도 모르겠네요"라고 내가 말했다.

"이런 내용을 많이 생각하는 사람이니까요."

한 시간 후, 동의서에 서명을 받고 달바의 마지막 한 방울까지 제니퍼의 혈류로 들어갔다. 제니퍼는 더플백에 소지품을 챙겨 넣고 웨스트체스터의 집으로 향했다. 다음 날 그녀는 학생들에게 돌아갔다. 2주 후 제니퍼는 카드를 들고 환한 미소를 지으며 내 진료실에 도착했다.

"우리 반 아이들이 드리는 카드예요."

그녀는 의자에 앉아 발진이 있던 부위를 내게 보여주며 말했다. 발진은 완전히 치료됐고 그녀는 평소 생활로 돌아갔다. 그녀는 얼마 전 반 아이들에게 항생제와 감염에 대해 가르쳐주었다고 말했다. 카드를 펼쳐보니 10여 명의 이름과 함께 큼직한 글씨로 다음과 같이 쓰여 있었다.

감사합니다, 매카시 박사님!

도움 구하기

"잊어버리기 전에 자네에게 해둘 말이 있어"라고 월시가 말했다. 막 다음 연구계획서 작성을 마치고 길었던 하루를 끝내려던 참이었다. 한 경쟁사에서 달바와 비슷한 항생제를 개발했고 우리는 그 약도 효과가 있는지 확인하고 싶어 흥분해 있었다. 우리는 연구의 초점을 넓혀 뼈와 관절을 침범한 항생제 내성 박테리아 감염도 조사해보고 싶었다. 그날 저녁 공기는 쌀쌀했고 도시 주위의 느릅나무와 쥐엄나무는 이제 막 초록빛이 돌았다.

"나는 자네를 추천하려고 해."

"정말요?"

나는 병원에서 일주일에 10번 정도는 먹는 것 같은 칠면조 버거를 한 입 베어 물었다. 이 햄버거를 사려고 줄을 서 있을 때 네브래스카 출신의 장난기 많은 의대생, 어윈과 마주쳤다. 이제 의사가 된 그는 흰 가운을 입고 지친 표정을 짓고 있었다. 나를 보자 그가 미소를 지으며 "선생님"이라고 불렀다. 나는 젖꼭지 피어싱이 티가 나지 않을까 그의 가슴을 흘끗 보았지만, 펜 몇 자루와 접힌 종이만 호주머니 밖으로 비죽이 나와 있었다.

"추천받은 사람들 가운데 자네가 유력할 것 같아."

월시가 이야기를 이어갔다.

"뭐라고 말 좀 해봐."

그가 컴퓨터를 가리키며 말했다. 책장 앞에 서 있는 월시의 사진 옆으로 "토머스 J. 월시 젊은 연구자 상"이라고 적혀 있었다. 미국 의진균학회Medical Mycology Society of the Americas가 후원하는 이 상은 차세대 의사 겸 연구자를 육성하기 위해 제정됐다. 나는 머리를 흔들며 농담을 했다.

"그 친구 대단하다는 이야기는 들었습니다."

"나도."

내가 수상자 선정 기준을 읽자 그가 컴퓨터 화면을 아래로 스크롤 해주었다.

"수상 소감을 작성해둬야 할 거야."

그가 반쯤 농담으로 말했다. 나는 내 노트북을 내려다보았다. 거기에는 수백 쪽의 연구 프로젝트, 아이디어 그리고 시시때때로 월시를 관찰한 내용이 잔뜩 담겨 있었다. 나는 우리 둘의 관계를 정확히 담아냈다고 할 수 있는 〈베스트 키드The Karate Kid〉 영화의 한 장면을 생각해보았다. 많은 사람에게 월시는 늘 분주한 수수께끼 같은 인물이지만 나는 조용한 그의 모습, 다른 대륙에 사는 아이의 치료 방법을 고민하고, 타인의 아픔을 자신의 아픔처럼 느끼며,

꼭 필요한 사람에게 약을 나눠주고, 사명을 다하는 모습을 쭉 지켜보았다.

나는 그의 지혜와 결단력을 조금이라도 흡수할 수 있기를 희망하며 나 자신을 그의 전기작가로 임명하고 10년간 그의 생각들을 모아놓았다. 나는 이 사람에 대해 아주 많이 알고 있었다. 그가 즐겨 쓰는 단어들, 좋아하는 교향곡들, 불가사의한 문법 규칙에 대한 그의 생각 등. 심지어 그의 고등학교 시절 달리기 기록까지 알고 있었다. 나는 내 친척들에 대해 아는 것보다 더 많이 톰 월시에 대해 알고 있었다.

"박사님 말씀이 맞겠죠."

나는 가운에서 펜을 꺼내 잠시 들고 있었다.

"하지만 어디에서부터 시작해야 할까요?"

월시는 내 질문을 무시하고 내 어깨를 가볍게 잡았다가 놓으며 회의를 끝낼 때마다 하는 질문을 했다.

"자네 환자들은 어떤가? 그리고 자네 논문과 가족은?"

나는 처음 두 가지에 대해서는 그에게 간략히 알려주었다. 하지만 세 번째 질문에 대해서는 그의 조언이 필요했다.

"가족 중 한 명의 건강이 좋지 못합니다."

나는 다시 한번 일과 개인사를 구분하지 못하고 말았다. 나는 잠시 머뭇거리다 그냥 이야기했다.

"그런데 어떻게 해야 할지 잘 모르겠어요. 장인어른, 빌 이야기에요."

월시의 안색이 어두워졌다.

"무슨 일이야? 나한테 말해봐."

　내 장인, 빌 모리스는 뉴욕 사람이다. 그는 2차 세계대전 직후 아일랜드인과 이탈리아인이 주로 살았던 맨해튼의 북단, 워싱턴 하이츠에서 경찰관과 피아노를 잘 쳤던 가정주부 사이에서 태어났다. 파란 눈을 가진 이 소년은 수선스럽기는 했지만 공부도 잘하고 운동도 잘해서 당시 뉴욕 최고의 공립 고등학교였던 스타이브슨트에 입학했다. 그곳을 졸업한 뒤에는 시 스타디움Shea Stadium의 경비, 록펠러 센터의 정원사 등의 아르바이트를 하며 맨해튼의 최고 시립대학 중 하나인 헌터 칼리지를 졸업하고 뉴욕 공립학교 체육 교사, 코치, 소프트볼 대학팀의 심판으로 일했다.

　장인은 역시 교사였던 해럴과 결혼해서 두 자녀, 조너선과 내 아내가 된 헤더를 두었다. 의과대학 1학년 때 만난 헤더와 나는 비슷한 가정환경 때문에 금방 친해졌다. 우리 둘 다 아버지가 교사였고, 유년 시절의 대부분을 도시 근교의 야구장에서 아버지에게 야구를 배우며 보냈다. 눈 오는 날 저녁 보스턴에서 장인을 처음 본 순간부터 나는 부녀의 끈끈한 유대감에 감탄했다. 헤더와 그녀의 아버지는 서로의 말을 척척 받아주었고, 그녀는 아버지 옆에서 편안해했다. 그들은 둘의 공통점인 신경증에 대해 서로 놀려댔고, 시사 문제를 놓고 설전을 벌이기를 즐겼다.

　만난 지 얼마 지나지 않았을 때 장인은 자신이 죽었을 때 딱 한 가지만 같이 묻어주면 좋겠다고 했다. 바로 헤더가 고등학교 졸업반 때 그에게 써준 편지였다. 몇 쪽 안 되는 그 손편지를 그는 무엇보다 소중히 여겼다. 장인의 말은 톰 월시가 딸에 대해서 쓴 9쪽짜리 편지와 앨리샤의 아버지가 이 병원에서 저 병원으로 가지고 다녔던 너덜너덜한 서류철을 상기시켰다.

장인은 여행을 좋아하지 않았지만, 헤더는 아버지에게 새어머니 수잔과 함께 토스카나로 휴가를 가도록 설득했다. 거의 2주간의 긴 여행이었는데 장인은 비행을 앞두고 전전긍긍했다. 그는 일상에서 벗어나는 걸 불안해했고 여행을 취소하려 했다. 하지만 헤더는 여행을 가면 모든 것이 좋아질 거라고 고집했다.

여행은 엉망진창이었다. 두 분이 이탈리아 전역의 포도원들을 방문하는 동안 장인은 검은 소변을 보고 설사, 메스꺼움, 지속적인 기침에 시달렸을 뿐 아니라 발목이 부어오르고 가슴팍에는 이상한 모양의 발진이 생겼다. 뉴욕으로 돌아오고 나서 그는 가족 모두의 주치의인 의사를 찾아갔고 간 검사 결과에 이상이 있음을 알게 됐다. 헤더는 다른 누구보다 먼저 장인이 췌장암에 걸렸다는 사실을 알았다.

내가 진단 결과를 받아들일 새도 없이 헤더는 곧바로 행동에 돌입했다. 아내는 가능한 모든 종양학자에게 전화를 걸어 뉴욕 최고의 췌장암 전문의를 알아냈다. 그녀는 췌장암 환자 대부분이 6개월 이내에 사망한다는 데이터를 알고 있었지만, 아버지를 살리겠다고 결심했다. 월시가 내게 가족은 어떻게 지내냐고 물었을 때 나는 장인의 병명을 받아들이기 힘들어하면서 그의 생명을 연장할 방법을 찾고 있었다. 치료법이 있을 것 같지는 않았지만, 어쩌면 우리가 할 수 있는 일이 있을지도 몰랐다.

아내는 자신의 병원에서 암 전문의를 찾아냈고 우리는 곧 장인이 '경계성 절제 가능형borderline resectable' 췌장암이라는 사실을 알게 됐다. 휘플 수술Whipple procedure(췌장의 머리와 십이지장, 소장 일부, 위의 하부, 총담관과 담낭을 절제한 뒤 남은 췌장, 담관, 위의 상부에 소장을 연결하는 수술 – 옮긴이)이 효과가 있을 수도, 없을 수도 있다는 의미였다. 종양이 주요 동맥에 인접해 있어서 절제술이 안전할지 또는 가능하기는 할지조차 불분명했다. 아내와 나는 둘 다 췌장암 환자들을 진료한 적이 있었는데 1년 이상 사는 환자는 매우 드물었다. 우리는 이런 사실을 장인이나 다른 가족에게 알리지 않기로 했다. 하지만 가족들도 알고 있었다.

장인은 수술 전에 종양의 크기를 줄이기 위한 화학요법을 몇 개월간 받아야 했다. 그는 다기관 공동 임상시험에 등록했고 얼마 후 내가 가운에 넣고 다니는 동의서와 크게 다르지 않은 동의서에 서명했다. 네 가지 항암제를 섞어 투여하는 폴피리녹스FOLFIRINOX 요법을 쓰는 임상시험이었다(FOL은 폴린산folinic acid, F는 플루오로우라실fluoraouracil, IRIN은 이리노테칸irinotecan, OX는 옥살리플라틴oxaliplatin을 나타냈다). 만약 종양이 췌장에서 다른 곳으로 전이되면 그는 죽은 목숨이었다. 화학요법이 종양을 억제하거나 크기를 줄여준다면 가능성이 있었다.

2개월간의 집중적인 화학요법을 받은 후 종양이 10% 줄어들어 수술을 받을 수 있을 듯했다. 하지만 화학요법은 장인의 면역 체계도 손상시키므로, 우리는 언제든 박테리아나 곰팡이가 그의 몸속으로 들어가서 감염을 일으킬 수 있고 그러면 항암 치료 계획이 틀어질 수 있다는 것을 알고 있었다.

스캔검사를 받은 지 몇 주 후 그런 일이 발생하고 말았다. 내가 면역 체계 강화를 위한 뉴라스타Neulasta를 주사해준 다음 날 장인은 몸살이 났고 요통을 호소했다. 이틀이 지나도 통증이 심해지기만 하자 그는 뉴욕 퍼트넘 카운티에 있는 집 근처 병원의 응급실로 갔고, 그곳에서 혈액이 포도상구균에 감염되었다는 진단을 받았다. 그 진단은 약간 의외였다. 장인은 열도 높지 않았고 그리 아파 보이지도 않았기 때문이다. 그는 감염 치료를 위해 반코마이신을 복용했다가 페니실린의 사촌 격인 옥사실린oxacillin으로 바꿨다.

하지만 감염은 해결되지 않았다. 4시간마다 옥사실린을 투여 받았지만 강력한 항생제 투여에도 불구하고 혈액의 포도상구균은 사라지지 않았고 요통도 심해졌다. 아내 헤더는 더욱 특화된 전문의들과 함께 아버지의 치료를 조율하면서 곁을 지켰다. 2017년 크리스마스이브에 나는 저녁 식사를 마치고 내가 직접 진찰해보려고 장인에게 갔다. 그럴 것 같지는 않았지만, 감염이 심장이나 척추까지 침범했는지 판단하기 위해 모든 신경 검사를 했다. 장인의 병실에서 나는 질병이 품위를 앗아간다는 생각을 했다. 몇 주 전만해도 활력이 넘치던 사람이 이제는 서지도 못했고, 혼자서는 용변도 처리하지 못했다. 장인을 침대에서 의자로 옮기는 데만 세 사람이 필요했다. 제라드 젠킨스가 그랬듯이 활력을 잃은 장인은 다른 사람처럼 보였다. 아내는 아버지가 아니라 아버지의 유령을 보는 듯하다고 말했다.

장인의 이야기를 듣고 난 후 윌시는 매일 장인의 상태를 확인하고 내게 조언을 해주었다. 그가 다른 모든 환자에게 그랬듯이 장인을 위한 영상 검사를 추천하고 치료 전략을 짜서 알려주는 것을 들으면서도 현실 같지가 않았다. 그와 통화하는 동안 그가 모든 세부 사항을 고려해 치료법을 산출하기 위해 메모하는 소리를 종종 들을 수 있었다. 월시의 관여는 위안도 됐지만, 장인이 얼마나 위험한 상태인지도 일깨워 주었다.

늦은 밤 아버지 병실에 들르고는 했던 아내는 어느 날 아버지의 방광이 부어 소변을 보는 데 어려움을 겪고 있다는 것을 알아차렸고, 나의 평가와는 달리 척추까지 포도상구균이 퍼졌다고 믿었다. 그녀는 감염이 퍼지고 있고 항생제도 효과가 없다고 생각했다. 내가 장인을 다시 진찰해보니 아내의 의견이 옳았다. 장인은 통증으로 몹시 괴로워했다. 모르핀이나 딜라우디드(반합성 마취약 – 옮긴이)를 아무리 주사해도 통증은 완화되지 않았다. 아내의 우연한 관찰은 일련의 조처로 이어졌다. 결국 장인은 컬럼비아 프레스비테리안 병원으로 옮겼고, 그곳에서 받은 MRI 검사에서 커다란 척추 농양이 발견되어 곧바로 응급 수술을 받았다.

장인이 성장한 곳에서 불과 몇 블록 떨어진 병원의 수술실에서 신경외과 팀은 감염된 부분을 물리적으로 도려내는 과업에 착수했다. 우리가 수술 진행 현황 전광판을 주시하며 초조하게 기다렸던 바로 그 순간 나는 항생제의 한계를 뼈저리게 느꼈다. 우리는 과학 발전의 첨단에 서 있지만, 장인에게 필요한 건 감염 부위를 도려내는 것이었다. 플레밍, 도마크, 월시 및 다른 모든 학자가 이룬 발전은 소용이 없었다. 미래의 새로운 치료법은 도움이 될 수 있을 것이다. 언젠가는 감염 치료에 리신을 쓰게 될 것이다. 하지만 치료가 필요한 지금 그를 구해준 것은 메스를 든 외과 팀이었다.

그 후 아내와 나는 여러 차례 힘든 대화를 나눴다. 나는 척추 수술은 필요하지 않으며 항생제의 효과가 나타나기를 기다려보자고 주장했었다. 하지만 항생제는 효과가 없었다. 나는 장인이 중증의 균혈증(몸속에 들어온 병균이 혈액을 타고 전신으로 퍼지는 상태 – 옮긴이)이었고 처음 진찰했을 때는 수술이 적합하지 않은 상태였다는 내 의견을 고수했고 아내는 아내의 의견을 고수했다. 긴장이 감돌았던 그 순간들의 우리는 남편과 아내가 아니라 의견이 달라 맞서는 두 의사였다. 결국에는 내가 틀렸음을 깨닫게 됐지만 그걸 인정하기는 힘들었다.

"한 가지 여쭤볼 게 있어요."

나는 척추 수술 직후 장인에게 물었다. 장인은 마취의 여파로 의식이 몽롱하고 힘이 전혀 없을 뿐 아니라 코감기 바이러스에 감염된 직후라 콧물을 줄줄 흘리고 있었다. 그때 장인은 다른 환자에게 바이러스를 옮기지 않도록 허드슨강을 굽어보는 1인실을 썼고 텔레비전에서는 NFL 하이라이트가 방송되고 있었다. 우리는 둘 다 탁한 강물을 내다보았다.

"아버님을 수술해준 의사는 마음에 드셨어요?"

장인은 이마를 찌푸렸다. 의식 상태를 쉽게 평가해볼 간단한 질문이었지만 그의 대답은 쉽게 나오지 않았다. 잠시 후 그는 나직이 "응"이라고 대답했다. 그의 수술 집도의였던 35세의 신경외과 의사 알렉산더 터크먼Alexander Tuchman은 2시간 30분 동안 장인의 척추에서 고름을 퍼내야 했다.

"왜냐하면, 아버님, 그는 아주 뛰어난 의사니까, 아버님이 그 의사가 마음에 든다면….”

장인은 살짝 미소를 지으며 말을 받았다.

"그 의사에게 계속 진료를 받을 수 있지!"

장인은 다음 한 달을 병원에 머물면서 서서히 혼자 걷고 대소변을 볼 수 있는 능력을 회복했다. 그는 4주간 물리치료를 받고 옥사실린을 계속 주입해주는 카테터를 팔에 단 채로 퇴원했다. 비록 그 항생제가 수술 전에는 도움이 되지 않았지만, 더 이상의 감염 확산을 막아주기를 우리는 바랐다. 하지만 이 모든 상황은 화학요법이 보류되었고 췌장에 종양이 자라고 있을 수도 있음을 의미했다.

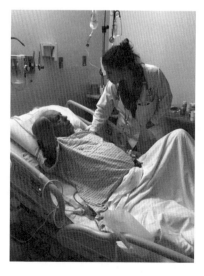

| 신경외과 수술 후 장인을 찾은 아내

몇 주 동안 물리치료를 받은 후 통증이 감소했고 장인은 내가 알던 사람으로 돌아왔다. 손주들을 보면 얼굴이 환해지고, 노후를 위해 저축을 더 많이 하지 않는다고 조용히 나를 몰아세우던 사람으로. 신경외과 수술을 받고 나서 2개월이 지난 후 장인의 증상은 거의 완전히 해결되었고 감염은 차후 문제가 됐다. 항생제 투여가 중단되고 카테터도 제거됐다. 우리는 몇 개월 동안 금지어였던 항암이라는 단어를 쓰기 시작했다.

장인은 다시 암 전문의의 진료를 받았고 방사선 치료 후 휘플 수술을 받는다는 치료 계획을 세우기 시작했다. 휘플 수술은 내가 수술에 참여한 환자의 경우 8시간이 걸렸을 정도로 엄청난 수술이었고, 그것이 효과가 있다는 보장도 없었다. 하지만 장인에게는 유일한 기회였다. 감염의 망령이 그 계획의 발목을 잡지 않을까 우려됐다. 또 열이 나서 수술이 미루어진다면 종양이 전이되면서 경계성 절제 가능 유형에서 절제술 불가로 바뀔 수 있었다.

옥사실린 투약을 중단한 지 얼마 지나지 않아 장인은 등에 무지근한 통증이 있다고 우리에게 말했다. 텔레비전을 보고 있을 때 시작된 통증은 간신히 침대에 누운 후에는 쿡쿡 쑤셔댔다. 이틀 후 다시 응급실로 모시고 가야 할지 우리가 저울질하는 동안 장인에게 족하수 증상이 나타났다. 그는 발목을 구부리거나 펼 수 없었고 걸을 때 다리를 휙 돌려줘야 했다. 아내와 나는 급히 장인의 집으로 가서 그를 진찰한 후 감염이 재발했거나 종양이 척추로 전이됐다는 결론을 똑같이 내렸다.

"만약 종양이라면, 끝이야."

아내가 집으로 돌아오는 차 안에서 말했다. 아내의 눈에 눈물이 그렁그렁했다. 나도 마찬가지였다. 아내는 장인의 담당 의사 모두에게 연락했고, 한편으로는 다른 항생제, 추가 수술, 실험적인 치료법 등 가능한 치료법을 밤늦도록 조사했다. 장인이 포도상구균이 아닌 다른 균에 감염됐을 가능성도 있었다. 추가 검사가 필요했다. 우리는 장인의 생존 가능성이 급속도로 떨어지고 있다는 걸 알았다. 장인이 감염과 싸우는 동안 췌장의 종양이 자라고 있었다.

나는 빈세트 피셰티에게 장인에게 리신을 투여해달라고 부탁하는 꿈을 몇 번이나 꾸었다. 그가 보여줬던 박테리아 폭발 영상도 계속 생각났다. 하지만 그것은 환상일 뿐이었다. 리신은 FDA의 승인을 받지 못했고, 장인은 임상시험에 참여할 자격이 되지 않았다. 장인에게 리신을 투여 받게 할 방법이 전혀 없었기 때문에 우리는 컬럼비아 프레스비테리안 병원에 있는 그의 담당 의사들에게 의지했다. 신경외과와 감염병과의 담당의들도 똑같이 신경을 써주었다. 윌시가 매우 유용하다고 했던 CRP 검사를 포함한 염증 지표들이 올라갔고, MRI 결과도 몹시 안 좋았다.

장인의 담당의들이 돌아가며 점점 명백해져 가는 사실을 넌지시 이야기했다. 남은 감염 부위를 제거하기 위해 또 척추 수술을 받아야 했다. 장인의 신경외과 의사는 아내에게 "이거 참 불명확한 상황이네요"라는 메시지를 보냈다.

2주 동안의 숙고 끝에 장인은 척추 수술을 다시 받지 않기로 했다. 장인 스스로가 도저히 휘플 수술에 척추 수술까지 견뎌내지 못할 거라고 생각했기 때문이었다. 누구에게나 버거운 수술이었고

70대 남자에게는 더욱 그랬으므로 장인은 감각 마비와 기력 저하를 안고 살기로 했으며 하수족에 적응하기 위해 걸음걸이도 바꾸었다.

초반의 포도상구균 감염 이후 장인의 담당의들은 처음의 치료 계획에서 방향을 틀었다. 그들은 장인에게 도움이 되기를 바라며 방사선 요법을 추가했다. 나는 장인의 치료법 변경에 대한 월시의 의견이 궁금했다. 나는 "췌장암에 방사선 치료가 타당할까요?"라고 그에게 물었다. 월시는 전 세계 의사 중에서 몇 안 되는 암과 감염병 두 분야 모두의 전문가였다. 장인이 처한 곤경을 이해할 사람이 있다면 바로 그였다. 나는 방사선 치료, 수술 그리고 화학요법 순의 치료 계획을 간추려 이야기한 뒤 가만히 그의 반응을 기다렸다. 그는 이렇게 대답했다.

"방사선이 수술할 부위에 영향을 미칠 수도 있어. 휘플 수술이 더 힘들어질지도 몰라."

받아들이기 힘든 대답이었지만 나는 그의 솔직함을 존중했다.

"도움이 될 수도 있지만 위험해."

그가 덧붙였다. 그가 내 어깨에 손을 올린 채로 우리는 잠시 서로를 응시했다.

"힘드네요"라고 내가 말했다.

"이건 정말이지…, 모르겠어요. 힘들어요."

장인이 수술할 수 있는 상태가 되기를 기다리는 동안 헤더는 달리기 훈련을 했다. 아내는 타고난 장거리 주자도 아니면서 아버지의 길고 어려운 싸움에 동참하고 싶다는 마음으로 하프 마라톤을 신청했다. 그것이 그녀의 방식이었다. 장인이 고통을 견뎌내야 한다면 아내도 그럴 것이다. 만약 장인과 함께 화학요법을 받아도 된다고 했다면 아내는 기꺼이 그렇게 했을 것이다.

헤더는 췌장암 연구 기금을 모금하는 비영리단체, 프로젝트 퍼플Project Purple에 가입했고, 자신의 아버지가 암과 싸우고 있다고 사람들에게 알렸다. 그녀는 웹페이지를 만들고, 짧은 추천의 글을 쓰고, 약 21km를 달리는 하프 마라톤 준비를 5개월 동안 했다. 그녀는 진료를 마치고 아이들을 재운 다음 밤늦게 달리기 연습을 했다. 서른여섯의 나이에 그녀는 어둠 속에서 달리는 법을 배웠다.

장인의 췌장 수술을 불과 몇 주 앞둔 2018년 3월, 화창하고 몹시 추웠던 금요일에 뉴욕시 하프 마라톤이 열렸다. 방사선 치료와 물리치료에서 회복 중이었던 장인은 집에 있고 친구와 가족 몇 명이 아내를 응원하러 센트럴파크에 모였다(나는 아내의 아이팟에 이글스 노래를 담아주겠다고 했지만, 그녀는 정중히 거절했다). 나는 브루클린에서 맨해튼까지 아내가 달리는 지점을 알려줄 모바일 앱을 깔아두었고, 경기 시작 직전에 "천천히 가"라는 두 단어를 문자로 보냈다.

아내는 내 충고에 귀를 기울이지 않았다. 그녀는 2시간 30분이 채 안 되는 기록으로 경주를 마쳤다. 우리 모두의 예상보다 훨씬 빠른 기록이었다. 55번 가의 한 식당에서 가진 뒤풀이 자리에서 프로젝트 퍼플의 CEO이며 자신도 2011년 췌장암으로 아버지를 잃은 디노 베럴리Dino Verrelli가 67명의 주자 가운데 아내의 모금액이 가장 많았다고 발표했다.

"헤더의 아버님께서는 컬럼비아프레스비테리안 병원에서 치료를 받고 계십니다"라고 그가 참석자들에게 말했다.

"아버님께서 몇 주 안에 휘플 시술을 받아도 될 만큼 상태가 좋아 보인다고 하는군요. 오늘 들은 소식 중 가장 좋은 소식입니다."

그때 자주색 유니콘 복장을 한 꼬마가 아내에게 트로피를 건넸고 참석자들은 환호했다. 같은 병에 걸린 사람이 이렇게나 많다는 생각에 그날의 식당 안은 기쁨과 슬픔이 뒤섞인 감정으로 가득했고 우리 식탁에서도 몇 명이 눈물을 보였다. 항생제에 대한 나의 관심을 처음으로 자극했던 노벨상 수상자 톰 스타이츠도 장인보다 몇 개월 후에 췌장암 진단을 받았다. 야구팀의 전 동료였던 존 스타이츠도 아버지를 지지하기 위해 곧 기금 조성 마라톤에 참가하기로 했다(톰 스타이츠는 2018년 10월에 세상을 떠났다).

하프 마라톤 리셉션에서 나는 프로젝트 퍼플이 연구비를 지원할 뿐만 아니라 췌장암 환자들의 치료비를 지원해주는 프로그램도 갖고 있다는 사실을 알게 되었다. 이 프로그램은 일부 환자는 기부를 받아야만 치료비를 충당할 수 있고, 많은 환자는 치료 중에 파산 신청을 한다는 골치 아픈 현실을 보여준다. 나는 발표를 들으면서 톰 윌시의 아버지가 아내가 죽은 후 받은 병원비 청구서와 병원비를 탕감해준 의사들을 생각했다.

그날 오후 집에 도착했을 때 아들 네이선이 현관에서 우리를 기다리고 있었다. 아들은 아내에게 엄마가 자랑스럽다고 말했다. 그러더니 다른 식구들은 아무도 보지 못했지만 자기가 발견한 게 있다고 내게 조심스럽게 말했다. 아이는 현관에서 몇 걸음 떨어진 곳으로 우리를 데려가 땅에 낮게 핀 크로커스 꽃을 가리키며 말했다.

"봐요, 보랏빛 꽃이에요."

아이는 웅크리고 앉아 줄기 하나를 잡고 뽑았다. 그러고 나서 그 작은 크로커스를 내 손 위에 올려놓았다. 하지만 내 눈길은 그 꽃에 가 있지 않았다. 나는 꽃이 있던 자리의 흙만을 계속 바라보며 그 밑에 어떤 기적의 미생물이 있을지 상상했다.

에필로그

　얼마 전 어느 날 오후 나는 월시에게 한 가지 부탁을 했다. 내가 맡은 의료 윤리 과목 수강생들에게 강의를 한 번 해줄 수 있겠냐는 것이었다. 무엇을 주제로 해야 할지 확정하지 못했지만, 그건 그가 정할 수 있으리라 생각했다. 그의 많은 연구는 가능하다고 생각되는 방안의 경계에 걸쳐 있어서 의사와 환자들을 익숙하지 않은 상황에 놓게 했고, 윤리학자들이 따라잡을 수 있는 속도보다 빨리 과학과 의학을 발전시켰다. 그는 많은 생명을 무상으로 구해주었다. 그는 애나, 레미, 다른 수많은 환자에게 그의 시간과 전문 지식을 내주고도 아무런 대가를 요구하지 않았다. 그에게 그것은 단지 자신의 사명이었기 때문이다. 톰 월시가 주제를 뭐로 정하든 간에 내 수강생들에게 도움이 되리라는 걸 나는 알았다. 사실 어떤 수강생에게도 도움이 될 것이다.

　나는 장인의 근황도 전해주고 싶었다. 외과 의사들이 휘플 수술을 위해 개복해보니 췌장의 암종이 간에 혈액을 공급하는 큰 혈관인 간문맥까지 전이되어 있었다. 존 샤보John Chabot가 이끄는 컬럼비아 프레스비테리안 병원의 수술팀은 암종을 제거하기 위해 암덩어리뿐 아니라 망가진 혈관까지 제거한 다음 왼쪽 목의 경정맥 일부를 떼어내 교체해야만 했다. 그건 소수의 외과 의사만이 안전하게 해낼 수 있는 어려운 수술이었지만 결국 성공했다. 휘플 수술은 약 6시간이 걸렸고, 수술 후 모니터링을 위해 장인이 중환자실에 도착했을 때 아내가 그를 기다리고 있었다.

"아버지가 해내셨어."

아내가 눈물을 참으며 내게 말했다. 장인은 휘플 수술을 견뎌냈지만, 아직 위험에서 벗어난 것은 아니었다. 몸 안의 모든 암세포를 확실히 파괴하려면 화학요법을 더 받아야 했으며, 척추 안에는 여전히 포도상구균이 돌고 있었다. 화학요법은 또 치명적인 감염을 가져올 위험이 있으며, 그렇다면 박테리아를 막아줄 항생제가 필요할 것이다. 하지만 어떤 항생제를 쓸 수 있을까? 그리고 그 항생제는 얼마나 오래 효과가 있을까? 이 질문들에 나는 대답할 수 없어도 월시는 답을 알 수도 있을 것이다. 아슬아슬한 상황이었지만 아내의 신속한 사고가 장인의 생명을 구했다.

나는 장인의 용태를 이야기하기 시작하면 몇 시간 동안 이어질 수 있음을 알고 있었으므로 다른 주제부터 다루고 싶었다. 나는 방금 읽은 글을 월시에게 언급하는 것으로 우리의 회의를 시작했다. 의약품접근성재단Access to Medicine Foundation에서 슈퍼버그 퇴치에 기울인 노력을 평가하는 지표를 만들어 제약회사들의 순위를 매겼고, 글락소스미스클라인(GSK)이 1위라는 이야기였다. 책임 있는 제조, 연구 개발, 항생제 관리 등 다양한 지표가 사용됐고, 그 결과는 스위스 다보스에서 열린 세계경제포럼에서 공개되었다. GSK는 단순히 판매 할당량을 채우기보다 의사들이 적절한 항생제를 처방하도록 돕는 직원에게 보상을 제공했다는 점을 높이 평가받았다. 그것은 현상 유지로부터의 완전한 이탈이며 제약 산업이 공중 보건에 이바지하려는 방식에 변화가 있으리라는 예고였다. 이번 수상으로 GSK는 1990년 후반 항생제 사냥에서의 처참한 실패에서 완전히 회복했고 20여 년 만에 복귀에 성공했음을 확실히 알렸다.

이 순위가 발표된 다음 날 학자들과 제약사 대표들로 구성된 국제 컨소시엄에서는 신약 개발에 박차를 가하기 위한 신형 경제 모델을 제시했다. 미리 정해진 기준에 따라 긴급한 공중 보건 요구를 충족시키는 항생제에 대해서는 10억 달러의 시장 진입 보상을 제공하자는 것이었다. 신약 개발 시스템의 개선을 목적으로 하는 민간 협력체인 유럽 혁신 의약품 이니셔티브European Innovative Medicines Initiative로부터 자금을 지원받은 이 보고서는 판매 수익 규제를 풀어주자고 주장했다. 그대로 시행된다면 향후 30년 동안 거의 20여 종의 항생제 신약을 출시할 수 있게 해줄 참신한 주장이었다. 내가 월시에게 그 모델을 보여주자 그가 기뻐했다.

"핵심을 이야기했네"라고 그가 말했다. 보고서를 검토하면서 그의 얼굴이 밝아졌다. 나는 이 보고서가 기업 정신의 작은 변화, 즉 항생제가 다른 의약품과 똑같다는 생각에서 벗어나 단지 이익의 극대화만 추구할 게 아니라 윤리적 의무도 받아들이겠다는 신호라고 생각했다.

우리의 대화는 결국 말라시딘과 테익소박틴 그리고 기대를 돋우는 새로운 항생제 발견 방법으로 흘러갔다. 신약 발견 방식은 변화하고 있었고, 우리 둘 다 그 속도에 고무되었다. 나는 마침내 잭슨의 주요 장기를 파괴하지 않으면서 독특한 특성을 보이는 그의 감염을 안전하게 공략할 수 있는 새로운 치료법을 찾아냈다. 우리는 달바 연구 결과에도 만족했다. 달바 연구는 비싸지만 강력한 항생제가 대도시 대학병원에 도입될 수 있고 비싼 비용만큼의 돈을 절약할 수 있음을 증명해주었다. 나는 후속 검진에서 환자들이 나를 껴안으면서 그렇게 고통스러웠던 감염이 난생처음 들어보는 약으로 치료되었다며 감사를 표하는 데 익숙해졌다.

나는 연구를 진행할수록 적 같기만 했던 연구윤리위원회(IRB)의 진가를 더 인정하게 되었다. 환자들을 보호하기 위해 고안된 IRB는 그 역할을 정확히 해냈다. 많은 환자가 병원의 승인을 받은 연구임을 확인한 후에야 내 임상시험에 등록하겠다고 했다. IRB의 승인은 의미가 있었고 임상시험이 보류되었던 것은 내 잘못이었다. 연구계획서 초안을 다시 읽어봤을 때 불명료한 문구들이 보였다. 따라서 임상시험의 보류는 옳은 판정이었다. 그 판정은 내게 생각할 시간을 줌으로써 임상시험이 제대로 이루어지게 해주었다. 보류 판정을 받은 순간 나는 좌절했지만, IRB는 소임을 다한 것이었고 덕분에 그 후의 내 임상시험들은 승인 과정을 순조롭게 통과했다. 심지어 나는 IRB 위원 하나와 친구가 되었다.

나는 FDA가 반드시 수행해야 할 임무가 얼마나 어려운 건지도 인식할 수 있었다. 환자를 보호하는 것은 큰 책임이며, 이를 위해 FDA는 환자는 물론 제약사와 의사, 신약 개발자 간의 상충하는 이해관계의 균형을 잡아주어야 한다. 우리는 모두 가장 필요한 사람에게 가장 효과적인 신약을 제공한다는 목표를 공유하지만, 그 목표에 도달하는 가장 좋은 방법에 대해서는 종종 의견이 다를 것이다. 나는 달바를 연구하면서 항생제와 연구 윤리, 의약품의 경제적 현실 등 많은 것을 배웠다. 그리고 나 자신의 한계에 대해서도 알게 되었다.

달바 연구에서 예상치 못했던 난제 중 하나는 임상시험의 잠재적 지원자 가운데 다수가 노숙자였다는 것이다. 그들은 공원 벤치나 지하철 안에서 앉아서 잠을 자며, 그런 불편한 자세는 다리에 피가 고이게 한다. 시간이 지나면서 그들의 발목이 부어오르고 때때로 피부가 갈라져서 박테리아가 들어간다. 보호막이 손상되는 순간 감염이 일어나 주변 근육과 뼈, 혈관을 뚫고 들어갈 수 있다. 임상시험을 통해 나는 이런 환자들 다수가 의사들, 특히 동의서를 들고 다니면서 실험적인 약품 이야기를 하는 의사들을 의심스러워하는 모습을 보았다. 병원에서 신뢰를 쌓기란 결코 쉽지 않아서(앨리샤는 내가 검사 결과를 알려줄 새도 없이 짐을 싸서 병원을 나갔다) 임상시험 대상자 조건에 부합하는 환자들과 라포(상호신뢰와 친밀감)를 형성하는 데 애를 먹었다. 그들은 갈등하다가 응급실을 찾는데 나는 그들이 찾는 도움을 주는 사람이 아니었기 때문이다.

이들은 보험도 없고 약국을 이용할 수도 없고 약을 쌓아둘 수도 없으므로 임상시험을 통해 가장 혜택을 받을 사람들로 생각됐지만, 그것을 제공해주려는 나는 애를 먹었다. 나는 그들에게 비싸고 강력한 약을 주는 사람이 되고 싶었지만, 번번이 내게 돌아오는 의심스러운 표정은 의미 있는 신뢰 관계를 맺지 못하는 나의 무능을 끊임없이 상기시켜 주었다. 이런 환자 중 다수는 그저 따뜻하게 잘 수 있는 곳을 찾고 있을 뿐이며, 그런 면에서 병원은 꽤 괜찮은 선택 같다고 말했다. 퇴원하면 다시 거리로 나가야 하는데 빠른 퇴원을 가능하게 해주는 임상시험에 등록하라는 권유는 그들이 원하는 바가 결코 아니었다. 처음에는 그런 사실을 받아들이기 힘들었다. 달바와 임상시험에 대한 내 열의가 나와 매우 다른 삶을 사는 사람들에게 공감해주는 능력을 떨어뜨렸던 까닭이다.

여전히 야구선수의 사고방식으로 의료에 임했던 나는 동의서로도 인정받기를 열망했지만, 그 이후 임상 연구를 긴 안목으로 바라보는 법을 배웠다. 느리지만 꾸준한 성공의 자양분은 즉각적인 성공보다 훨씬 의미가 있다. 물론 하나의 임상시험일 뿐이었지만 나는 달바의 원리를 검증받으면서 내 아이디어가 실제로 적용된다는 확실한 증거를 갖게 되었다. 대도시 대학병원에서 그 신약에 대한 믿음이 있고 긴밀한 협조가 가능한 최소 인원의 연구팀으로도 항생제 임상시험을 할 수 있었다. 달바 연구는 공격적인 피부 감염의 대안적 치료제의 가능성을 보여주었고, 우리는 다른 사람들이 이에 주목하기를 바랐다. 우리는 미슐랭 별을 얻었다.

달바는 간호사, 의사, 사례관리자case manager(1차 진료의 등과 협업하는 간호사로 환자의 전반적인 치료 계획을 세워주고 다양한 협력 서

379

비스와의 연계를 지원함 – 옮긴이), 사회복지사 그리고 슈퍼버그로 인해 당혹스러웠던 환자의 상상력을 사로잡았다. 모든 진료과의 의사들이 어떻게 하면 달바를 구할 수 있는지 내게 물어보았다. 그들과의 대화에서 주의를 촉구해야만 할 때가 많았다. 달바가 모든 감염에 대한 만병통치약은 아니었으며, 어떤 환자들에게는 부작용이 나타났다. 달바를 무분별하게 사용한다면 박테리아는 달바에도 내성을 갖게 될 것이다. 박테리아는 항생제를 신중하게 이용하는데 인간은 그렇지 않다는 브래드 스펠버그의 경고를 유념하려 했지만 달바 임상시험 이야기는 다른 의료센터로 빠르게 퍼져나갔다. 나도 아내에게 그녀가 일하는 이식 센터에서도 달바가 쓸모가 있을 거라고 언급하기는 했다.

다른 병원의 의사들은 달바를 뼈와 심장, 혈류의 감염 등 생명을 위협하는 온갖 증세의 치료에 쓰기 시작했고, 이는 미국 전역의 의료 개선에 이바지했다. 더 이상 환자는 병상이 나기를 기다리면서 응급실에서 며칠씩 기다리지 않아도 됐고, 일부 의료기관에서는 병원 감염이 감소하기 시작했다. 의사와 간호사들이 차분히 다음 환자를 기다리는 비교적 한산한 응급실로 들어가는 건 즐거운 일이었다. 나는 우리 연구와 같은 결과를 얻고 신이 난 의사들의 전화를 받고 있다. 우리 병원에서 바로 길 아래에 있는 뉴욕대학교 의료센터의 연구원들은 달바가 응급실 체류 시간을 26시간에서 단 5시간으로 줄였다는 것을 발견했다. 그 발견은 모든 사람, 항생제 내성 감염이 절대 일어나지 않을 사람들에게까지 영향을 미쳤다.

주사제 마약 중독자였던 소렌 길릭슨은 혈류 감염이 있을 수도 있으며 그렇다면 달바 같은 항생제가 듣지 않을 수도 있다는 이유로 내 임상시험에서 제외되었다. 하지만 내 임상시험이 끝난 후, 의사들은 달바가 혈류 감염이 있는 상태에서도 효과가 있었으며, 놀랍게도 일부는 외래로 치료할 수 있었다는 것을 보여주었다. 이는 불과 몇 년 전만 해도 상상할 수 없는 일이었지만 달바는 입원을 피하고 싶은 환자들과 부족한 자원을 할당해야 하는 의사들에게 새로운 선택지를 제공하며 예상치 못한 가능성을 열어주고 있었다.

우리 의료 체계는 수술 후 소렌에게 엄청난 약의 마약성 진통제를 투여해 그를 야심찬 젊은이에서 은둔형 마약 중독자로 망쳐놓았다. 완전한 속죄가 불가능한 비극이지만 우리는 달바로 다른 환자들이 그런 불행한 전철을 밟지 않도록 할 수 있는 치료법을 제공하고 있다. 입원이 불필요한 달바의 투여는 어떤 사람에게는 마약성 진통제의 경험이 중독으로 이어지는 사태를 막아줄 방법이다. 다른 많은 사람들, 루스, 조지, 어윈, 제라드, 제니퍼 같은 사람들에게는 응급실의 간이침대와 엑스레이, 혈액 검사 등에서 벗어나 정상적인 생활로 돌아갈 수 있고, 현대 병원 안에서의 예기치 못한 위험에서 벗어날 방법이다. 위험을 회피할 새로운 메커니즘이다.

의료 발전은 혁신이 불가능하거나 비실용적이거나 불필요해 보이는 주변부에서 이루어질 때가 많다. 대부분의 의사는 박테리아 피부 감염을 연구하는 데 별로 관심이 없으므로 언뜻 보아서는 우리 연구의 함의를 이해하기 어려울 수 있다. 그러나 데이터를 무시할 수는 없다. 달바 임상시험은 대다수가 들여다보지 않는 영역, 삶의 질을 향상할 수 있는 영역, 의료 서비스를 간소화할 수 있는 영역을 조명했다. 나는 루스와 그녀의 낙상 사고를 떠올렸다. 기존 치료법에 도전함으로써 우리가 막아준 낙상 사고는 얼마나 될까?

전 세계적으로 매년 2,000만 명 이상이 피부 감염을 앓고 그중 거의 2만 명이 사망한다. 달바는 그들을 치료해줄 새로운 방법과 의료비 분배의 극적인 변화 방안을 제시한다. 나는 월시가 나와 열정을 공유하고 있으며 내가 이미 확인한 것 이상의 가능성을 볼 수 있었음을 알고 있다. 지난 10여 년 동안 거의 매일 내가 생각했듯이 월시는 이 일을 해야만 하는 사람이다. 그리고 나도 조급함과 가끔의 냉소적 태도에도 불구하고 이 일을 할 운명이라고 마침내 믿게 되었다.

이 모델은 결국 신약 개발에 영향을 줄 것으로 예상한다. 나는 항상 신약 소식을 접하지만, 그것들은 하나같이 비싸고, 최고의 활용 방법에 대해서도 늘 의견이 분분하다. 병원은 본래 보수적인 곳이다. 고맙게도 관리자들은 혼란을 최소화하려고 노력한다. 그리고 아무리 훌륭한 약이라도 신약을 시도해보겠다는 결정은 경제적 타당성이 있어야 한다. 사람들이 항생제에 대한 투자를 주저하는 데는 이유가 있지만, 우리의 연구가 그들에게 넛지(타인의 선택을 유도하는 부드러운 개입이라는 의미 – 옮긴이) 역할을 할지도 모른다.

달바 연구를 끝낸 다음 날 한 제약회사의 대표가 내가 새로운 인플루엔자 치료제에 관심이 있는지 알아보려고 전화했다.

"달바처럼 1회만 복용하면 되는 약입니다"라고 그가 말했다. 그는 나의 연조직염에 관한 연구처럼 인플루엔자 연구도 설계할 수 있으리라고 생각했다. 또다시 경이로운 해가 될 듯했다.

장인의 증세와 관련해 풀리지 않은 질문들을 꺼내기 전에 나는 월시에게 내가 쓰고 있는 책의 초점이 그가 될 거라고 이야기하고 나와 정식 인터뷰를 한 번 하면서 슈퍼버그 분야의 향방에 대한 그의 생각을 밝혀달라고 제안했다.

"아마 한 장을 다 차지할 텐데"라고 그가 말했다.

"알다시피 내가 이야기를 시작하면 멈추기가 어려워서 말이야."

"저는 몰랐네요."

"상황이 너무 빨리 변하고 있어. 기껏 집필을 끝내고 다시 써야 할지도 몰라."

그가 주의를 주었다.

"안 그랬으면 좋겠네요. 그럴 것 같아요?"

"헤라클레이토스Heraclitus에 대해 잘 알아?"라고 그가 물었다. 내가 고개를 가로젓자 월시가 내게로 몸을 기울였다.

"누구도 같은 강물에 두 번 발을 담글 수 없다는 말을 했다고 알려진 사람이지."

그는 메모지와 함께 책장에서 책 한 권을 꺼냈다.

"자네는 슈퍼버그를 어떻게 정의하는지 궁금하군. 인플루엔자가 슈퍼버그인가? 아니면 HIV? 항생제에 내성이 있는 박테리아를 말하는 건가?"

그 질문에 내 생각이 달음박질쳤다.

"분명 제가 전부 파악하지는 못했겠죠."

나는 차분히 말하려고 애썼다. 나는 몇 년 동안 보아온 모든 감염 사례와 내 임상시험에 지원한 다양한 환자들을 생각했다. 옴브레 염색을 했던 환자와 슈퍼맨 잠옷을 입은 남자아이를 생각했다.

"그건 불가능할 거야."

그는 내 등을 토닥이며 크리스퍼와 박테리오파지에 관해 메모해놓은 것들을 뒤적이기 시작했다. 잠시 후 월시는 노란 종이에 신중하게 탄소 원자를 가지런히 배열한 커다란 분자 그림을 그렸다. 그러고는 "아이디어가 하나 떠올랐는데 잠시 시간 있어?"라고 물었다.

10여 년 동안 함께 연구하면서 나는 톰 월시와 탯줄로 연결된 듯한 애착을 가지게 되었다. 그는 자신의 시간과 전문 지식, 지지 등 내게 너무나 많은 것을 주면서도 아무런 대가를 요구하지 않았다. 우리 사이에는 방어력이 없는 이들을 방어해준다는 그의 사명에 나도 동참하고 있다는 무언의 이해가 있었다. 비상식적으로 높은 그의 기준에 부응하는 사람은 아무도 없을 테지만 나는 어떻게 하면 조금 더 잘할 수 있을까 매일 생각했고 달바 연구를 통해 나 혼자서도 임상시험을 진행할 수 있음을 보여주었다. 그는 내게 배턴을 넘겨주었고 나는 그것을 떨어뜨리지 않았다.

신약 개발에 대한 나의 이해에는 여전히 빈틈이 있었고, 환자들과 그들의 담당의를 도와줄 월시가 없는 날이 올 것이 두려웠다. 하지만 해가 갈수록 나는 그가 절대 은퇴하지 않으리라고 확신하게 되었다. 그는 그럴 수가 없는 사람이었다. 의학은 그에게 활력을 준다. 의학은 그를 살아있게 한다. 그는 의학 없이는 길을 잃을 것이다. 우리에게는 다행한 일이 아닐 수 없다. 월시가 자신의 사명을 외면할 일은 결코 없을 것이다. 슈퍼버그가 절대로 사라지지 않을 것이기 때문이다. 사실 우리는 앞으로 훨씬 많은 슈퍼버그를 보게 되리라고 예상한다. 하지만 조용히 경이로운 새 공격 계획을 구상하고 있는 무서운 상대가 그것들과 맞서고 있다.

월시는 구부정하게 의자에 앉아서 컴퓨터를 두드려 유튜브를 재생시켰다.

"틀어도 되지?"

내가 싫다고 하지 않으리라는 걸 알면서 그는 매번 묻는다. 비발디의 음악이건 베토벤의 음악이건 내게는 모두 똑같았다. 월시가 원하는 곡을 찾아 재생 버튼을 누르고 그의 앞에 놓아둔 노란 종이로 다시 시선을 돌렸다. 한동안 보지 못했던 멍한 표정을 그가 지었다.

"시작하지."

그가 그림을 응시하며 말했다. 새 연구계획서라는 제목 밑에 나는 유전자 가위 크리스퍼의 표적으로 삼을 수 있는 6개의 유전자를 적었다. 월시가 가슴 주머니에서 펜을 꺼내 들고 내가 쓴 목록을 살폈다. 성악가의 힘 있는 목소리가 다시 한 번 끝까지 해보라고 부추기듯 연구실 안을 부드럽게 채웠다.

역자의 글

역자 후기를 쓰고 있는 지금 신종 코로나바이러스 감염증으로 지구촌이 시끄럽다. 2003년 사스, 2012년 메르스 사태의 원인이었던 코로나바이러스가 다시 변이를 일으켰다고 한다. 환자는 세계 곳곳에서 속출하고 있는데 백신이나 치료제가 없다는 사실에 사람들은 공포를 느낀다.

그러나 코로나바이러스 감염보다 훨씬 많은 사망자를 낳는 미생물이 있다. 바로 슈퍼버그다. 슈퍼버그는 언론에서 항생제에 내성을 갖는 박테리아를 지칭하며 만들어낸 단어다. 주로 박테리아가 거론되지만 치료제가 듣지 않는 진균도 포함된다. 2019년 20개국으로 퍼졌던 치사율 60%의 항생제 내성 '칸디다속 진균'이 그 예다.

슈퍼버그의 피해는 실로 놀랍다. 2019년 미국질병통제센터는 매년 280만 명의 미국인이 항생제 저항 감염을 겪고 있으며 3만

5,000명이 그로 인해 사망한다고 보고했다. 유럽질병통제센터도 매년 슈퍼버그 감염으로 사망하는 유럽인이 3만 3,000명이라는 보고서를 내놓았다. 세계보건기구는 2017년 슈퍼버그 12종을 발표하면서 매년 70만 명이 이로 인해 사망하고 있고 2050년에는 연간 1,000만 명까지 늘어날 수 있다고 경고했다. 우리나라도 예외가 아니다. 최근 몇 년간 병원 내 슈퍼버그 감염 건수가 급증하고 있으며, 한 해 3,400~3,900명이 사망하는 것으로 집계되고 있다. 2003년 사스로 인한 사망자가 전 세계적으로 774명, 2012년 메르스 사망자가 858명이었던 것과 비교하면 실로 엄청난 수가 아닐 수 없다.

1928년 플레밍이 페니실린을 발견한 후 인류는 병원균을 정복했다고 생각했다. 그러나 박테리아는 끊임없이 항생제를 무력화시킬 방법을 찾아내며 슈퍼버그로 진화해왔다. 이에 감염학자들은 슈퍼버그를 물리칠 새로운 항생제의 개발을 촉구한다. 그들은 슈퍼버그의 등장 속도는 더욱 빨라지고 있는데 지금 쓰이는 항생제 대부분이 1970년 전에 개발된 것이라고 지적한다. 항생제 개발이 늦어지는 이유는 한 마디로 경제성이 떨어지기 때문이다. 사람들은 새로운 항암제에는 높은 가격을 치를 의향이 있지만 비싼 항생제에는 거부감을 가질 것이다. 이런 거부감에 직면한 의사들은 값비싼 항생제 신약보다 기존 항생제를 처방하려는 경향이 있고 이런 현실을 잘 아는 제약회사들은 항생제 개발을 주저한다. 게다가 10년 이상 걸려서 새로운 항생제를 개발해도 얼마 지나지 않아 내성을 가진 병원균이 등장하고 있어 투자비를 회수하기가 더욱 어렵다. 이에 감염학자들은 항생제를 공공재로 인식하고 정부에서 지원해야 한다고 주장한다. 항암제는 내성이 생겨도 개인의 불행에 그치지만 항생제는 내성이 생기면 사회로 전파된다는 이유에서다.

개발에 이런 현실적 어려움이 있는 항생제 신약에 대한 임상연구가 이 책의 모티브다. 임상연구의 대상은 바로 2014년 미국식품의약국의 승인을 받은 달바반신이다. 원래 화이자 제약에서 개발에 나섰다 포기한 것을 지금은 엘러간에 인수된 듀라타 테라퓨틱스에서 복합성 연조직 감염 치료제로 승인을 받아낸 약이다. 신약은 전임상부터 임상 1상, 2상, 3상까지 안전성과 유효성을 평가한 후 승인받지만, 시판이 허가된 후에도 예상을 벗어나는 부작용이 발생할 수 있어 종종 임상 4상이라고도 불리는 시판 후 조사를 하게 되어 있다.

컬럼비아와 코넬이라는 두 개의 의과대학을 거느린 뉴욕 프레스비테리안 병원의 의사인 맷 매카시는 엘러간의 의뢰로 달바반신에 대한 시판 후 조사를 했다. 이 연구는 2017년 7월부터 11월까지, 2018년 2월부터 9월까지 두 차례에 걸쳐 사전, 사후 연구로 진행됐으며 각 단계의 연구 대상은 다른 환자들이었다. 사전 연구에서는 기존 항생제 치료를 하면서 환자들의 경과를 관찰만 했고 사후 연구에서는 달바반신을 투여한 후 효과를 기존 항생제 치료와 비교했다. 맷 매카시는 달바반신이 여러 항생제를 병용한 기존 치료법만큼 효과가 있으면서 병원 체류 시간을 거의 2일까지 줄여준다고 보고한다. 다른 항생제들은 입원해서 정맥주사제로 맞아야 하며 약효 지속 시간도 짧은 데 반해 달바반신은 1회 30분만 주사하면 되며 약효도 1주일간 지속되기 때문이다. 병원 체류 시간의 감소는 의료비 부담을 낮춰주는 경제적인 효과뿐만 아니라 또 다른 감염의 방지라는 측면에서 의미가 있다. 유럽질병통제센터에서 다섯 가지 슈퍼버그 감염병을 관찰한 결과 75%가 병·의원에서 걸린다고 보고한 것을 고려하면 그 의의가 상당하다고 하겠다. 맷 매카시는 가장 강력한 항생제의 하나인 반코마이신에 내성을 가진 슈퍼버그까지 출현한 지금 상황에서 달바반신이 대체 치료제가 될 수 있으리라고 주장한다.

15쪽가량의 연구 보고서로 요약된 이 임상연구의 과정에 저자의 해박한 전문지식이 더해져 한 권의 책이 완성됐다. 그는 임상연구 지원자들의 이야기 중간중간에 플레밍의 페니실린 발견에서부터 항진균제 니스타틴, 항생제 반코마이신, 자신이 시험 중인 달바 등의 개발을 둘러싼 뒷이야기뿐 아니라 나치의 생체 실험과 터스키기 매독 생체 실험 등, 어두운 과거를 딛고 지금의 임상연구 원칙이 수립된 역사를 들려준다. 여기에 베스트셀러 저자다운 흡입력으로 슈퍼버그의 위협에 날마다 노출되는 의료 현장으로 독자를 인도한다. 슈퍼버그의 공격을 가장 받기 쉬운 중증 환자들의 치료를 놓고 고민하는 그의 이야기를 듣노라면 슈퍼버그의 문제가 얼마나 심각한지 체감하게 된다. 하지만 맷과 그의 멘토인 월시와 같은 헌신적인 의사들과 연구자들이 있기에 조금은 안심해도 될 듯하다.

항생제의 대안으로 추진되고 있는 최신 연구들은 특히 위안이

된다. 저자는 그중 하나로 박테리오파지와 여기에서 유래하는 리신 연구를 소개한다. 박테리오파지는 자연계에 무수히 존재하는 바이러스 중 세균을 숙주로 삼는 것을 가리킨다. 또 다른 갈래의 연구는 소위 유전자 가위라고 불리는 크리스퍼 기술을 활용해 박테리아 내의 항생제에 내성을 갖는 유전자의 제거를 목표로 하는 연구다. 여기에 나노 기술로 항균성 펩타이드 중합체를 만들어 병원균의 외벽을 물리적으로 파괴하는 방법도 연구되고 있다고 한다.

비전문가인 역자에게 이 책의 번역이 곧 학습의 과정이었듯이 독자 여러분에게도 이 책이 슈퍼버그 문제에 눈을 뜨는 계기가 되기를 기대해본다. 신종 코로나바이러스 감염증에 대한 일각의 비이성적인 반응을 보면서 문제해결의 출발점은 인식이라는 사실을 새삼 실감하게 되는 요즘이다. 질병을 일으키는 박테리아, 진균, 바이러스는 변이를 거듭하며 우리 곁에 늘 존재해왔다. 그런데 근래에 와서 슈퍼버그의 문제가 심각해진 이유는 항생제의 오남용 때문이라고 한다. 특히 사람에게 쓰는 항생제를 가축과 동물에게도 무분별하게 사용하는 관행이 가장 큰 문제점으로 꼽힌다. 그러므로 불필요한 항생제를 요구하지 말고, 처방받은 항생제는 남기지 말고 복용하여 내성을 가진 병원균을 만들어 전파하는 일을 방지하라는 개인적인 대책 외에 농작물과 가축에 쓰이는 항생제를 어떻게 규제할지, 병원 내의 슈퍼버그 감염을 어떻게 방지할지 등에 관한 우리 모두의 관심이 필요하다. 그리고 그 출발점은 정확한 인식일 것이다. 역사를 돌이켜볼 때 대중의 관심과 인식만이 제도와 관행의 변화를 가져왔기 때문이다. 항생제 사용과 내성 발생 비율이 높은 편에 속할 뿐만 아니라 항생제 내성 발생률에 영향을 끼치는 가장 큰 요인인 인구밀도까지 높은 한국에 사는 우리에게는 이런 인식이 더욱더 필요하다고 본다.

보이지 않는 적과의 전쟁
슈퍼버그

초판 1쇄 발행 2020년 2월 24일
초판 4쇄 발행 2023년 6월 14일

지은이 맷 매카시
옮긴이 김미정
펴낸이 유정연

이사 김귀분
책임편집 조현주 **기획편집** 신성식 유리슬아 서옥수 황서연 **디자인** 안수진 기경란
마케팅 이승헌 반지영 박중혁 하유정 **제작** 임정호 **경영지원** 박소영

펴낸곳 흐름출판(주) **출판등록** 제313-2003-199호(2003년 5월 28일)
주소 서울시 마포구 월드컵북로5길 48-9(서교동)
전화 (02)325-4944 **팩스** (02)325-4945 **이메일** book@hbooks.co.kr
홈페이지 http://www.hbooks.co.kr **블로그** blog.naver.com/nextwave7
출력·인쇄·제본 삼광프린팅 **용지** 월드페이퍼(주) **후가공** (주)이지앤비(특허 제10-1081185호)

ISBN 978-89-6596-369-1 03510